口腔种植
治疗计划与临床决策

IMPLANTOLOGIC
TREATMENT PLANNING & DECISION MAKING

主　编　Mithridade Davarpanah　Serge Szmukler-Moncler　Philippe Rajzbaum
Keyvan Davarpanah　Nitzan Bichacho　Eric van Dooren

主　译　宿玉成

译　者　宿玉成　张　玺　蒋瑞芳

人民卫生出版社

·北　京·

Translation from the English language edition:
IMPLANTOLOGIC：TREATMENT PLANNING & DECISION MAKING by Mithridade Davarpanah, Serge Szmukler-Moncler, Philippe Rajzbaum, Keyvan Davarpanah, Nitzan Bichacho, Eric van Dooren

图书在版编目（CIP）数据

口腔种植：治疗计划与临床决策 /（法）米特里达德 . 达瓦帕纳（Mithridade Davarpanah）等主编；宿玉成主译 . —北京：人民卫生出版社，2023.10

ISBN 978-7-117-35349-6

Ⅰ. ①口… Ⅱ. ①米…②宿… Ⅲ. ①种植牙－口腔外科学 Ⅳ. ①R782.12

中国国家版本馆 CIP 数据核字（2023）第 184506 号

人卫智网	www.ipmph.com	医学教育、学术、考试、健康，购书智慧智能综合服务平台
人卫官网	www.pmph.com	人卫官方资讯发布平台

图字：01-2018-4640 号

口腔种植：治疗计划与临床决策
Kouqiang Zhongzhi：Zhiliao Jihua yu Linchuang Juece

主　　译：宿玉成
出版发行：人民卫生出版社（中继线 010-59780011）
地　　址：北京市朝阳区潘家园南里 19 号
邮　　编：100021
E - mail：pmph @ pmph.com
购书热线：010-59787592　010-59787584　010-65264830
印　　刷：北京盛通印刷股份有限公司
经　　销：新华书店
开　　本：889 × 1194　1/16　　印张：11.5
字　　数：342 千字
版　　次：2023 年 10 月第 1 版
印　　次：2023 年 11 月第 1 次印刷
标准书号：ISBN 978-7-117-35349-6
定　　价：198.00 元

打击盗版举报电话：010-59787491　E-mail：WQ @ pmph.com
质量问题联系电话：010-59787234　E-mail：zhiliang @ pmph.com
数字融合服务电话：4001118166　E-mail：zengzhi @ pmph.com

主译简介

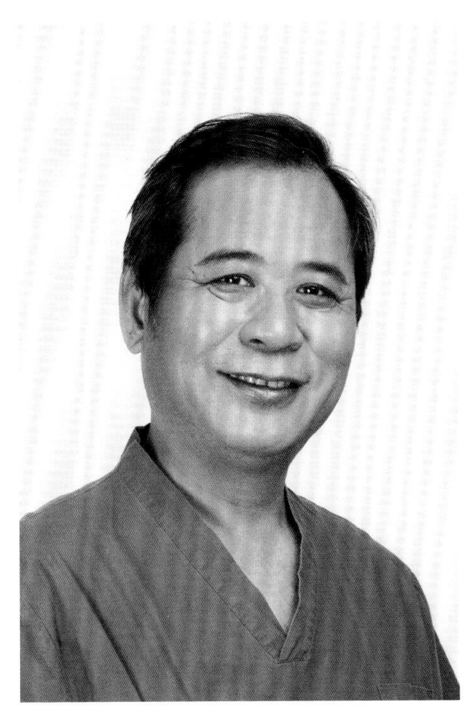

宿玉成，医学博士，教授、主任医师。现任中国医学科学院北京协和医院口腔种植中心主任、首席专家。北京瑞城口腔医院首席专家、北京口腔种植培训学院（BITC）首席教官、BITC 大平台总策划。学术兼职有中华口腔医学会口腔种植专业委员会主任委员、国际牙医师学院院士、国际口腔种植学会（ITI）专家组成员、《口腔医学研究》杂志副主编、《中华口腔医学杂志》等杂志编委等职。主编《口腔种植学》，翻译《国际口腔种植学会（ITI）口腔种植临床指南》系列丛书，科技部重大专项课题首席科学家，1993 年起享受国务院政府特殊津贴。

致　谢

作者对牙科信息团队（the Dental Information team）所做的高质量的工作以及对本书原始工作的参与表示感谢。

中文版前言

自 Branemark 教授创立骨结合理论以来，经过不断地探索和实践，口腔种植技术日渐成熟，已成为修复缺失牙的主要手段之一。与此同时，随着口腔种植患者人群的不断扩大，人们对功能和美学的要求也不断提高，对口腔种植医生提出了更多技术要求和挑战。面对错综复杂的临床情况，如何进行客观准确的临床分析和治疗决策至关重要。重视循证医学证据和进行规范化的治疗是目前的发展趋势。

本书由法国种植学专家 Mithridade Davarpanah 团队编写，出版此书的初衷在于分享其团队在口腔种植手术、修复和科研方面丰富的经验，帮助口腔种植领域的医生共同成长。本书首先总结了目前国际口腔种植领域的热点问题和共识性结论，并结合临床病例，创新性地提出了两个种植治疗的辅助工具，即种植治疗前的评估表和治疗方案表。这两个图表以简单明了的可视化方式，帮助医生准确评估治疗前的临床情况，并指导医生建立标准化、个性化的手术和修复方案，使每一位患者的治疗方案有章可循。此外，本书所展示的口腔种植病例数目多、种类全，涵盖了不同类型、不同难度的牙列缺损和牙列缺失病例，图文并茂、内容详尽，既是一本实用的参考书，也是一本丰富的病例集。

本书具有很强的实用性和参考价值，值得读者，尤其是口腔种植的初学者和年轻医生反复阅读学习，并且在临床工作中加以实践和应用。

宿玉成

2023 年 8 月

原著前言

每一本出版物都有它的故事。本书的出版是基于以下的目的：分享我们的团队在手术、修复和科研方面日益增长的经验，帮助投入在口腔种植领域年轻的以及更有经验的医生进一步成长。这个想法是由我们年长的同事所提出。

目前进行种植修复所需要的信息已经存在并且广泛可用。自 20 世纪以来，这种情况已经有了长足发展。当时，可供临床医生使用的出版物较少，种植技术的掌握只局限于特定的专业人士。当时以发布信息为目的的编辑行为是边缘化的，没有人能预测到今天被同行所接受的出版物呈爆炸式增长。

仅仅一代人之后，许多人就参与到了传播普通和专业知识的工作中。然而，尽管知识是建立专业技能的第一步，经验和导师的指导对获得治疗患者所需要的信心的作用也不能被低估。当然，对复杂治疗的掌握是一个循序渐进的过程，学徒们被经验丰富的同事指令要谨慎行事，特别是要避免处理他们准备不足的病例。但是，病例的困难程度有时并不容易估计，错误的治疗也许可以修复功能，但是绝对不能获得良好的美学效果，甚至可能导致医患对簿公堂。

因此，除了获得临床或科学的知识，我们还必须熟悉临床诊断决策的问题和需要遵循的治疗顺序。这一需求已经被 Franck Renouard（1999）、Franck Bonnet（2011）及国际口腔种植学会（ITI）提出的 SAC 分类所解决，它们以检查表、图表和建议的方式呈现。

本书的创新性在于它关注了两个阶段：临床评估，决策及治疗方案。准确地说，治疗方案决定了手术和修复阶段所需要采取的治疗顺序，以及临时修复的适应证和患者的选择。与软硬组织相关的术式多种多样。了解相关术式的方法和时机对于正确的治疗计划至关重要。从软硬组织长期的效果来看，这是获得可靠和可预期的种植治疗的必要条件。

另一个较少提及的因素是种植术后患者的美学转归。缩短负荷周期的治疗方法要求我们解决临时修复的问题。患者的期望值越来越高，因此我们将修复阶段纳入了决策过程和治疗工具箱中。

作者希望本书可以获得同行的认可并且受到热烈欢迎。编写本书的过程中我们获得了与高度投入的牙科技工室合作的机会。我们见证了技术的不断发展以及数字化程序的冲击和变革。

我们要对 Claudie Damour-Terrasson 表示衷心感谢，她相信我们的计划并同意将它转变为一种不常见的模式，更符合我们介绍的工具本身的性质。我们的工作在 Pascale 和 Dr. Patrick Simonet 的监督下，通过屏幕布局与 Barbara 和 Yannick 密切协作才得以完成。我们还要感谢 David T.、Jean-Jacques A. 及他们的团队对本书多语言工作的支持，这也是我们一开始设想的。

最后，我们还要对那些直接或间接对我们的工作在时间和进度作出贡献的人表示感谢：在山居的 Nathalie M.，我们的同事 Dr. Corinne Sarfati 以及我们的牙科助理 Aurélie、Alda、Alexandra、Claire、Ivana、Kim、Perrine、Roselyne、Sabrina、Vanessa、Vida 和 Virginie。

特别感谢 Neta、Yuda、Moshe 和 Anne 的帮助和支持。

作者团队

在 EID 的支持下

编者名录

Mithridade Davarpanah
• Medical doctor, Stomatologist
• Certified in Periodontics, University of Southern California, Los Angeles, USA
• Member of the American Board of Periodontology
• Member of the French National Academy of Surgery
• Head of the Oral Rehabilitation Centre (ORC), American Hospital of Paris
• Private practice limited to Periodontics, Oral surgery and Implantology, Paris

Serge Szmukler-Moncler
• Doctor of Dental Surgery,
• Doctor in Material Science,
• Graduate of the IEP, University of Strasbourg,
• Graduate in medical Hypnosis, Certificate of training in dental care under sedation by inhalation of nitrogen oxyde, University of Paris V
• Former Associate-Professor, Department of Stomatology and Maxillofacial Surgery, Pitié-Salpétrière Hospital, University of Paris VI
• Former Visiting-Professor, Odontology Department, Galeazzi Orthopaedic Institute, Milan, Italy
• International consultant in biomaterials and implants, Basel, Switzerland
• Visiting Professor, Oral Biotechnology Laboratory, Department of Surgical Sciences, University of Cagliari, Cagliari, Italy

Philippe Rajzbaum
• Doctor of Dental Surgery
• Doctor of Odontology Science
• Former Assistant-Professor in Prosthetics, University of Paris V
• Affiliated with the Oral Rehabilitation Centre (ORC) at the American Hospital of Paris, Neuilly-sur-Seine
• Affiliated with the "Consultation du Sourire" at St Louis Hospital, Paris
• Private Practice, Levallois-Perret

Keyvan Davarpanah
• Doctor of Dental Surgery
• Former Internship in Dental Surgery at Paris Hospitals
• Affiliated with the Multidisciplinary Orthopaedics Consultation, Bretonneau Hospital, Paris
• Associate Member of the European College of Orthodontics
• Clinical practice limited to Implantology and Oral surgery
• Affiliated with the Oral Rehabilitation Centre (ORC) of the American Hospital of Paris, Neuilly-sur-Seine
• Private Practice, Paris

Nitzan Bichacho
• Doctor of Dental Medicine
• Professor and Head of the Goldstein RE Center for esthetic dentistry and clinical research, Dpt of Prosthodontics, Faculty of Dental Medicine, Hebrew University and Hadassah, Jerusalem
• Past President and Life Member of the European Academy of Esthetic Dentistry
• International speaker
• Private practice, implants and fixed prosthetics, Tel Aviv

Eric van Dooren
• Doctor of Dental Surgery
• Senior Assistant at the Universities of Liège and Marseille
• Active Member of the European Academy of Aesthetic Dentistry
• International speaker
• Private practice, Periodontics, Implants and fixed prosthetics, dedicated exclusively to treat the aesthetic sector, Antwerp

Contributors

Mirela Feraru
• Doctor of Dental Medicine
• Fellow of the European Academy of Esthetic Dentistry
• International speaker
• Private practice, periodontics, implants and fixed prosthetics, Tel Aviv

Sarah Sater
• Doctor in Dental Surgery, Saint Joseph University, Beirut, Lebanon
• Master of Dental Science, Free University of Brussels, Belgium
• CES in Oral Biology, University of Paris VII
• Clinical University Degree in Surgical Implants and Prosthetics, University of Paris VII
• Affiliated with the Oral Rehabilitation Centre (ORC) at American Hospital of Paris, Neuilly-sur-Seine
• Private Practice, Paris

Amélie Belinchon Sanchez
• Doctor of Dental Surgery
• Jacques Breillat Thesis Prize, Alpha Omega

Pascal Zyman
• Doctor of Dental Surgery
• CES in Dental Materials
• CES in Sealed Prostheses
• Former President of the French Society of Aesthetic Dentistry (SFDE)
• Clinical-Assistant, Dpt of Restorative Dentistry, University of Paris VII
• Affiliated with the Oral Rehabilitation Centre (ORC), American Hospital of Paris, Neuilly-sur-Seine

Mihaela Caraman
• Doctor of Dental Surgery
• University Degree in Clinical Periodontology and Oral Hygiene
• University Degree in Surgical and Prosthetic Implantology (DUICP), University of Paris VII
• Affiliated with the Oral Rehabilitation Centre (ORC) at the American Hospital of Paris, Neuilly-sur-Seine
• Private practice, Paris

Elisabeth Sarfati
• Doctor of Dental Surgery
• Postgraduate degree in Prosthetics, Boston University, USA
• Senior Lecturer and Hospital Practitioner, University of Paris VII
• Affiliated with the Oral Rehabilitation Centre (ORC) at American Hospital of Paris, Neuilly-sur-Seine
• Expert at the Court of Appeals of Paris
• Private Practice, Paris

Nedjoua Capelle-Ouadah
• Doctor of Dental Surgery
• University degree in Prosthetics
• CES in Medical and Statistical Computing
• University degree and Training in Investigations and Clinical Trials

Galit Talmor
• Doctor of Dental Medicine
• Master of Science
• Member of the Goldstein RE Center for esthetic dentistry and clinical research, Dpt of Prosthodontics, Faculty of Dental Medicine, Hebrew University and Hadassah, Jerusalem
• Private practice, restorative and fixed prosthetics, Tel Aviv

Philippe Almayrac
• Dental technician and Ceramist
• Head of the PHP Laboratory, Montrouge

Nicolas Millière
• Dental technician and Ceramist
• Head of the Nicolas Millière Laboratory, Paris

Vincent de Bailliencourt
• Dental technician and Ceramist
• Head of Ceramics Laboratory, Nicolas Millière Laboratory, Paris

Vicenzo Musella
• Doctor of Dental Surgery
• Master dental technician and Ceramist
• President, Esthetic Dental Full HD group
• International speaker
• Private practice and Dental lab, Modena

Fabrice Capitaine
• Dental technician
• Technical Director, MIS-France

目　录

第一部分　理论部分

第一章 目前的科学知识

种植修复的目的是重建长期的功能和美学。在患者的想法中，第三副牙齿将是最后的，陪伴他们终生的。当患者被告知种植治疗的相关知识以及较高的成功率，通常是95%时，他们的期望通常更高。因此，他们会很疑惑为什么他们的种植体不能维持20年甚至更长时间。

在牙周健康的患者中可以观察到生理性的增龄性改变，表现为牙龈退缩和骨吸收（Seguier et al. 2009，Touzi et al. 2011）。该现象同样适用于种植体周围组织。一名28岁的女性患者，她的右侧中切牙进行了种植治疗，该病例就说明了这一点（图1-1a～g）。当戴入最终修复体时，种植体支持的牙冠的美学效果令人满意（图1-1b）。但17年后，在患者45岁时，尽管患者口腔卫生良好且牙周组织健康，但是仍可观察到牙龈退缩；在中切牙龈袖口处可见灰色的金属染色（图1-1f）。

可否在种植体植入时采用特殊处理避免软组织的增龄性改变?

即刻种植可否带来更好的远期效果?

在一段时期内，在新鲜的拔牙窝内进行即刻种植被认为可以阻止拔牙相关的骨吸收（Lazzara 1989）。但实验和临床结果表明并非所有病例都是如此；尽管做了大量工作，也不能阻止骨吸收（Araùjo et al. 2005a，2005b，2006，2015）。

软硬组织不可避免的轮廓改变主要表现为以下几种形式：

1）牙槽嵴的颊舌/腭向骨吸收，上颌前牙区唇颊侧丰满度下降。

2）牙槽嵴冠根向骨吸收。

3）牙龈乳头丧失。

4）龈缘向根方退缩。

因此，从长期效果来看，种植治疗的时机并不会对组织的反应产生显著差异（Hof et al. 2015）。两个病例对种植治疗的长期美学观察均有限。随访时间达20年的病例罕见（Lekholm et al. 2006，Eliasson et al. 2006，Astrand et al. 2008，Mangano et al.2015，Dierens et al. 2016）。因此我们只能猜测治疗年龄在40岁以下的患者在以后可能发生的变化。在21世纪初期，曾有学者提议在前牙区进行过度轮廓扩增（Buser et al. 2013），但是其成功率只能通过多年的观察才能获得。该方法可确保种植体唇颊侧的骨板比天然牙周围的骨板更厚（Ghassemian et al. 2012）。该方法是用缓慢吸收的骨替代品覆

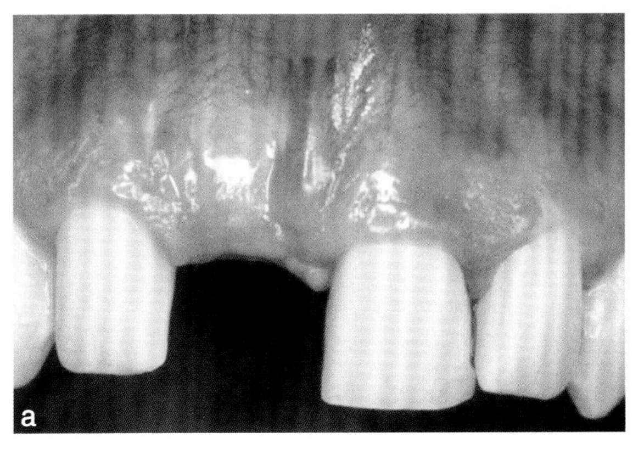

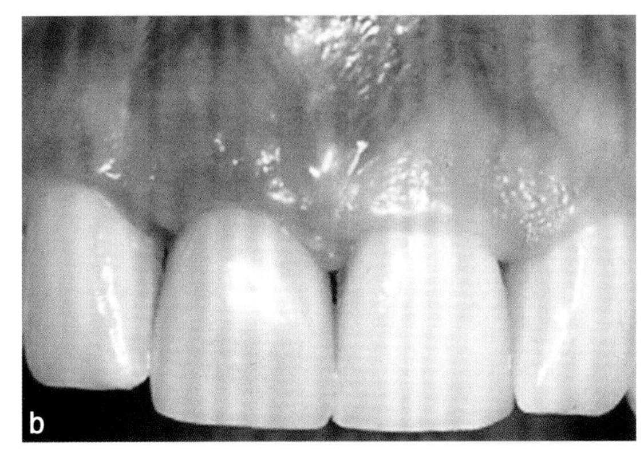

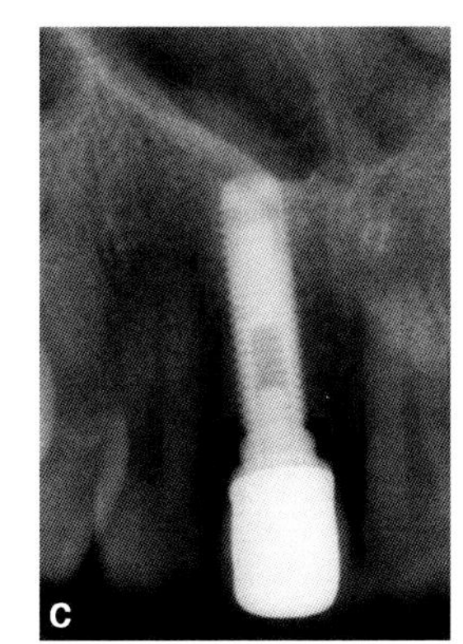

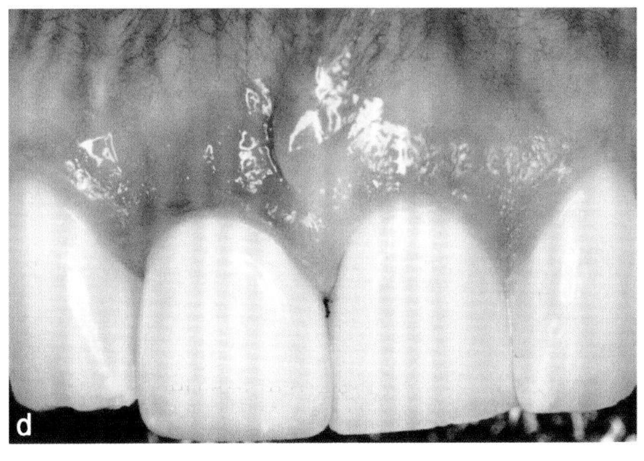

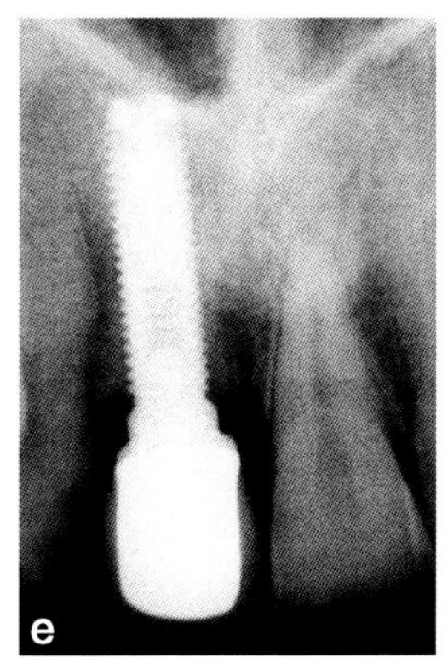

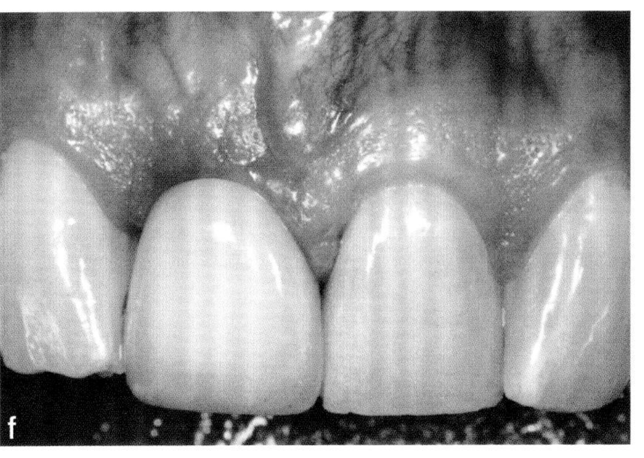

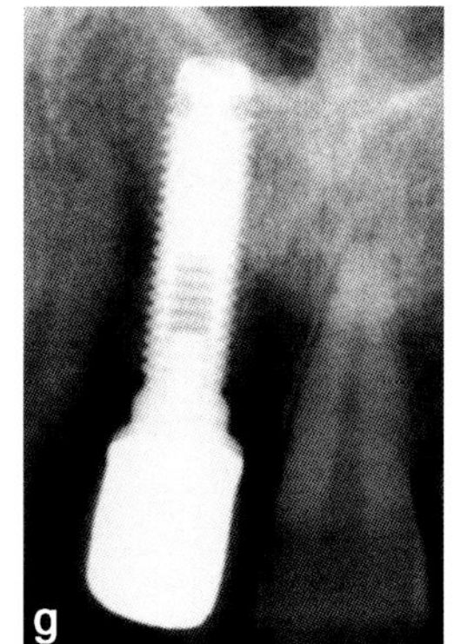

图 1-1 17 年后种植体周围组织的变化

（a）一位 28 岁女患者，前牙区单颗牙缺失。（b）戴入种植修复体后的临床表现。（c）戴牙后一年的根尖片。（d，e）随访 10 年的临床和影像学表现。龈缘没有随着时间发生变化，近远中的骨水平保持稳定。（f，g）随访 17 年的临床和影像学表现。龈缘在 10～17 年之间轻微退缩，并且可见轻微的黑色边缘。近远中的骨水平保持稳定。

盖可吸收胶原膜来增加种植区域的唇颊侧骨板厚度。经过 6 年随访，该前瞻性研究中 20 颗种植体唇颊侧的平均骨厚度为 1.05mm（Buser et al. 2009）。这足以为软组织提供支持，避免软组织退缩。但是，该方法是否可以在 6 年后，在未来 15 年甚至更长时间内继续维持组织的健康，仍然不确定。

是否还有其他可行的方法以及它们可能会获得什么效果？

本章节的目的是介绍目前可行的一些治疗方案。我们将列出过去 30 年内被认可的一些指标；并且和最近的临床和实验研究结果进行对比。**我们目前的知识是基于以下两个基本原则：**

1）保持生物学宽度。

2）保存牙龈组织的唯一方法是提供足够的骨支持。

第一个原则说明生物学封闭是一个固定的结构，由几个部分构成。任何刺激因素，不论是细菌或生物力学来源的，都可能导致生物学封闭向根尖方向重建（Ericsson et al. 1996，Szmukler-Moncler et al.2012a）（图 1-2a～c）。

第二个原则是被广泛接受的；但是目前为止没有证据可以支持该理论（Thoma et al. 2014）。临床上也不难见到这样的情况：牙周组织健康且龈缘处于正常的位置，但是翻瓣以后并没有骨支持（图 1-3a～b）。

我们制订治疗计划时必须牢记这两个原则，但遗憾的是，这些治疗策略只能在治疗完成很久以后才能被证实。

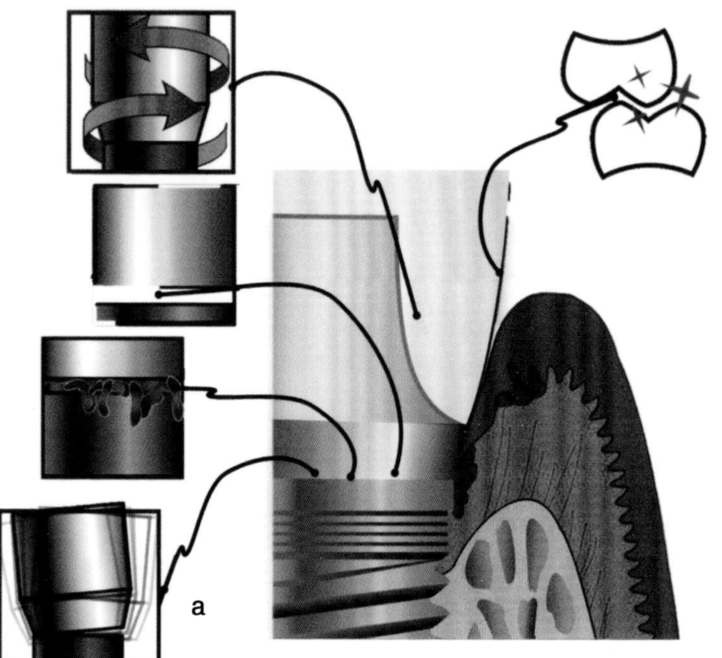

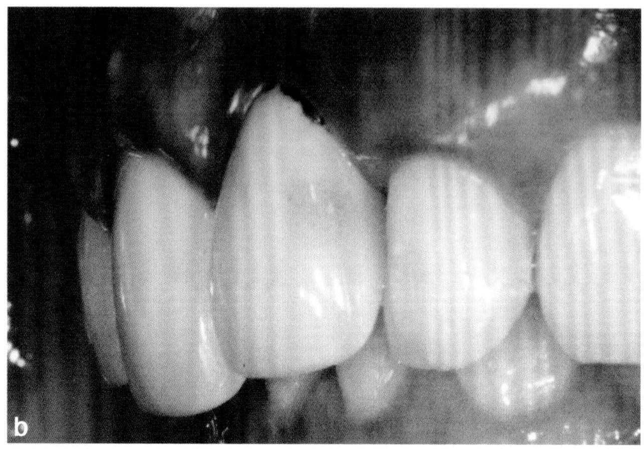

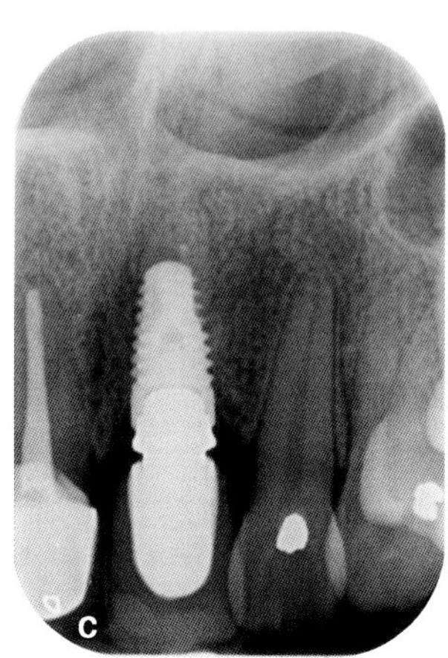

图 1-2　龈缘封闭的刺激因素
（a）上皮 - 结缔组织结合部的 5 个刺激因素来源（Davarpanah et al.2012）。
（b，c）修复体就位不良引起细菌侵入的临床结果。

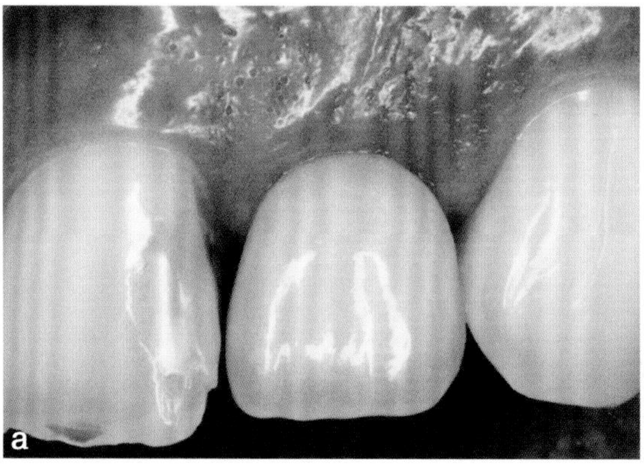

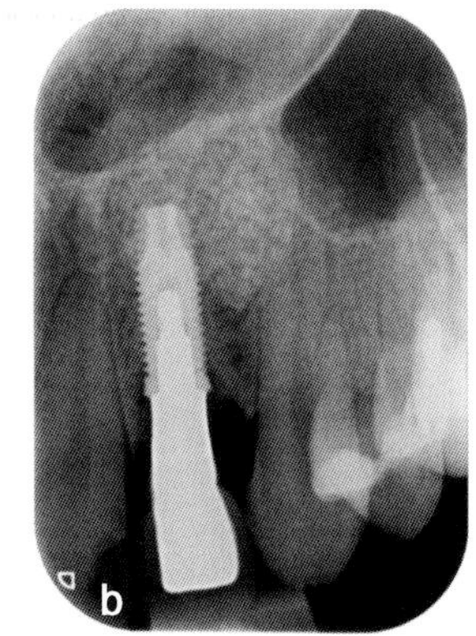

图 1-3　特殊的临床情况
（a，b）软组织的状况比根尖片中所示的情况好一些。根尖片显示种植体植入于牙槽嵴顶下方，修复基台很长，且远中有骨吸收。

牙槽嵴顶骨吸收，是不可避免的还是有诱因的生理现象？

不可避免的现象

保持生物学宽度

根据系统性文献回顾的影像学研究，两段式的 Branemark 种植体在骨结合的第一年会发生牙槽嵴顶骨吸收。当种植体埋入式愈合时，不会发生骨吸收；只有在放入愈合基台后骨吸收才开始（Marcelis et al. 2012）。在 20 世纪 80—90 年代，种植体行使功能后第一年牙槽嵴顶骨吸收达 1～1.5mm，以后每年的垂直骨吸收为 0.1mm，这被认为是正常的生理现象（Adell et al. 1981）。种植体有 2～3 个螺纹的骨丧失也被认为是成功的（Albrektsson et al. 1986）。

对两段式种植体周围的骨吸收有不同的解释，最合理的解释如下：

1）在种植体 - 基台界面有低密度的炎症存在（Ericsson et al. 1996，

Bornstein et al.2004)，这是由于基台和种植体颈部之间存在间隙所致(Hermann et al. 2000)。

2）种植体 - 基台界面存在微动度(King et al. 2002)。

由于以上两个原因，或其他任何可能的刺激因素，种植体周围骨向根尖方向的移位可以理解为是为了保持生物学宽度的结果。

可以避免的事件

在 1991 年，一个加拿大的团队发现某种特殊的两段式种植体设计(Pilliar et al. 1991)可以避免牙槽嵴顶骨吸收。他们认为骨吸收并非种植体 - 基台界面的炎症或保持生物学宽度所致。相反，这是由于种植体设计的原因，导致种植体颈部和第一级螺纹之间的骨缺乏局部生物力学刺激。但是，这个解释至今并不受主流认可。

2006 年，Lazzara 和 Porter 发现种植体颈部和修复基台内部的转移可以避免骨吸收。他们称这种特殊的种植体 - 基台界面为平台转移。他们认为平台转移也许可以将引起垂直和水平骨吸收的炎症因子转移和排出。其他关于微动度的理论也被提出，但是没有具体的、具有结论性的理论。

最近，Linkevicius 等(2015)认为穿黏膜愈合的第一个月内，牙槽嵴顶的骨吸收并不具有系统性(图 1-4)。当种植位点是薄龈生物型，更易发生骨吸收；若种植位点是厚龈生物型，骨吸收较不明显。

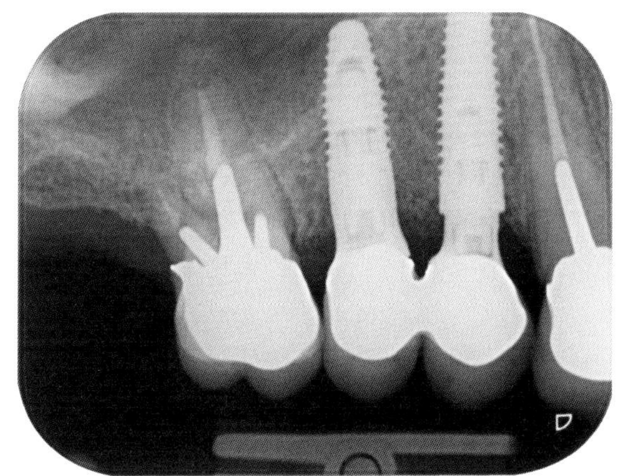

图 1-4　非平台转移种植体随访 1 年未发现骨吸收。

与保存原始骨量相关的概念

平台转移

Lazzara 和 Porter 找出了一种两段式种植体可以对抗骨吸收的有效方法。在 1990 年，美国 3i 公司发布了一种大直径种植体，但是没有相应直径的修复基台。结果，在后牙区域的种植体只能使用直径不匹配的基台(图 1-5a，b)。这种特殊的基台 - 种植体颈部界面似乎可以保存牙槽嵴顶骨量，避免常见的骨吸收。Branemark 等(1969)的实验似乎证实了他们的观察和结论(图 1-5c)。

当时只需要从生理角度解释这个简单的基台和种植体颈部的转移能够使种植体周围的骨进行重新排列。

Lazzara 和 Porter(2006)的观察很快被其他研究者证实。有多个理论试图解释这个现象，但是没有一个理论具有足够的说服力。第一个提出的用于解释该现象的理论与生物学宽度有关。它的理由在于内部的不匹配可以增加生物学封闭重建所需要的空间。组织愈合不会引起牙槽嵴水平向根尖方向吸收而低于初始水平。我们好奇的是生物学封闭增加 0.25mm 的距离是如何减少 1mm 甚至更多的垂直骨吸收。

还有一种可能的原因；有一种假说认为平台转移可以将基台 - 种植体界面的低密度炎症从垂直方向转变为水平方向。这可以解释水平和垂直骨吸收从大约 1.5mm 降低至<0.3～0.4mm 的原因(Tarnow et al. 2000，Vela et al. 2012)。这个方法很具有诱惑力；为了证实它，有些人研究了骨吸收与种植体 - 基台不匹配程度之间的关系。Canullo 等(2010a)设计了一个实验，使用 3 个不同的平台转移匹配程度(0.25mm；0.50mm；0.85mm)；将它们与常规的对接式连接方式对比。他们发现，骨吸收随着平台转移的不匹配程度增加而降低。3 种平台转移的种植体骨吸收均小于常规的对接式种植体。但是，软组织的活检并未发现两者在炎症程度上的区别(Canullo et al. 2011)。并且，菌群在伴或不伴有平台转移的种植体上并无差别(Canullo et al. 2010b)。这个发现对于炎症是平台转移成功

决定因素的理论是一个重创。

然而，平台转移依然有明显的临床优势。成功的平台转移能够显著减少两颗相邻种植体之间的垂直和水平骨吸收（Vela et al. 2012）。这对于之前被广泛接受的前牙区的种植治疗方案提出质疑；在微笑区植入 2 颗相邻的种植体是可行的（VelaNebo et al. 2011）。

由于这些临床指征的存在，出现了大量关于平台转移的研究。但是，对比平台转移和非平台转移种植体骨吸收的研究得出的意见不一。有一些研究证实平台转移可以保存牙槽嵴顶的完整性，但是另一些研究却不认同（Szmukler-Moncler et al.2012a）。显然，平台转移所出现的现象并未得到全面的解释。Linkevicius 等（2010，2015b）发现，对于薄龈生物型，平台转移对于常见的骨吸收并没有足够的优势。

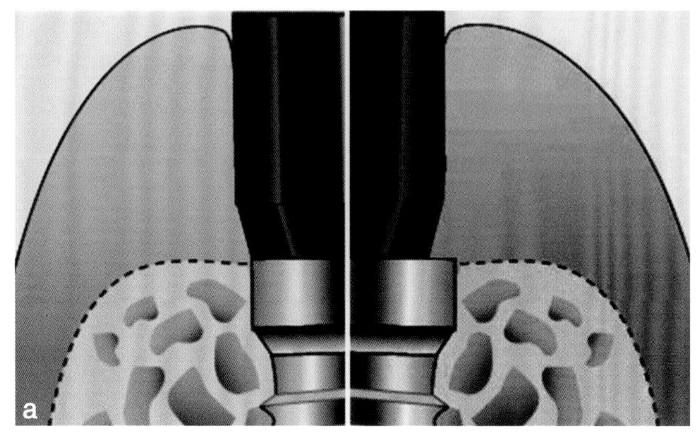

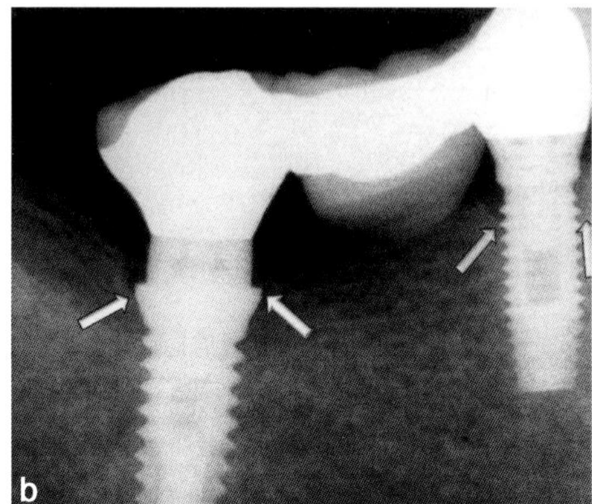

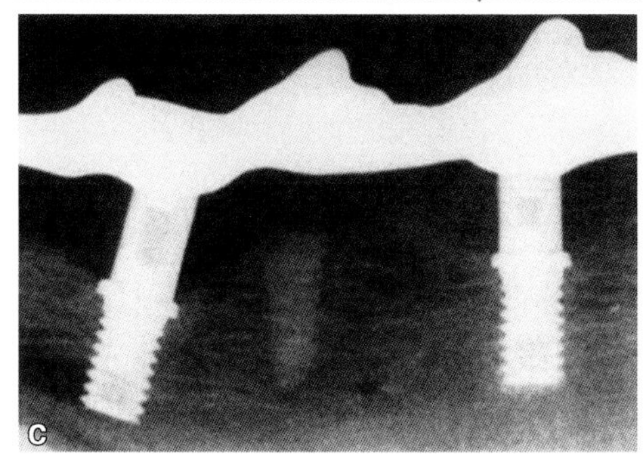

图 1-5　平台转移的效果

（a）平台转移的原理。左侧是传统的对接式设计，右侧是平台转移连接方式，修复基台内连接。

（b）平台转移效果的示意图。近中的种植体是对接式设计，发生了骨吸收。远中平台转移设计的种植体未发生骨吸收。

（c）在狗的研究中发现平台转移种植体 4 年后未发生骨吸收。

虽然文献并未提供一个明确的答案，但仍有两个概念需要明确。首先，平台转移本身并非对抗骨吸收的奇迹。其次，还有其他因素会影响种植体的骨吸收。似乎我们面临了一个多因素的现象，但是每个因素的比重并不明确。

生物学类型

种植体周围的牙龈在愈合过程重建生物学封闭可能是导致垂直骨吸收的原因。Ericsson 等（1996）发现，当种植体周围的牙龈厚度从 3mm 降至 2mm，会诱发早期种植体 - 骨接触向根尖方向移动。牙龈厚度是否是决定种植体周围牙槽骨吸收的因素以及它和平台转移之间的关系仍然未知。

一个来自立陶宛的团队做了相关研究。Linkevicius 等（2009）第一次对比了非平台转移种植体的牙龈生物型对骨重建的影响。发现种植位点为薄龈生物型（≤2mm）的骨吸收比厚龈生物型更明显（>2.5mm），分别是 1.61mm 和 0.26mm。该结果令人意想不到，因为种植体被植入在牙槽嵴顶 2mm 以上，种植体 - 基台界面远离牙槽嵴顶。

他们随后研究了种植体 - 基台对接时生物学类型的改建对种植体周围骨生理的影响（Linkevicius et al. 2015a）。在三组患者中进行牙槽嵴顶骨吸收的对比。第一组薄龈生物型患者的平均牙龈厚度是 1.51mm。第二组薄龈生物型患者进行了同种异体的黏膜移植；平均厚度达到 3.83mm。最后一组是厚龈生物型，平均厚度为 2.98mm。第一年的随访发现，最明显的骨吸收来自薄龈生物型的位点，平均骨吸收达 1.65mm。生物型改良后的一组其骨吸收明显降低（平均为 0.31mm）；略低于原始为厚龈生物型的一组（平均为 0.44mm）。因此可以认为种植体周围牙龈的生物型对传统的对接式种植体起到重要的作用。

平台转移能否成为解决薄龈生物型牙槽嵴顶骨吸收的武器？可以在薄龈生物型的位点植入不同种植体 - 基台界面的种植体进行解答。若平台转移种植体周围的骨吸收减少，则该结论具有可说服力。该研究来自同一个团队（Linkevicius et al. 2010）的预实验，实验使用了 6 颗种植体。在厚度<2mm 的薄龈生物型位点（1.79mm）植入两颗不同系统特定直径的种植体（Ø 3.5、4.0mm Prodigy，BioHorizon 和 Ø 4.1mm Prevail，Biomet 3i）。在这两个病例中，牙槽嵴顶骨吸收明显，平均骨吸收分别为 1.88mm 和 1.76mm，平台转移效果并不明显。虽然种植体数目较少，说服力较弱，但该结果说明很多临床研究并未纳入生物学类型这一重要因素。该实验可以辅助解释为什么有些研究呈现了平台转移的效果，但有些研究并没有，这是因为这些实验并未考虑生物学类型这个因素。

为了进一步证实该研究的结论，同一个团队分别在 40 个薄龈和厚龈生物型位点植入了平台转移种植体（Linkevicius et al. 2015b）。经过一年的观察，他们发现平台转移并不能阻止通常所见的骨吸收。在薄龈生物型和厚龈生物型位点，骨吸收分别是 1.17mm 和 0.21mm。因此，可以认为生物型类型对于牙槽嵴顶骨吸收的作用更大，并非平台转移。

为了最终确认平台转移效果的局限性，同一个团队（Puisys et al. 2015）在平台转移种植体上重复实验，实验内容同之前在对接式种植体上所做的实验一样，后者证实了"生物学类型改善"对牙槽嵴顶骨吸收的影响。原始为薄龈生物型的位点通过同种异体黏膜移植进行改良（实验组 T1），并与其他未改良的组（实验组 T2）进行对比。厚龈生物型组为对照组（C 组）。T1 组骨吸收更明显（1.22mm），T2 组即改良的薄龈生物型组（0.24mm）和 C 组（0.22mm）即厚龈生物型组结果相近。

根据该团队的工作，我们可以认为平台转移本身并不具备阻止骨吸收的能力。未将生物型类型纳入研究导致了不同实验结果的差异。这也许可以解释我们所发现的，当种植体分别从近、远中进行研究，平台转移只贡献了 44% 的作用（Szmukler-Moncler et al. 2012a）（图 1-6a～c）。

忽略这个因素可能会导致实验结果难以解释，Weng 等（2011）的实验可能就是如此。他们在后牙区植入带有平台转移及不带有平台转移的种植体，比较其骨吸收程度。实验未记录生物学类型。随访第一年，两组的骨吸收都非常少：平台转移组为 0.04mm，对接式设计组为 0.19mm。差异具有统计学意义，但是不具有临床意义。作者将成功归结为内连接的几何结构以及对菌落的封闭作用，但事实上生物学类型可能在后牙区起到了决定性的作用。

与牙槽嵴顶的位置关系？以上或以下？

通常认为种植体颈部与牙槽嵴顶的位置关系在骨吸收程度上起到了决定性作用。几个动物学研究已证实越靠近牙槽嵴顶以下会导致越明显的骨吸收（Hermann et al. 2000，Weng et al. 2011）。但问题是该原则是否同样适用于平台转移种植体。临床研究认为该原则不适用于平台转移种植体。他们发现植入于牙槽嵴顶以下并未导致特定的骨吸收；它对于平台转移种植体是无功无过的（Romanos et al.2013），甚至是有益的（Veis et al. 2010）。

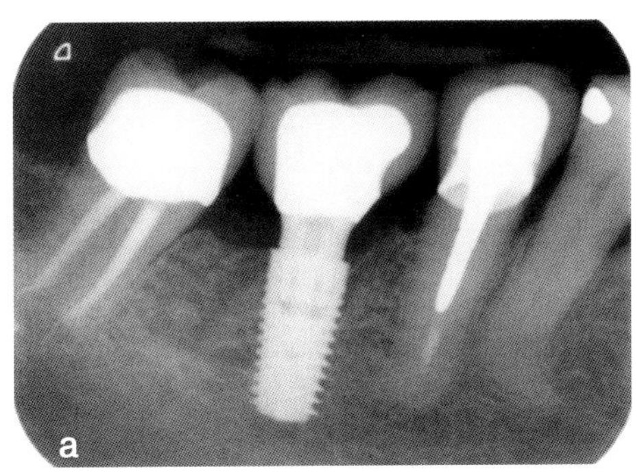

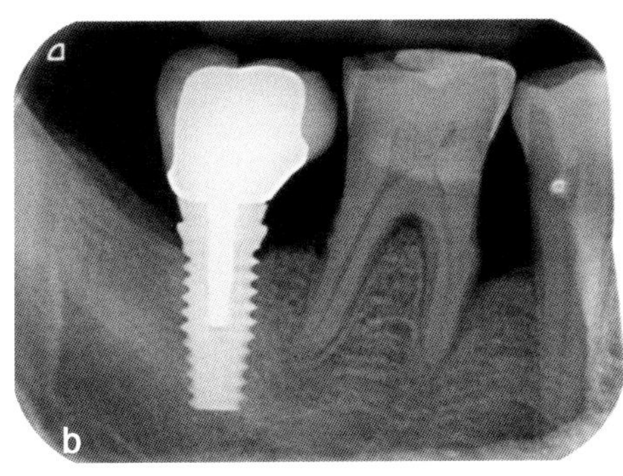

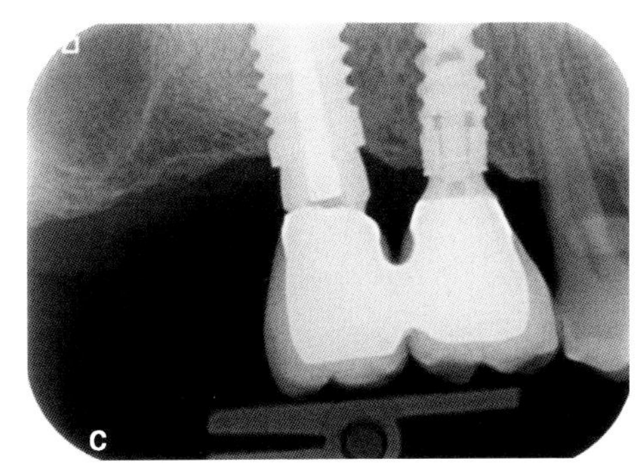

图 1-6 平台转移的不同效果
（a）可以保存原始骨量。
（b）不能保持原始骨量。
（c）平台转移的不同效果。种植体近中有少量牙槽嵴顶骨吸收，远中牙槽嵴顶没有骨吸收。

骨板的厚度

理想的3D植入的概念已经建立（Saadoun et al. 1999，Grunder 2004）。3D植入的概念认为种植体唇颊侧和骨板之间的厚度需＞1.5mm。但是，“唇颊侧骨板厚度”这个变量对于种植体成功率或牙槽嵴顶骨吸收的影响只有少量研究涉及（Spray et al. 2000，Bischof et al. 2006，Dam et al. 2012）。

一些临床研究认为穿黏膜种植体与牙槽嵴顶骨吸收和唇颊侧骨板厚度（＞1mm和≤1mm）之间并无联系（Bishof et al. 2006，Dam et al. 2012）。相反，对于两段式潜入式愈合的种植体，Spray等（2000）认为不伴有骨吸收的位点其平均厚度是1.8mm。骨吸收＞3mm的位点其最低的骨厚度是1.3mm。

只有一组作者研究了平台转移和唇颊侧骨厚度的关系。但不幸的是，唇颊侧骨厚度这个参数是以不连续定性变量（骨量丰满度）而不是以每个位点的连续变量纳入研究（Glibert et al. 2014）。然而，作者认为平台转移在保存牙槽嵴顶骨量方面（0.63mm与1.02mm）的作用不如保存牙槽嵴宽度的作用大（0.45mm与1.20mm）。

需要更多的研究来证实这个问题。然而，该预实验不支持平台转移可以避免骨吸收的结论。

连续拧松-拧紧修复基台

发现种植体-基台界面存在炎症的瑞典学院进一步探索了可能引起牙龈退缩的原因。他们在动物实验中发现连续拧松基台会导致种植体周围软硬组织向根方移动（Abrahamsson et al. 1997）。有几个临床研究证实了牙槽嵴顶骨吸收的存在，但是似乎不具有临床意义（Grandi et al. 2012，Molina et al. 2016）。有些研究者甚至测试了种植体-基台界面的材料形变；但是发现变化微乎其微（Micarelli et al. 2015）。

对我们来说，我们尽量避免拧松基台。这就是为什么我们倾向于放置不需要被再次拧松的基台（永久基台），尤其对于新鲜拔牙窝的即刻负重病例。

种植体设计

自从Branemark（1977）引入现代口腔种植学，种植体的设计经历了巨大的发展。从最初的不同长度的标准化种植体开始，后续设计不断改良，试图达到新的临床适应证的要求。而后，它们不断改变以适应口腔种植学进展的新理念。

在直径方面，更宽的种植体被引入市场，直径＞3.75～4.0mm，达到6mm甚至7mm。之后小直径种植体出现，首先是直径3.5mm，其次是3.25mm和3.0mm。种植体根尖形态也不断改变，如平坦的、圆形的，带或不带有自攻性；原先根尖孔的设计也消失了。种植体体部的形态也进行了改良：从圆柱形，变成锥柱形、锥形，带或不带有螺纹，螺纹对称或不对称，设计更加多样化。

种植体颈部也有很多改变。最初的直形光滑颈部进行了诸多变形（图1-7）。相对于种植体体部，颈部不同程度地增宽。颈部加入了螺纹设计，包括微螺纹或从种植体体部延伸的螺纹，直至颈部顶端。种植体颈部的表面设计也有光滑或粗糙的差异。种植体的颈部，即种植体最冠方的部分，与种植体的穿龈轮廓相对应，是研究的热点。种植体颈部不断优化以达到保存原始牙槽嵴顶骨高度的目的。在2006年，Lazzara和Porter提出平台转移的概念以后，它受到的关注进一步增加。

与此同时，一个类似的问题也发生了变化。为了修复拔除后的上颌中切牙，推荐使用宽直径的种植体以更好地填充拔牙窝（Martinez et al. 1999）。该方法的目的是保存种植体周围的骨，阻止唇颊侧骨壁吸收和龈缘退缩。很快就有研究发现该方法并不能达到预想的目的（Grunder et al. 2005）。保持唇颊侧骨壁最好的方法是在种植体周围余留至少2mm骨皮质（Saadoun et al. 1999，Grunder 2005）。为了达到这个目的，更合适的做法是偏腭侧植入标准直径的种植体并在种植体和拔牙窝的间隙内植入骨替代品，并非植入宽颈的种植体（Davarpanah et al. 2012）。

这些研究结果促使厂家进一步设计了一种特殊形态的种植体，颈部为倒锥形设计，以Nobel Active种植体为代表。这个种植体的诸多特点我们已经介绍过了（Davarpanah et al. 2011）。最重要的特点是它拥有内置平台转移结构，通过其切削螺纹和颈部倒锥形设计可以更好地保存牙槽嵴顶骨量（图1-8a）。这个形态特征可以增加牙槽嵴顶的唇颊侧骨量，有助于减少种植体周围骨吸收。

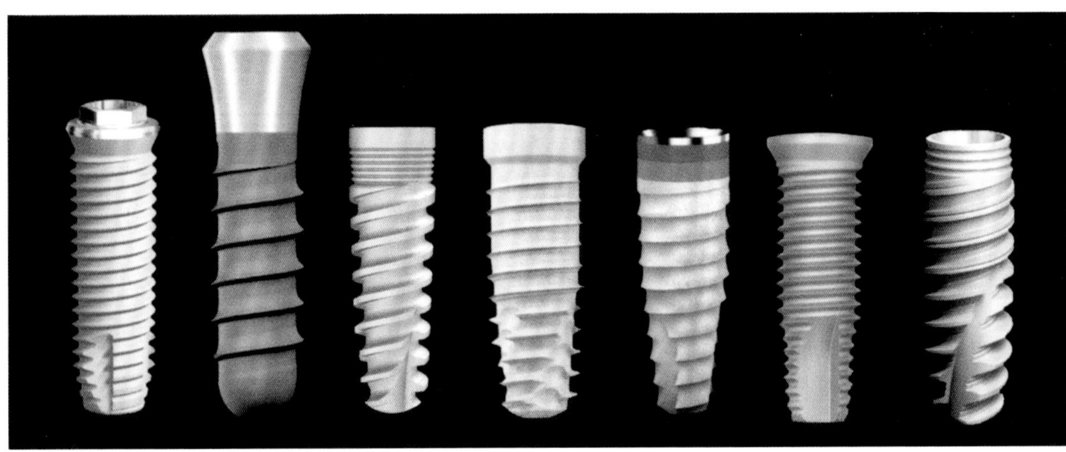

图 1-7　种植体设计的进展。每种种植体都有其独特性和新的特点

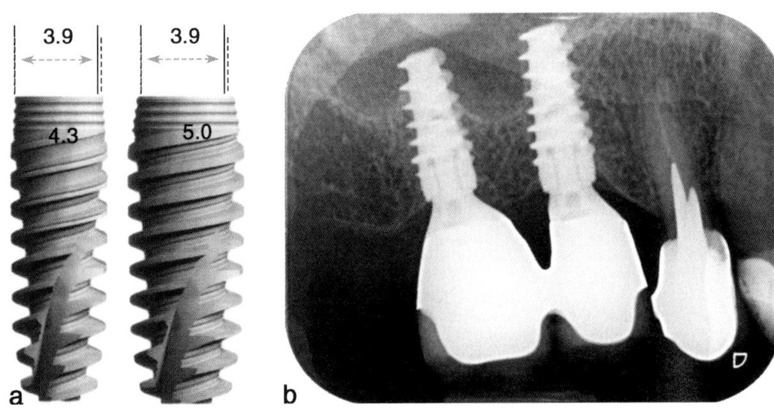

图 1-8　种植体颈部直径小于种植体体部直径
（a）不同种植体体部直径的颈部设计。
（b）种植体近远中的牙槽嵴骨量得以保存。

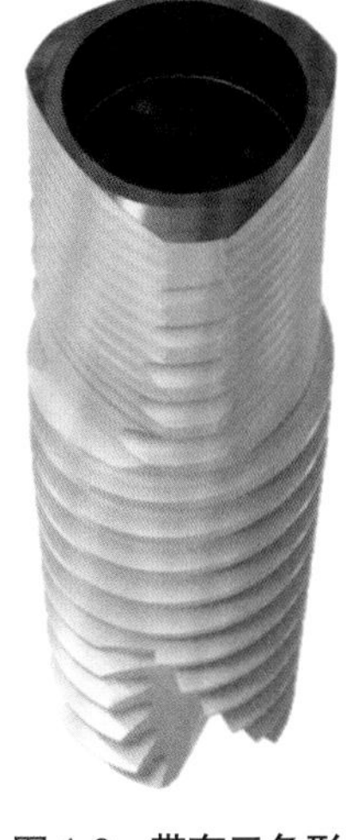

图 1-9　带有三角形颈部的 V3 种植体。颈部的平面需要对准唇颊侧骨壁

事实上，结合了平台转移和倒锥形颈部设计的种植体可以减少第一级螺纹以下的骨吸收，虽然不能完全消除（图 1-8b）。

一种新的种植体颈部设计

综上所述，似乎保存唇颊侧牙槽嵴骨量具有很大挑战性。有经验的医生加上微机械的工程师创造了更多可能性。他们创造了一种带有三角形颈部设计的种植体（V3，MIS），当牙槽嵴顶骨量不理想时，三角形的平面对准唇颊侧骨壁（图 1-9）。

这种三角形的设计并未偏离生物力学要求，因为该种植体是由一种特殊的钛合金（23 级钛）制成的，生物力学性能优于商业纯钛。

根据种植体的直径，三角形平面正对唇颊侧骨壁，可以获得 0.1～0.7mm 的多余空间（图 1-10a，b）。更特别的是，根据种植体的长度不同，水平向多获得的骨量可以在垂直向上达 3.7～5mm 高度（图 1-10b）。这增加了种植体边缘和唇颊侧骨壁之间的总体骨厚度（图 1-10c）；可以为龈缘提供更多支持，并获得更多血供。

从临床上讲，在牙槽嵴顶较薄的位置（图 1-11a，b），植入直径为 5mm 的种植体若仅余留 0.5mm 骨皮质，但是带有内平面的同一直径的种植体能获得 1.2mm 厚度的骨皮质（图 1-11b）。同理，在近远中向，当两个标准种植体直径的距离<3mm（图 1-12a），植入两颗内平面相对的种植体则可以保持这一距离（图 1-12b）。

植入该种植体的钻是圆形的：这就是为什么种植体的颈部仅与骨皮质有三点接触（图 1-13a）。施加于牙槽嵴的应力被限定在一个有限的范围内，而不是整个周围骨壁；这有利于种植体周围的骨沉积（Berglundh et al. 2003）。此外，邻近内平面区域的空间被血凝块迅速充满，

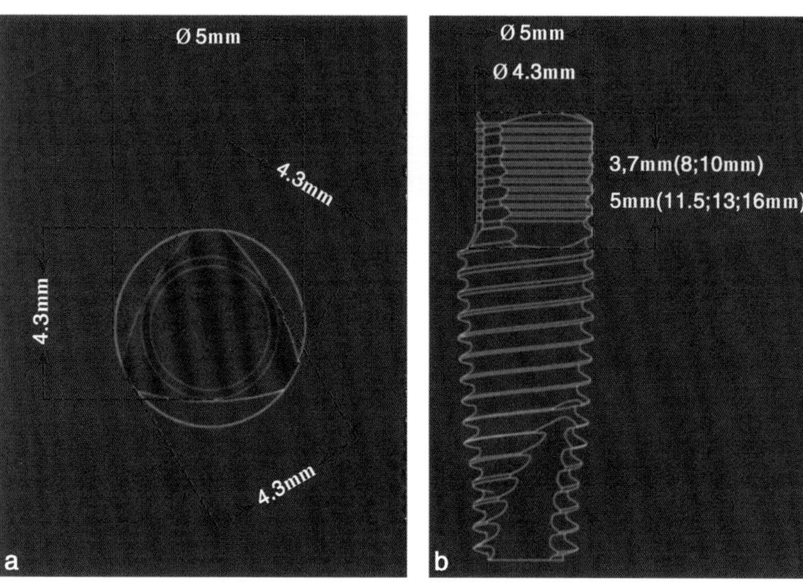

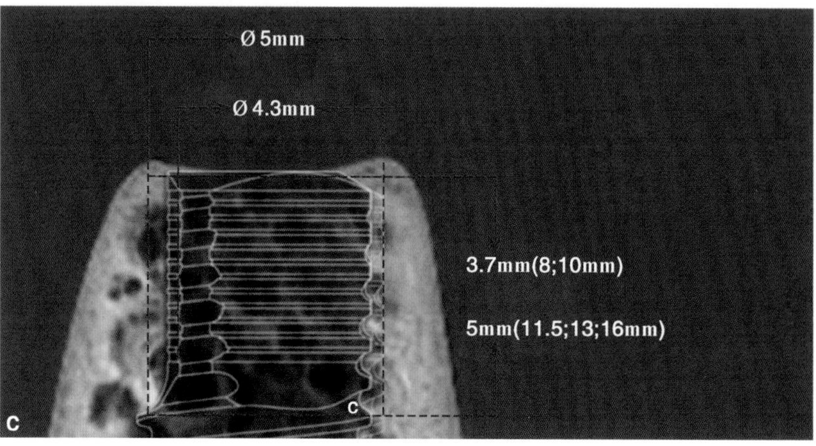

图 1-10　种植体平面正对唇颊侧骨板

(a) 种植体的圆柱形颈部的俯视图。直径为 5mm 的种植体其种植体边缘和唇颊侧骨壁之间有 0.7mm 的间隙。

(b) 三角平面的长度在 3.7～5mm 之间不等，取决于种植体的长度。

(c) 由三角形平面设计所获得的多余的唇颊侧骨板高度在 3.7～5mm 之间(感谢 MIS 供图)。

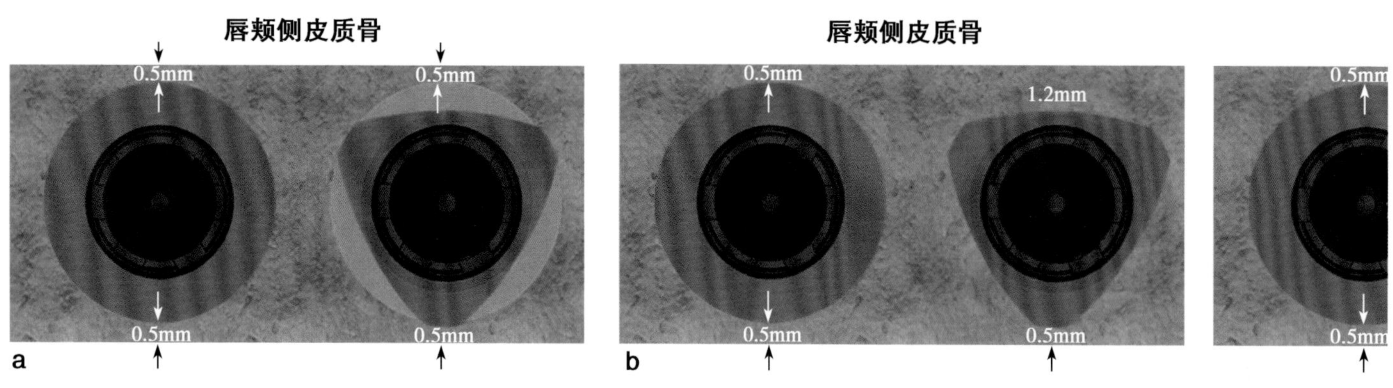

图 1-11　种植体的颈部平面增加了唇颊侧的骨量

(a) 植入传统的直径 5mm 的种植体与带有三角形颈部的种植体的对比，其中一个平面正对着唇颊侧骨壁。

(b) 这两种种植体周围骨愈合的比较；带有三角形颈部的种植体可以获得 1.2mm 的唇颊侧骨量，传统的圆形颈部种植体只能获得 0.5mm 的骨量。

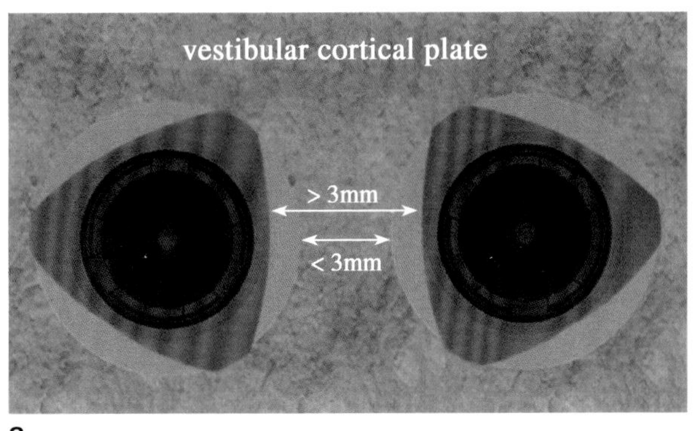

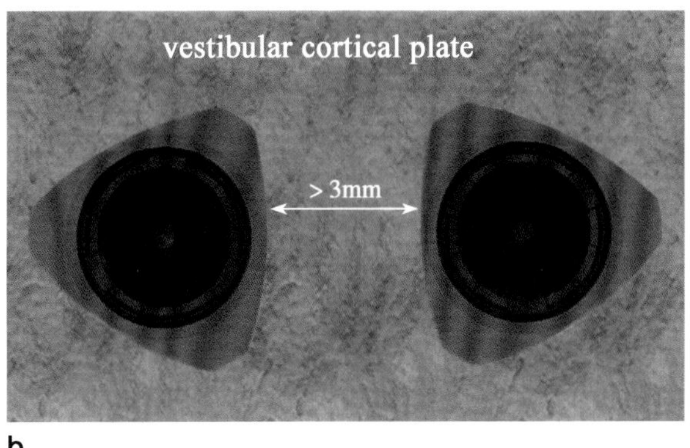

a　b

图 1-12　在近远中距离有限的条件下三角形平面可以获得最佳效果

（a）两颗直径为 5mm 的种植体之间的距离<3mm，当颈部平面在近远中相对时，两者的距离>3mm。

（b）骨愈合后，两个平面之间的距离>3mm。

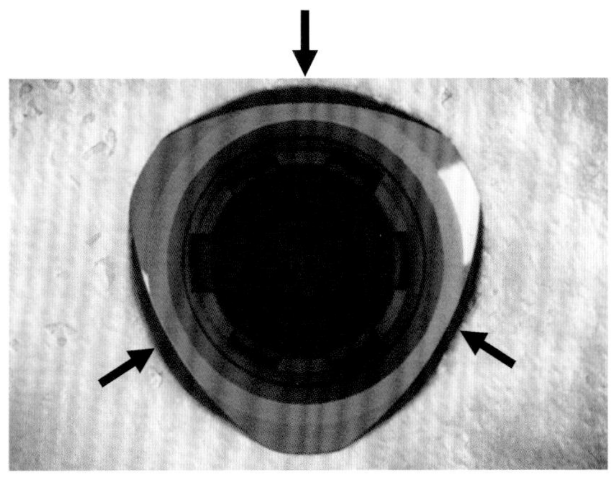

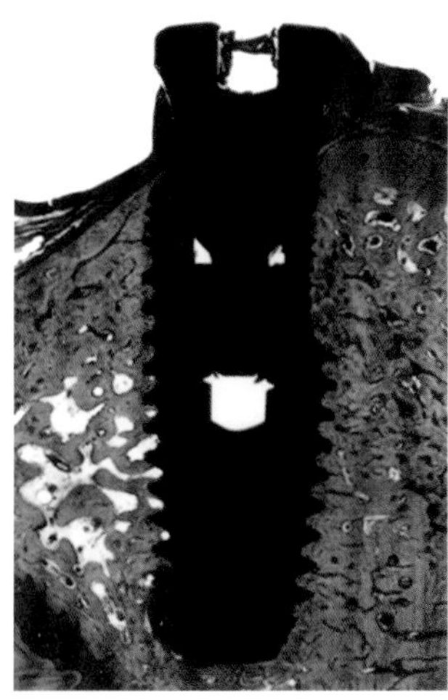

a　b

图 1-13　三角形颈部引起的种植体与骨之间的间隙

（a）种植体颈部的几何形态决定了种植体和骨的接触以及间隙的产生（箭头）。稳定的血凝块很快充满种植体周围的这个区域。骨的应力未传导至四周。

（b）狗的实验显示术后 2 个月在种植体周围的空间内充满新生骨（感谢 MIS 供图）。

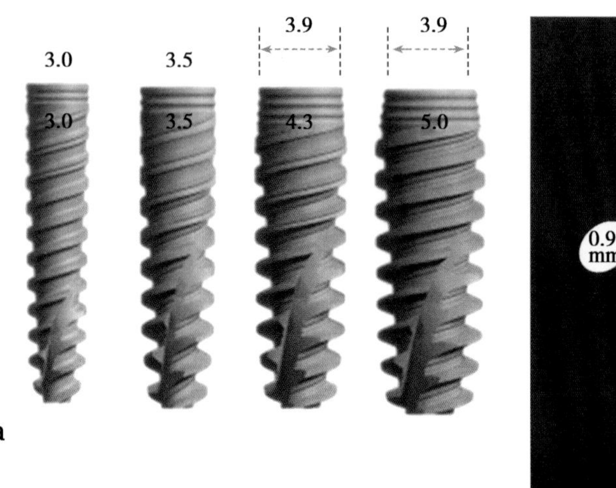

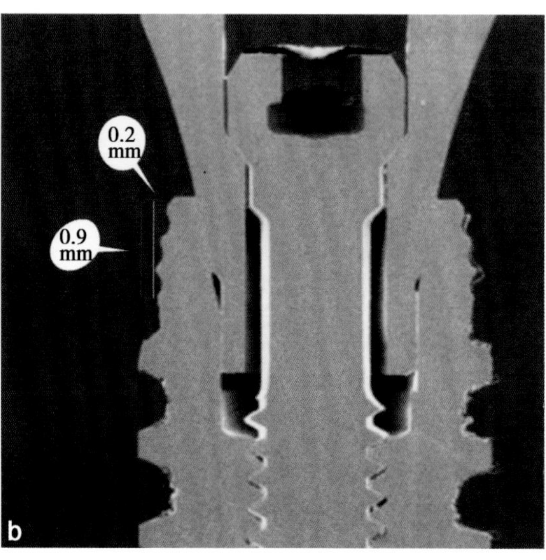

图 1-14　倒锥形种植体，种植体的颈部和体部直径不同

（a）NobelActive 种植体分类，显示种植体颈部和体部直径不同，差异在 0.1～1.1mm 之间。

（b）直径 4.3mm 的种植体进行金相切片显示种植体颈部的螺纹的深度（0.2mm）和高度（0.9mm）。

启动形成骨皮质的生理性过程，开始形成新骨（图 1-13b）。

倒锥形设计的 NobelActive 种植体可以在增加牙槽嵴顶周围骨量时使用。不同直径的种植体，其颈部与体部的水平尺寸差异在 0～0.55mm 之间，高度为 0.9mm（图 1-14a，b）。对于 V3 种植体，标准直径的种植体（直径为 4.3 和 5mm）可以有效地提升唇颊侧骨量；该种植体是种植体颈部设计进展的前沿。即使对于较小直径为 3.9mm 和 3.3mm 的种植体，也具有同样的颈部设计，它们的颈部最外侧与唇颊侧骨壁的距离分别为 0.2mm 和 0.1mm（图 1-15a）。即使是这个微小设计也足以释放来自骨皮质周围的压力，如 Berglundh 等（2003）所研究的，这些应力是骨沉积的不利因素。此外，在牙槽嵴顶骨皮质，新骨可以在由颈部设计所界定的空间内快速形成。在种植体与骨组织密切接触的位置不需要经过骨改建过程；骨沉积可以迅速发生（Berglundh et al. 2003）（图 1-15b）。

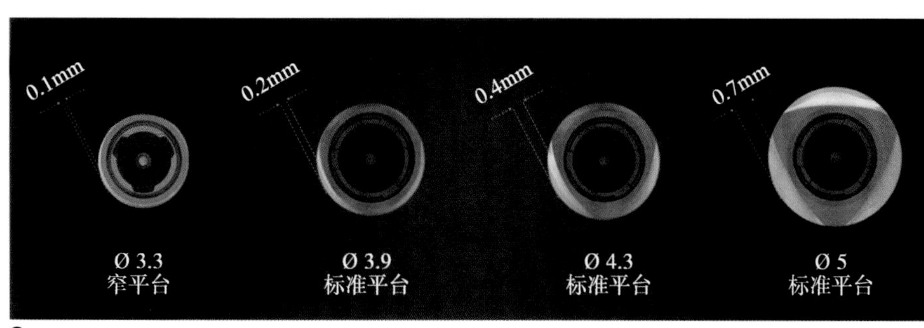

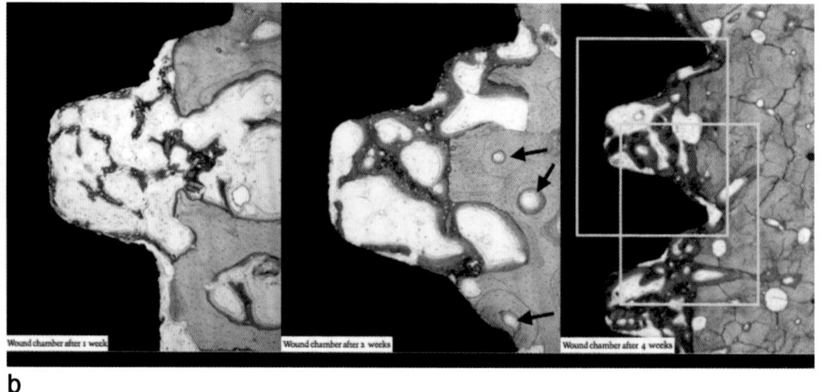

图 1-15　颈部设计和平面区域的相关性，和种植体直径无关

（a）根据种植体直径不同，平面的空间在 0.1～0.7mm 之间变化。

（b）骨沉积与时间的关系，取决于种植体表面是直接或远距离接触。与种植体表面直接接触的骨区域需要经过骨改建的过程，再产生骨沉积（2 周和 4 周切片，中图和右图）。在种植体表面未直接接触的区域，可以马上发生骨沉积（1 周的切片，左图）[Berglundh et al. 2003]。

避免拔牙

众所周知，任何拔牙操作，即使是微创操作，也不可避免地伴随着软硬组织的改建（Araùjo et al. 2005a，2005b，2006，2015）。它会引起牙槽嵴垂直向和水平向的骨吸收和牙龈乳头的消失。

这就是为什么不拔牙可以成为保存骨和软组织的方法，而不是后期再进行重建和修复。在可能的区域采用这个预防措施。2007 年 Salama 等发表的文献使用了“去冠技术”（Guyer 1975，Plata et al. 1976，Casey & Lauciello 1980）。该技术去除了牙冠，保留未感染的或已完善根管治疗的牙根，因此称为“去冠技术”。由此可以保留这些区域的骨量；在邻近区域植入种植体时这些保留的牙根可以增加美学效果（图 1-16a，b）。

这些提倡保留牙根的文献同时建议：如非必要，牙根尽量不进行根管治疗（Guyer 1975，Plata et al. 1976）。

在传统口腔医学中，该技术自 20 世纪 50 年代开始被运用（Casey & Lauciello 1980）。但是在口腔种植领域，除了 Salama 等（2007）报道的 3 个病例，国际上的文献记载非常有限。除了 2 个病例（Wong et al. 2012，Çomut et al. 2013），并没有其他研究或病例报道。图 1-16c～e 展示的病例即运用了该技术。该技术可以简化前牙区的治疗，因为前牙区的美学处理非常复杂。

图 1-17a～c 展示了另一个保存技术的原理，是我们团队所独创的，当我们需要治疗一颗固连牙（Davarpanah & Szmukler-Moncler 2009）或者埋伏的尖牙时，可以采用穿通牙冠 - 根尖的种植技术（Davarpanah et al. 2015）。该技术是基于种植体与矿物质结合的理论（SzmuklerMoncler et al. 2012b）。

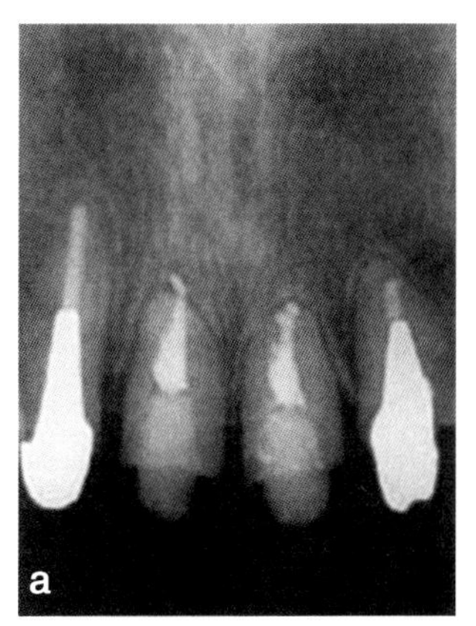

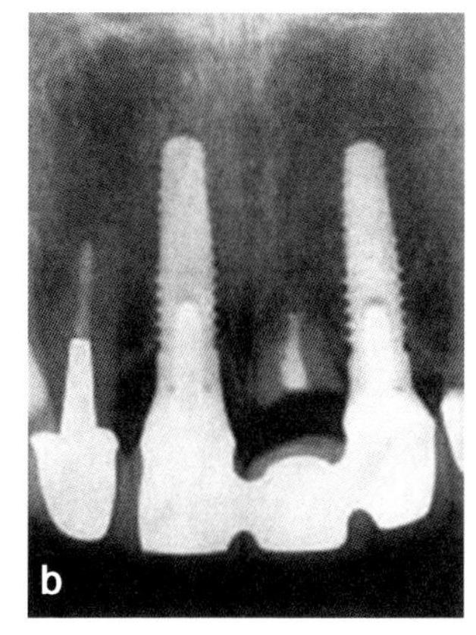

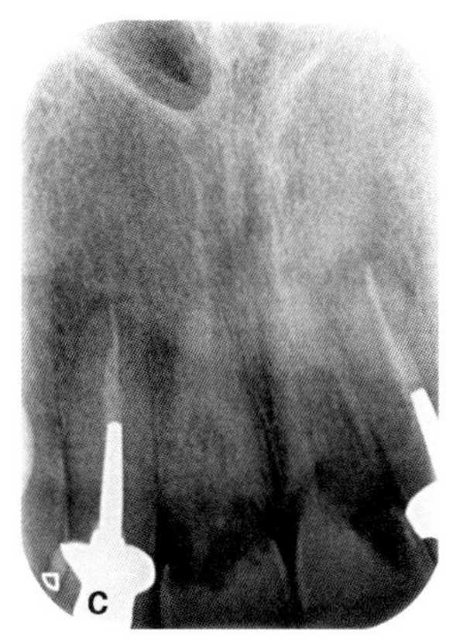

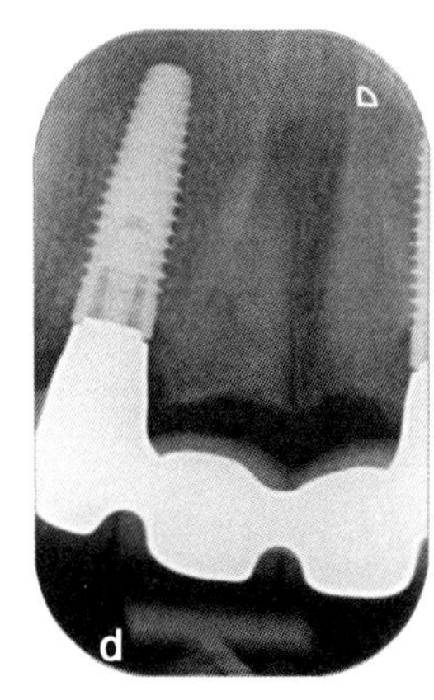

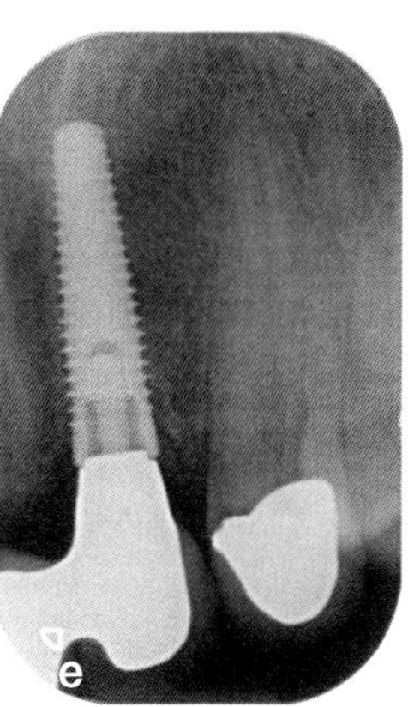

图 1-16　去冠技术的原理，余留龈下牙根
（a，b）治疗前 3 颗牙的情况，种植体修复体以及桥体区域余留的牙根（Salama et al.2007）。
（c，d，e）上颌中切牙需要进行修复，根尖片显示中切牙已切除牙冠（Davarpanah K et al. 2015）。

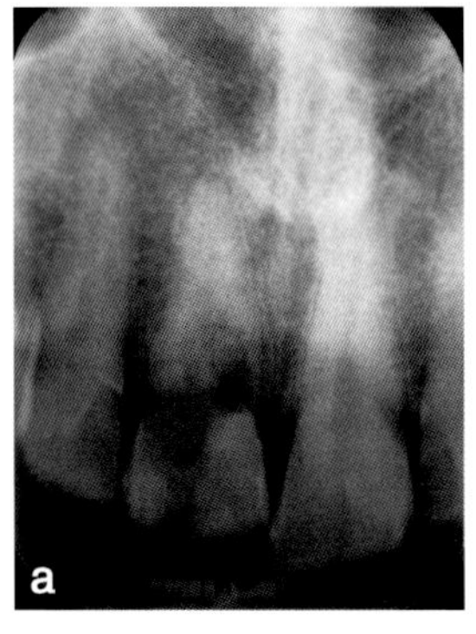

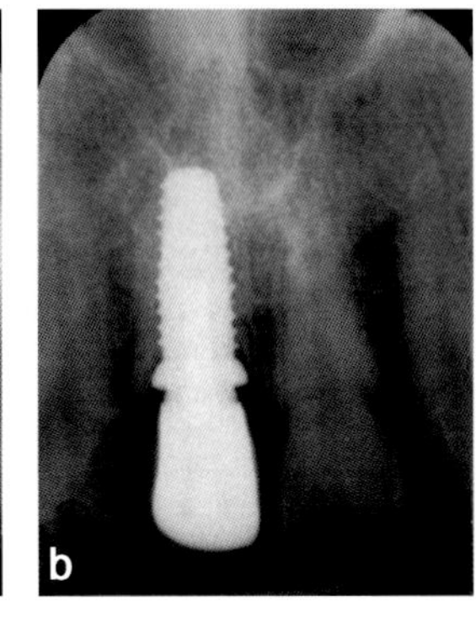

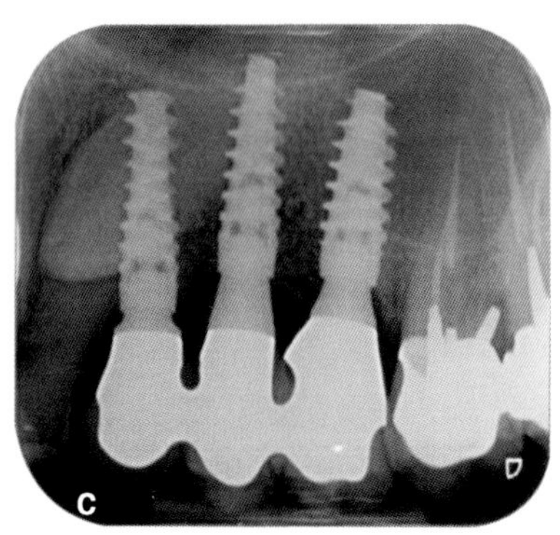

图 1-17　不拔牙的备选方案
（a，b）中切牙伴有内吸收和牙固连；穿通固连牙植入种植体，未拔除牙齿（Davarpanah & Szmukler-Moncler 2009）。
（c）在埋伏的尖牙中种植，种植体穿通牙冠、根尖（Davarpanah et al. 2015）。

结论

综上所述，在保存牙槽嵴顶骨量方面，目前为止并非所有因素都得到了证实。可以确定的是，宿主因素应该被考虑在内，它的分量可能比目前文献所证实的还要重。

图 1-1a～g 展示了一颗种植修复体随访 17 年的病例。在第 1 年，龈缘的位置令人满意，骨吸收稳定（图 1-1b，c）。10 年后，情况发生了轻微改变（图 1-1d，e）。在随访 17 年后，牙龈发生了退缩（图 1-1f），但是近远中骨高度似乎没有变化（图 1-1g）。可能的原因是在此期间唇颊侧骨壁的厚度发生了改变。但是我们如何解释发生的时间以及为何天然邻牙未发生可见的增龄性改变？

在前牙区，关于如何长期保持骨量的方法还需要进一步讨论，在这方面我们是多数派（Davarpanah et al. 2014）。我们通常使用带有平台转移的种植体，即种植体颈部直径小于体部；种植体植入最好稍微位于牙槽嵴顶以下以防止后续骨吸收，且至少保证唇颊侧骨壁厚度>2mm。若唇颊侧骨壁丧失，需要同时进行结缔组织移植和使用缓慢吸收的生物材料如 Bio-Oss 进行侧壁骨增量。治疗结果通常很好，但是不得不谦虚地说，尽管我们付出了很多努力，但是轻微的牙槽嵴顶骨吸收和修复并发症也时有发生。

参考文献

1. Abrahamsson I, Berglundh T, Lindhe J. The mucosal barrier following abutment dis/reconnection. An experimental study in dogs. J Clin Periodontol 1997;24: 568-572.
2. Albrektsson T, Jansson T, Lekholm U. Osseointegrated dental implants. Dent Clin North Am. 1986;30: 151-174.
3. Araújo MG, Lindhe J. Dimensional ridge alterations following tooth extraction. An experimental study in the dog. J Clin Periodontol 2005a;32: 212-218.
4. Araújo MG, Sukekava F, Wennström JL, Lindhe J. Ridge alterations following implant placement in fresh extraction sockets: an experimental study in the dog. J Clin Periodontol 2005b; 32: 645-652.
5. Araújo MG, Wennström JL, Lindhe J. Modeling of the buccal and lingual bone walls of fresh extraction sites following implant installation. Clin Oral Implants Res 2006; 17: 606-614.
6. Araújo MG, Silva CO, Misawa M, Sukekava F. Alveolar socket healing: what can we learn? Periodontol 2000 2015;68: 122-134.
7. Berglundh T, Abrahamsson I, Lang NP, Lindhe J. De novo alveolar bone formation adjacent to endosseous implants. Clin Oral Implants Res 2003;14: 251-262.
8. Bischof M, Nedir R, Abi Najm S, Szmukler-Moncler S, Samson J. A five-year life-table analysis on wide neck ITI implants with prosthetic evaluation and radiographic analysis: results from a private practice. Clin Oral Implants Res 2006;17: 512-520.
9. Brånemark PI, Adell R, Breine U, Hansson BO, Lindström J, Ohlsson A. Intra-osseous anchorage of dental prostheses. I. Experimental studies. Scand J Plast Reconstr Surg 1969; 3: 81-100.
10. Brånemark PI, Hansson BO, Adell R, Breine U, Lindström J, Hallén O, Ohman A. Osseointegrated implants in the treatment of the edentulous jaw. Experience from a 10-year period. Scand J Plast Reconstr Surg Suppl. 1977;16: 1-132.
11. Buser D, Chappuis V, Kuchler U, Bornstein MM, Wittneben JG, Buser R, Cavusoglu Y, Belser UC. Long-term stability of early implant placement with contour augmentation. J Dent Res. 2013;92(12 Suppl): 176S-182S.
12. Canullo L, Fedele GR, Iannello G, Jepsen S. Platform switching and marginal bone-level alterations: the results of a randomized-controlled trial. Clin Oral Implants Res 2010a;21: 115-121.
13. Canullo L, Quaranta A, Teles RP. The microbiota associated with implants restored with platform switching: a preliminary report. J Periodontol 2010b;81: 403-411.
14. Canullo L, Pellegrini G, Allievi C, Trombelli L, Annibali S, Dellavia C. Soft tissues around long-term platform switching implant restorations: a histological human evaluation. Preliminary results. J Clin Periodontol 2011;38: 86-94.
15. Casey DM, Lauciello FR. A review of the submerged-root concept. J Prosthet Dent. 1980; 43: 128-132.
16. Çomut A, Mehra M, Saito H. Pontic site development with a root submergence technique for a screw-retained prosthesis in the anterior maxilla. J Prosthet Dent 2013; 110: 337-343.
17. Dam HG, Najm SA, Nurdin N, Bischof M, Finkelman M, Nedir R. A 5- to 6-year radiological evaluation of titanium plasma sprayed/sandblasted and acid-etched implants: results from private practice. Clin Oral Implants Res 2014;25: e159-165.
18. Davarpanah M, Szmukler-Moncler S, Rajzbaum P, Davarpanah K, Capelle-Ouadah N, Demurashvili G. Unconventional implant placement. V: Implant placement through impacted teeth; results from 10 cases with an 8- to 1-year follow-up. Int Orthod 2015;13: 164-180.
19. Davarpanah K, Rajzbaum P, Szmukler-Moncler S, Davarpanah M. Stratégies de gestion du capital osseux dans le secteur esthétique. I. Préserver le capital osseux. Alpha Omega News, 175, Septembre 2015, 19-22.
20. Davarpanah K, Szmukler-Moncler S, Davarpanah M, Fromovitch O, Testori T. Les nouvelles technologies simplificatrices, in: Davarpanah M, Szmukler-Moncler S, Davarpanah K, de Corbière S. Simplification des greffes sinusiennes. Quintessence International, Paris, 2011.
21. Davarpanah M, Szmukler-Moncler S, Demurashvili G, Capelle-Ouadah N. Sélection de la morphologie et du diamètre implantaire. in : Davarpanah M, Szmukler-Moncler S, Rajzbaum P, Davarpanah K, Demurashvili G. Manuel d'Implantologie clinique. 3è Edition. Concepts, intégration des concepts et esquisse de nouveaux paradigmes, Editions CdP, Paris 2012.
22. Davarpanah M, Szmukler-Moncler S, Rajzbaum P, Davarpanah K. Le défi du vieillissement des tissus péri-implantaires. in : Défi et Enjeux en Implantologie. ID Espace, Paris, 2014
23. Davarpanah M, Szmukler-Moncler S. Unconventional implant treatment: I. Implant placement in contact with ankylosed root fragments. A series of five case reports. Clin Oral Implants Res. 2009;20: 851-856.
24. Dierens M, De Bruyn H, Kisch J, Nilner K, Cosyn J, Vandeweghe S. prosthetic survival and complication rate of single implant treatment in the Periodontally Healthy Patient after 16 to 22 Years of Follow-Up. Clin Implant Dent Relat Res 2016;18: 117-128.
25. Eliasson A, Eriksson T, Johansson A, Wennerberg A. Fixed partial prostheses supported by 2 or 3 implants: a retrospective study up to 18 years. Int J Oral Maxillofac Implants 2006;21: 567-574.
26. Ericsson I, Nilner K, Klinge B, Glantz PO. Radiographical and histological characteristics of submerged and nonsubmerged titanium implants. An experimental study in the Labrador dog. Clin Oral Implants Res 1996;7: 20-26.
27. Ghassemian M, Nowzari H, Lajolo C, Verdugo F, Pirronti T, D'Addona A. The thickness of facial alveolar bone overlying healthy maxillary anterior teeth. J Periodontol 2012;83: 187-197.
28. Glibert M, Vervaeke S, De Bruyn H, Ostman PO. Clinical and radiographic comparison between platform-shifted and non platform-shifted implant: a one-year prospective study. Clin Implant Dent Relat Res 2016;18: 129-137.
29. Grandi T, Guazzi P, Samarani R, Garuti G. Immediate positioning of definitive abutments versus repeated abutment replacements in immediately loaded implants: effects on bone healing at the 1-year follow-up of a multicentre randomised controlled trial. Eur J Oral Implantol 2012;5: 9-16.
30. Grunder U, Gracis S, Capelli M. Influence of the 3D Bone-to-implant relationship on esthetics. Int J Periodontics Restorative Dent 2005;25: 113–119.
31. Guyer SE. Selectively retained vital roots for partial support of overdentures: A patient report. J Prosthet Dent 1975;33: 258–263.
32. Hermann JS, Buser D, Schenk RK, Cochran DL. Crestal bone changes around titanium implants. A histometric evaluation of unloaded non-submerged and submerged implants in the canine mandible. J Periodontol 2000;71: 1412-1424.

33. Hof M, Pommer B, Ambros H, Jesch P, Vogl S, Zechner W. Does timing of implant placement affect implant therapy outcome in the aesthetic zone? a clinical, radiological, aesthetic, and patient-based evaluation. Clin Implant Dent Relat Res 2015;17: 1188-1199.

34. King GN, Hermann JS, Schoolfield JD, Buser D, Cochran DL. Influence of the size of the microgap on crestal bone levels in non-submerged dental implants: a radiographic study in the canine mandible. J Periodontol 2002;73: 1111-1117.

35. Lazzara RJ, Porter SS. Platform switching: a new concept in implant dentistry for controlling postrestorative crestal bone levels. Int J Periodontics Restorative Dent 2006;26: 9-17.

36. Lekholm U, Gröndahl K, Jemt T. Outcome of oral implant treatment in partially edentulous jaws followed 20 years in clinical function. Clin Implant Dent Relat Res 2006;8: 178-186.

37. Lepage C, Rajaonarivelo N, Bui P, Demurashvili G. Région péri-buccale, le défi du rajeunissement. In : Implantologie, Défis et Enjeux. Davarpanah M, Rajzbaum P, Szmukler-Moncler S, Demurashvili G, Davarpanah K. Espace ID, Paris, 2014.

38. Linkevicius T, Apse P, Grybauskas S, Puisys A. Influence of thin mucosal tissues on crestal bone stability around implants with platform switching: a 1-year pilot study. J Oral Maxillofac Surg 2010;68: 2272-2277.

39. Linkevicius T, Puisys A, Linkeviciene L, Peciuliene V, Schlee M. Crestal bone stability around implants with horizontally matching connection after soft tissue thickening: A prospective clinical trial. Clin Implant Dent Relat Res 2015a;17: 497-508.

40. Linkevicius T, Puisys A, Steigmann M, Vindasiute E, Linkeviciene L. Influence of vertical soft tissue thickness on crestal bone changes around implants with platform switching: a comparative clinical study. Clin Implant Dent Relat Res 2015b;17: 1228-1236.

41. Mangano C, Iaculli F, Piattelli A, Mangano F. Fixed restorations supported by Morse-taper connection implants: a retrospective clinical study with 10-20 years of follow-up. Clin Oral Implants Res 2015;26: 1229-1236.

42. Marcelis K, Vercruyssen M, Nicu E, Naert I, Quirynen M. Sleeping vs. loaded implants, long-term observations via a retrospective analysis. Clin Oral Implants Res 2012;23: 1118-1122.

43. Martinez H, Davarpanah M, Lazzara R, Beaty K, Etienne D. Nouveaux diamètres implantaires, in : Davarpanah M, Martinez H, Kebir M, Tecucianu J-F. Manuel d'Implantologie Clinique. Editions CdP, Rueil-Malmaison, 1999.

44. Micarelli C, Canullo L, Iannello G. Implant-abutment connection deformation after prosthetic procedures: an in vitro study. Int J Prosthodont 2015;28: 282-286.

45. Molina A, Sanz-Sánchez I, Martín C, Blanco J, Sanz M. The effect of one-time abutment placement on interproximal bone levels and peri-implant soft tissues: a prospective randomized clinical trial. Clin Oral Implants Res 2016 Mar 25. doi: 10.1111/clr.12818. [Epub ahead of print]

46. Pilliar RM, Deporter DA, Watson PA, Valiquette N. Dental implant design--effect on bone remodeling. J Biomed Mater Res 1991;25: 467-483.

47. Plata RL, Kelln EE, Linda L. Intentional retention of vital submerged roots in dogs. Oral Surg 1976; 42: 100–108.

48. Puisys A, Linkevicius T. The influence of mucosal tissue thickening on crestal bone stability around bone-level implants. A prospective controlled clinical trial. Clin Oral Implants Res 2015;26: 123-129.

49. Romanos GE, Aydin E, Gaertner K, Nentwig GH. Long-term results after subcrestal or crestal placement of delayed loaded implants. Clin Implant Dent Relat Res 2015;17: 133-141.

50. Saadoun AP, LeGall M, Touati B. Selection and ideal tridimensional implant position for soft tissue aesthetics. Pract Periodontics Aesthet Dent 1999;11: 1063-1072.

51. Salama M, Ishikawa T, Salama H, Funato A, Garber D. Advantages of the root submergence technique for pontic site development in esthetic implant therapy. Int J Periodontics Restorative Dent 2007;27: 521-527.

52. Séguier S, Bodineau A, Giacobbi A, Tavernier JC, Folliguet M. Pathologies bucco-dentaires du sujet âgé : répercussions sur la nutrition et la qualité de vie. Commission de santé publique. Rapport 2009.

53. Spray JR, Black CG, Morris HF, Ochi S. The influence of bone thickness on facial marginal bone response: stage 1 placement through stage 2 uncovering. Ann Periodontol 2000;5: 119-128.

54. Szmukler-Moncler S, Davarpanah M, Bernard JP, Jakubowicz-Kohen B, Khoury PM. Physiologie des tissus durs et mous. in : Davarpanah M, Szmukler-Moncler S, Rajzbaum P, Davarpanah K, Demurashvili G. Manuel d'Implantologie clinique. 3è Edition. Concepts, intégration des concepts et esquisse de nouveaux paradigmes, Editions CdP, Paris, 2012a.

55. Szmukler-Moncler S, Davarpanah M, Davarpanah K, Rajzbaum P, Demurashvili G. Mise en place d'implants au contact d'un tissu autre qu'osseux. L'intégration minérale, esquisse d'une possible évolution de paradigme en implantologie. in : Davarpanah M, Szmukler-Moncler S, Rajzbaum P, Davarpanah K, Demurashvili G. Manuel d'Implantologie clinique. 3è Edition. Concepts, intégration des concepts et esquisse de nouveaux paradigmes, Editions CdP, Paris, 2012b.

56. Tarnow DP, Cho SC, Wallace SS. The effect of inter-implant distance on the height of inter-implant bone crest. J Periodontol 2000;71: 546-549.

57. Tatarakis N, Bashutski J, Wang HL, Oh TJ. Early implant bone loss: preventable or inevitable? Implant Dent 2012;21: 379-386.

58. Thoma DS, Mühlemann S, Jung RE. Critical soft-tissue dimensions with dental implants and treatment concepts. Periodontology 2000. 2014;66: 106–118.

59. Touzi S, Caverlier S, Chantereau C. Vieillissement des structures dentaires et péridentaires. Encyclopédie Médico-chirurgicale 2011 [28-105-M-10], Elsevier-Masson SAS, Paris.

60. Vela X, Meridez V, Rodriguez X, Segala M, Tarnow DP. Crestal bone change on platform-switched and adjacent teeth when the tooth-implant distance is less than 1.5 mm. Int J Periodontics Restorative Dent 2012; 32: 149-155.

61. Vela-Nebot X, Méndez-Blanco V, Rodríguez-Ciurana X, Segalá-Torres M, Gil-Lozano JA. Implant positioning when replacing the four maxillary incisors: a platform-switched treatment option. Int J Periodontics Restorative Dent 2011;31: 375-381.

62. Veis A, Parissis N, Tsirlis A, Papadeli C, Marinis G, Zogakis A. Evaluation of peri-implant marginal bone loss using modified abutment connections at various crestal level placements. Int J Periodontics Restorative Dent 2010;30: 609-617.

63. Weng D, Nagata MJ, Bosco AF, de Melo LG. Influence of microgap location and configuration on radiographic bone loss around submerged implants: an experimental study in dogs. Int J Oral Maxillofac Implants 2011;26: 941-946.

64. Wong KM, Chneh CM, Ang CW. Modified root submergence technique for multiple implant-supported maxillary anterior restorations in a patient with thin gingival biotype: a clinical report. J Prosthet Dent 2012; 107: 349-352.

第二章　制订正确的手术和修复 4D 治疗方案

缺牙区或者牙齿即将缺失的区域可能有不同的手术和修复治疗方案。种植体可以即刻或延期植入，种植前可能需要进行骨增量和软组织移植。软组织移植的时机可以在种植手术同期、戴入最终修复体同时或者修复很长时间后。愈合方式可以采用潜入式愈合或穿黏膜愈合。临时义齿也有不同种类，可以采用种植体支持式或牙支持式的即刻修复，或者延期修复。有些学者将种植治疗视为一个四维的治疗方案，在原来的种植体三维位置的基础上，将时间纳入了影响种植体成功率的决定因素之一（Funato et al. 2007）。

医生在制订手术和修复治疗计划时需要遵循相应的原则。但是，正如 Renouard 和 Rangert (1999) 以及 Bonnet (2011) 的研究所示，在众多的可能性中，医生需要获得辅助和指导以提供更为准确的治疗。更准确地说，医生需要确定最佳的治疗组合，包括种植植入时机、软硬组织手术、患者以及医疗团队的受益等方面。

为了在这复杂的治疗方案中获取更多指导，我们制作了 2 个工具。第一个是临床评估表（clinical assessment template，CAT），包含 10 个参数。它的目的在于评估医生在处理患者时所面临的治疗难度，以及在治疗结束前获得理想美学效果的风险。第二个工具本质上具有实用性，它是一个表，列出了在不同阶段所有可选择的治疗方案。

将 CAT 与治疗方案表交叉，以序列的形式列出了可能的最正确的手术和修复方案。保留了最佳治疗方案并去除了其他方案，表格以决策树的形式展示了各种治疗选择（DecTree）。它为手术和修复阶段所面临的诸多问题提供了答案：

1. 什么时候进行即刻种植和延期种植？
2. 感染位点可否进行即刻种植？
3. 感染位点可否进行移植？
4. 什么情况下需要进行骨移植，以何种方式？
5. 厚龈生物型和薄龈生物型的处理方式是否有差异？
6. 什么时候需要进行软组织移植？
7. 什么是临时修复的最佳方式？

CAT 表（图 2-1）展示了拟种植位点的局部临床条件和患者全身

用于评价病例治疗难度的临床评估表

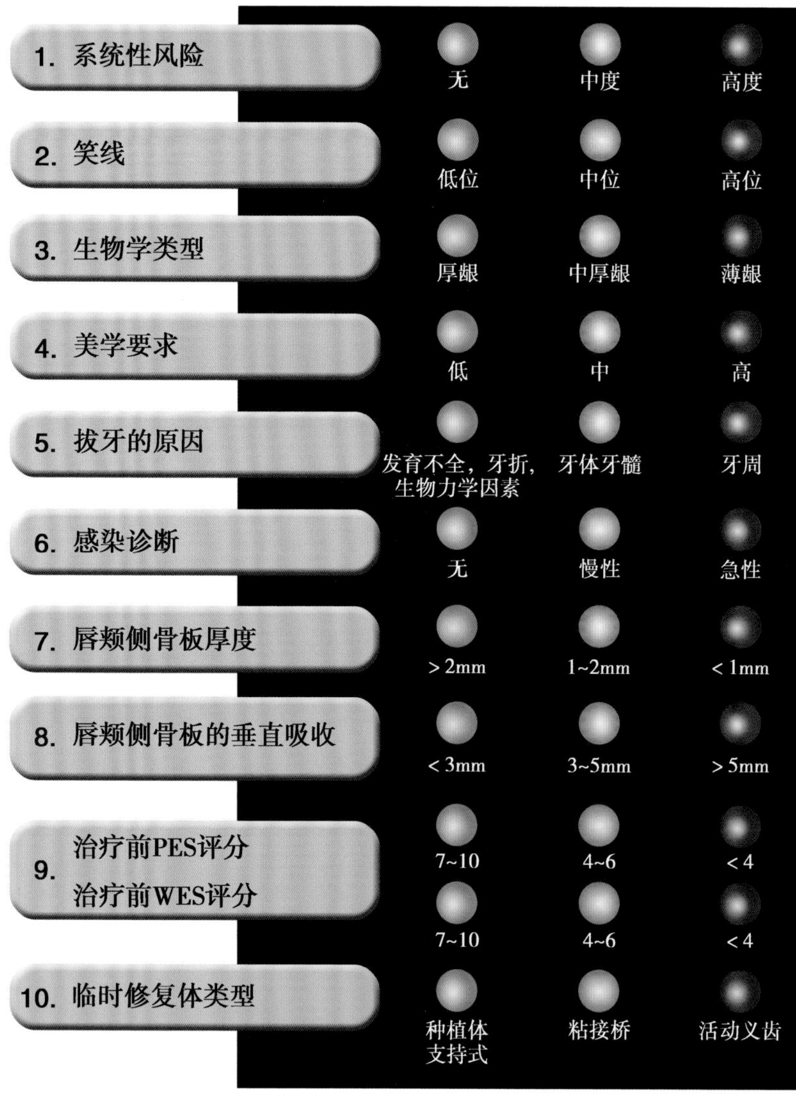

图 2-1　临床评估表(CAT)

情况的 10 个决定因素。每个评估因素分为 3 个等级，与 Renouard 和 Rangert (1999) 提出的方法相似，他们后来还提出了用于航空学的评估表(Renouard 2012)。

● 第一栏，绿色的，意味着没有特殊问题，该条件可获得理想的美学效果。

● 第二栏，橙色的，意味着情况不理想，需要采取措施才能获得理想的结果，否则达不到美学要求。

● 第三栏，红色的，意味着该因素如果不采取特殊措施将会危及理想的治疗效果。治疗前的情况不理想；需要采取一定的措施脱离“红色”这一栏，再进行种植修复。CAT 表中的每个因素对种植和修复程序的影响程度不同；其中一部分因素的作用可能比另一部分因素的作用更大。此外，每个因素都会在一定程度上影响治疗决策。可能与种植时机有关，与硬组织的手术或软组织成形有关。

1. 系统性风险因素

该因素关注的是种植体的成功，以及在种植治疗前患者的准备工作中应该采取的措施。有研究证实了系统性疾病和硬组织缺陷的特殊关系，表现为特定的骨吸收或组织排斥，在软组织方面表现为牙龈愈合不良(Torricelli et al. 2008，Choukroun et al. 2014，Veitz-Keenan 2016)。

● 患者健康状况良好，软硬组织的愈合没有外源性因素的影响。

● 患者健康状况有问题，例如，对于重度吸烟者，软组织愈合需要更多时间。

● 患者的健康状况会导致软硬组织发生不利的反应，例如维生素 D 缺乏(表 1)。

维生素 D 缺乏对骨增量失败起着一定作用(Choukroun et al. 2014)。

表 1　血清中的 25-(OH)D 水平	
缺乏	<10ng/ml
不足	10～30ng/ml
正常	>30ng/ml

2. 笑线

笑线的位置可以是低位、中位或高位（图 2-2a～c）。它在治疗的处理上起到决定作用。

- 低位笑线可以更好地隐藏由于软硬组织不足或治疗导致的缺陷。天然因素或医源性因素导致的缺陷可以在树脂或牙龈瓷的辅助下进行纠正。我们要记住，随着年龄增长，笑线会进一步下降（Lepage et al. 2014）。
- 中位笑线，只暴露牙龈乳头，不暴露龈缘。需要特别关注美学效果。相比于龈缘的金属边缘，患者会更容易接受黑三角。
- 高位笑线要求完美的美学效果，尤其在龈缘位置。如果美学效果不能在治疗后立即获得，需要通过额外的外科程序来纠正美学缺陷。

对于一个无牙颌患者，有时需要改变标准治疗程序，将天然牙龈和修复体龈缘之间的分界线放置于唇下（Demurashvili et al.2015）。这种治疗情况需要特别关注，也需要医生掌握较高的种植技术。初学者需要辨别这类病例，将其转诊（图 2-2d）。

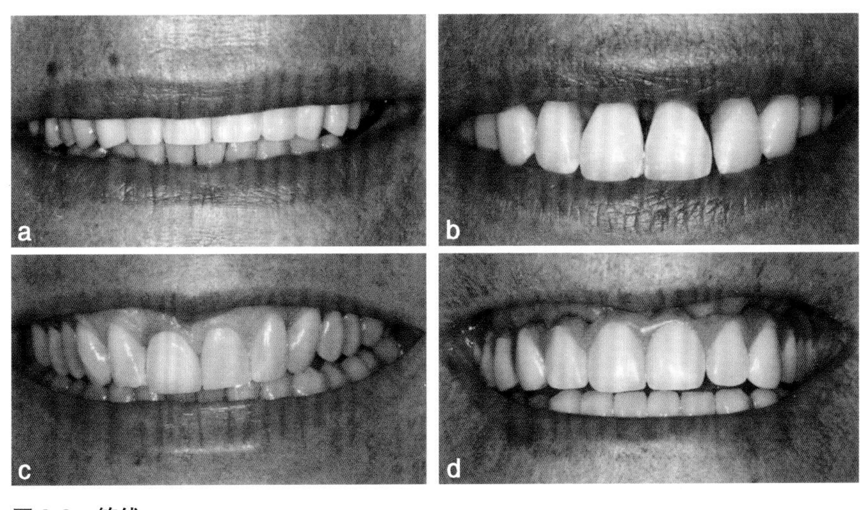

图 2-2　笑线
（a）低位笑线，美学风险低。（b）中位笑线，中度美学风险。（c）高位笑线，美学风险高。（d）高位笑线治疗不当的美学失败病例。

3. 生物学类型

生物学类型可分为厚龈型、中厚龈型和薄龈型（图 2-3a～c）。它是根据牙龈的厚度和龈乳头形态进行分类。厚龈型表现为短粗的、圆钝的龈乳头，薄龈生物型表现为细长的龈乳头。薄龈生物型的牙龈厚度通常 <2mm；厚龈生物型 >3mm（Linkevicius et al. 2015）。生物学类型决定了是否需要软组织手术介入。

- 厚龈生物型对于软组织手术反应良好。
- 中厚龈生物型具有中度风险。
- 薄龈生物型代表着美学风险。当患者为高位笑线或美学要求高时，风险会更高。

为了提高美学成功率，可以采用结缔组织瓣移植，改善生物学类型。软组织移植可以在一期或二期手术时进行（Puysis and Linkevicius 2015）。也可以在修复完成后进行，以预防可能出现的美学缺陷（Zucchelli et al. 2013）。

4. 美学要求

- 美学要求低：患者能够接受不理想的治疗结果。
- 美学要求中等：患者对美学结果的要求一般。
- 美学要求高：患者会花时间对着镜子掀开嘴唇，会注意任何美学缺陷。因此，在制订治疗计划和执行的时候要非常谨慎。

如果患者的美学要求提高 1 倍，再加上高位笑线和薄龈生物型，则需要更谨慎。在此情况下，应该提醒患者要获得完美的美学效果是很困难的，至少在第一次手术之后。应该考虑对软组织进行干预并与患者沟通。

5. 拔牙的原因

拔牙的原因有很多（图 2-4a～c）。骨量的预后与拔牙窝骨壁的破坏程度有关。拔牙的原因可以影响种植体植入的时机：即刻或延期种植。

- 以下情况较为理想：发育不全的牙，拔除后愈合良好。未感染的

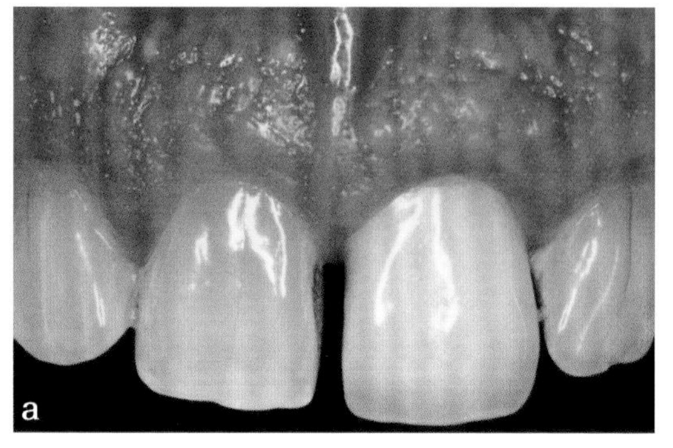
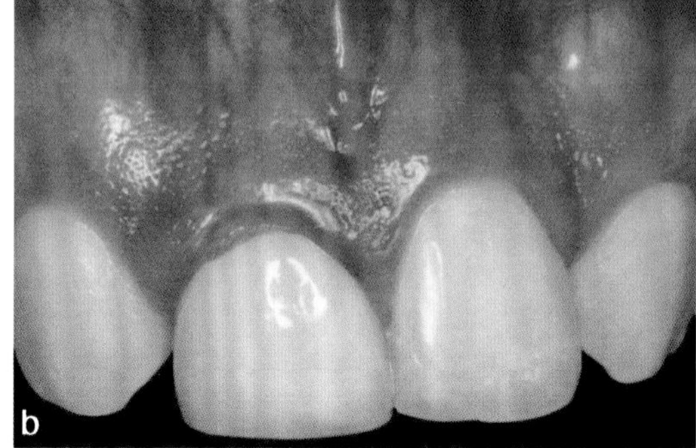
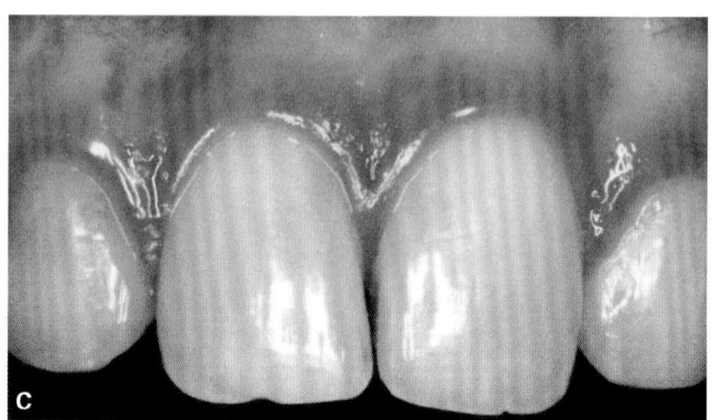

图 2-3　不同的生物学类型
（a）厚龈型。（b）中厚龈型。（c）薄龈型。

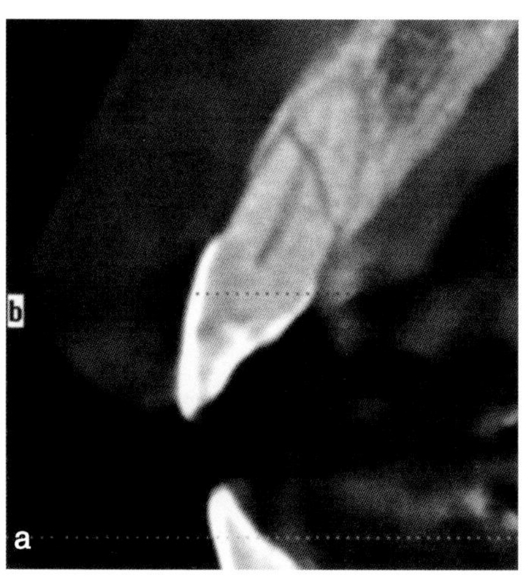
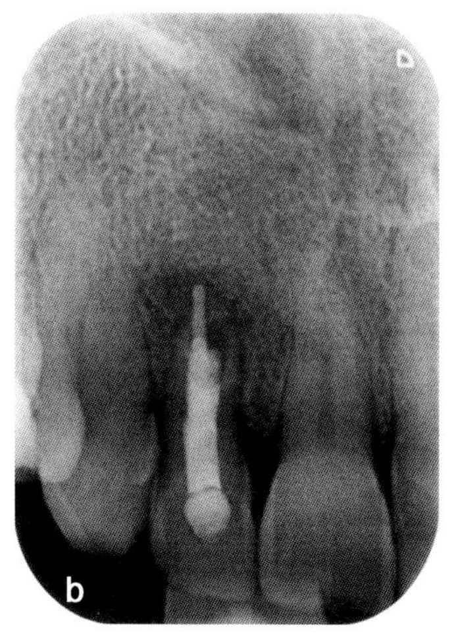
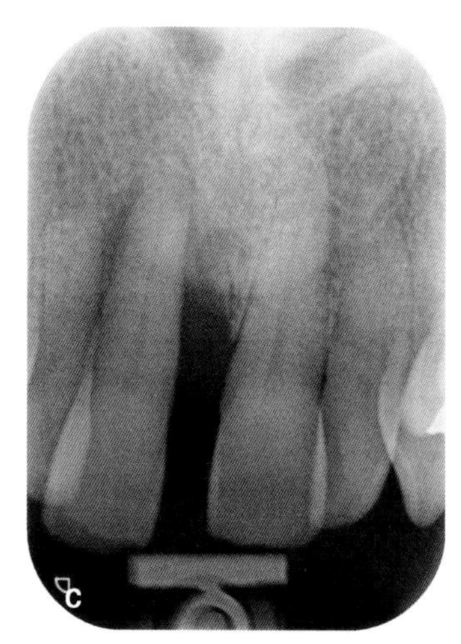

图 2-4　拔牙的原因
（a）车祸引起的水平根折。
（b）根尖脓肿，但未影响唇颊侧骨壁。
（c）急性牙周脓肿，伴瘘管。临床上可探及唇颊侧骨缺损。

牙折。牙根不能支撑牙冠，从生物力学的角度看牙齿不可修复。当唇颊侧骨壁的垂直骨吸收< 3mm 是较理想的状态。可进行即刻种植。

- 根管感染：感染通常距唇颊侧骨壁有一定距离。有些医生倾向于等感染愈合后再种植；另一些研究则发现根管感染位点的种植成功率与非感染位点相近（Blus and Szmukler- Moncler 2013）。
- 伴有骨破坏的牙周炎：需要待拔牙窝愈合后进行种植。

6. 感染的诊断

感染的诊断提供了关于骨壁损伤的风险信息；关系到是否可以进行即刻种植。这个因素补充了关于牙齿脱落的原因这一点。

- 种植位点无感染，是唇颊侧骨壁完整的一个标志。
- 慢性感染的存在，不一定意味着唇颊侧骨壁的缺损无法处理；不一定意味着无法即刻种植。

● 急性感染的存在通常意味着唇颊侧骨板的严重破坏；无法进行即刻种植。

7. 唇颊侧骨板厚度

唇颊侧骨厚度这个因素将会影响是否需要对硬组织进行干预，以及应包括哪些内容（图 2-5）。唇颊侧骨板的厚度分三类。

● 唇颊侧骨板厚度>2mm，是美学成功的有利条件；不一定需要进行骨增量。然而，当必须长期保持软组织的稳定性时，建议在前牙区植骨。

● 唇颊侧骨板厚度在 1～2mm 之间，需要对硬组织进行干预，通常需要在外侧壁植骨；为软组织提供支持。

● 唇颊侧骨板厚度<1mm，如果未进行干预，将会导致唇颊侧骨板的垂直吸收和牙龈退缩。为避免美学并发症的发生，需要进行外侧壁骨增量。

在所有的病例中，最理想的情况是拔牙窝愈合后最外侧的骨边缘和唇颊侧骨板之间保持 2mm 的距离。这意味着初始的骨厚度至少需要达到 4mm，这个厚度只有在骨增量以后才能达到（Capelli et al.2013）。

8. 唇颊侧骨板的垂直吸收

该因素具有一定重要性，体现在以下两方面：①该因素将影响是否需要对硬组织进行干预，以及应包括哪些内容；②它决定了种植的正确时机，即刻或延期。

唇颊侧骨板是支持边缘龈的一部分骨。但是该区域通常会面临显著的垂直吸收（图 2-6a～f）。最理想的情况是唇颊侧骨板完整；通常在拔牙窝未感染的情况下存在。但是当唇颊侧骨板垂直吸收≤3mm 时，依然可以获得令人满意的美学效果（图 2-6a）。当垂直骨吸收>5mm 时，获得美学效果的机会就降低了（Funato et al. 2007，Chu 2015）。需

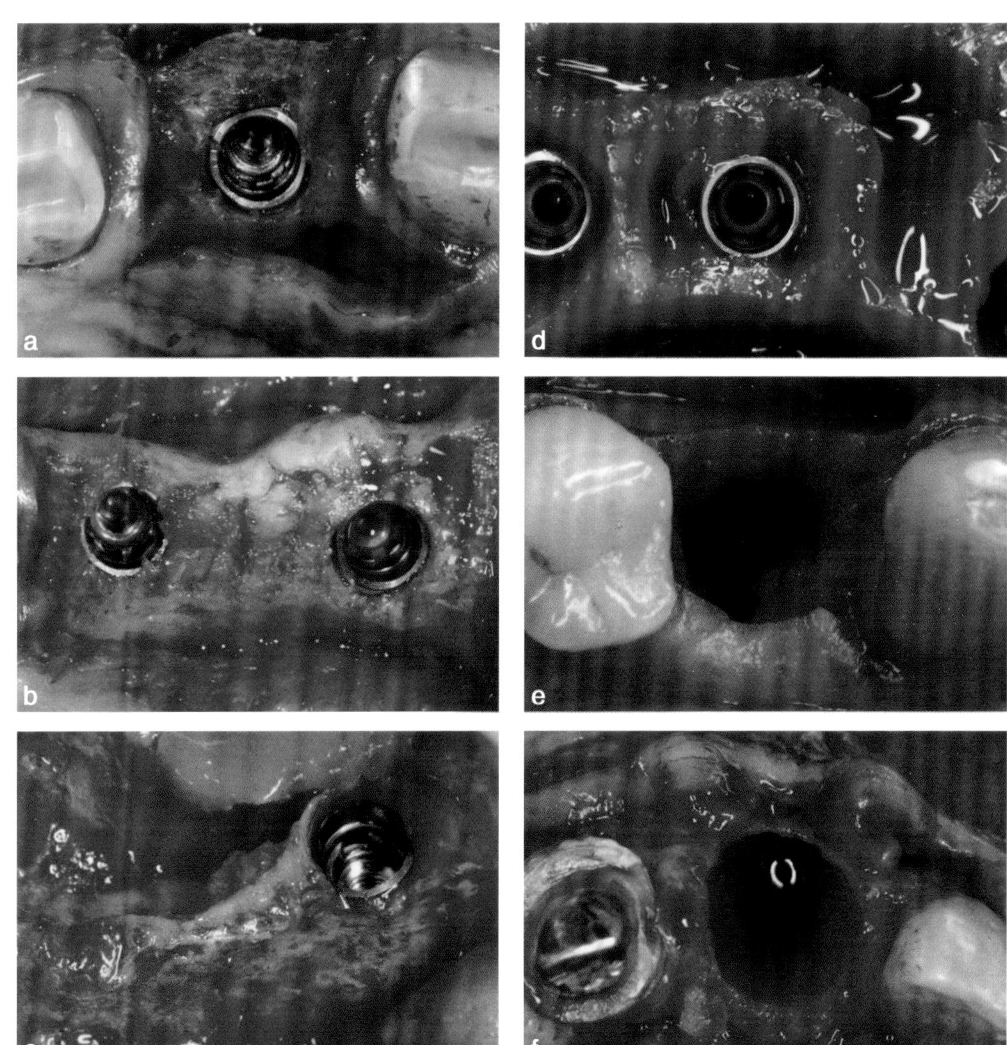

图 2-5　拔牙窝及愈合后的唇颊侧骨板厚度

（a）拔牙窝愈合后骨板厚度>2mm。（b）拔牙窝愈合后骨板厚度在 1～2mm 之间，近中种植位点的骨板厚度是 1～2mm，远中位点的厚度>2mm。（c）愈合位点骨壁厚度<1mm。（d）唇颊侧骨板厚度>2mm 的拔牙窝。（e）唇颊侧骨板厚度在 1～2mm 的拔牙窝。（f）唇颊侧骨板厚度<1mm 的拔牙窝。

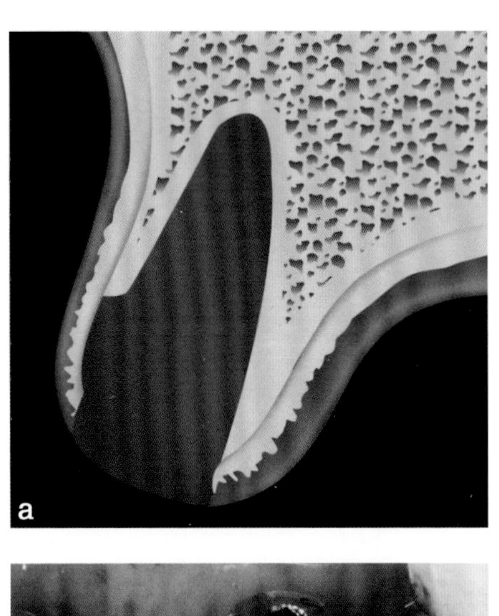
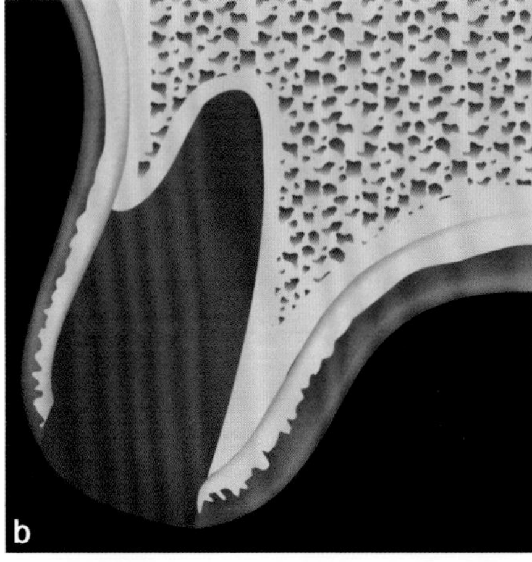
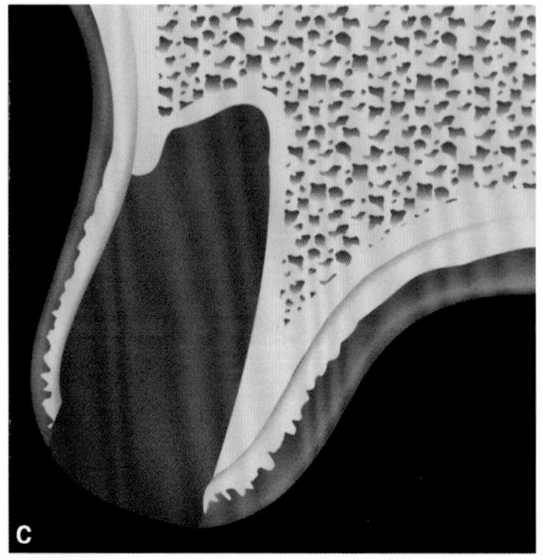
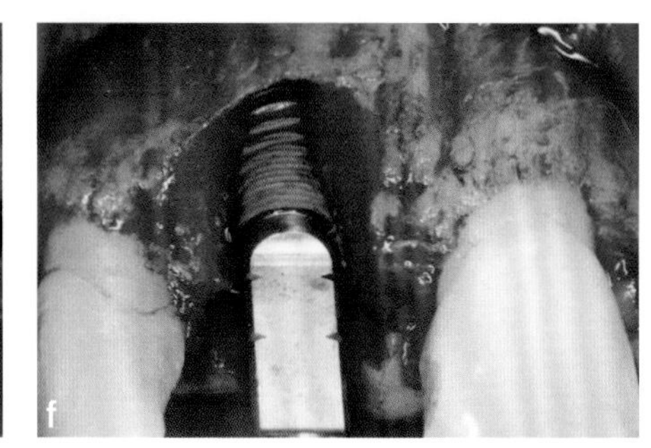
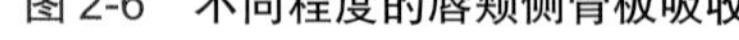

图 2-6　不同程度的唇颊侧骨板吸收
（a）垂直骨吸收<3mm。
（b）垂直骨吸收达 3～5mm。
（c）垂直骨吸收>5mm (Chu 2015 分类)。
（d）愈合后的位点垂直骨吸收<3mm。
（e）拔牙窝垂直骨吸收为 3～5mm。
（f）拔牙窝垂直骨吸收>5mm。

要改良传统的治疗程序，采取一定措施重建唇颊侧骨板。

- 唇颊侧骨板完整或垂直吸收<3mm。
- 唇颊侧骨板垂直吸收达 3～5mm。
- 唇颊侧骨板垂直吸收>5mm，是即刻种植的禁忌证，需要采取牙槽嵴保存技术。

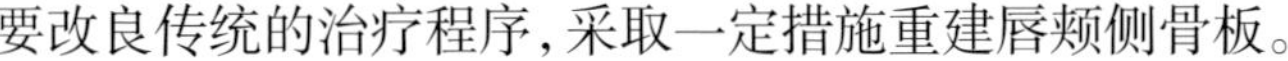

9. 术前的 PES 和 WES 评分

PES（红色美学评分）和 WES（白色美学评分）（图 2-7a～c）是临床上用于评估种植治疗后软硬组织治疗效果的指标（Fürhauser et al. 2005，Belser et al. 2009）。这两个指标有各自的重要性，因为两者体现的是不同的问题。这两个指标的应用独立于医生所追求的目标。我们将其用于拔牙前的临床情况评估或种植前缺牙位点的评估。

治疗前的临床状况理想，越容易获得更好的美学效果，其最初的评分也更高。同理，治疗前评分较低者与软硬组织的缺损有关。也意味着获得理想美学效果的难度更大。

除了标准的手术之外，治疗团队需要进行一系列的干预措施。但是需要确保患者同意以及能够承担治疗费用。

PES评分	WES评分
PES 10~7	WES 10~7
PES 6~4	WES 6~4
PES < 4	WES < 4

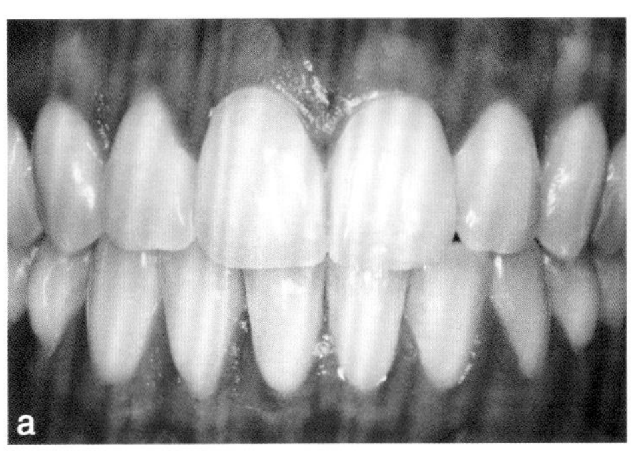

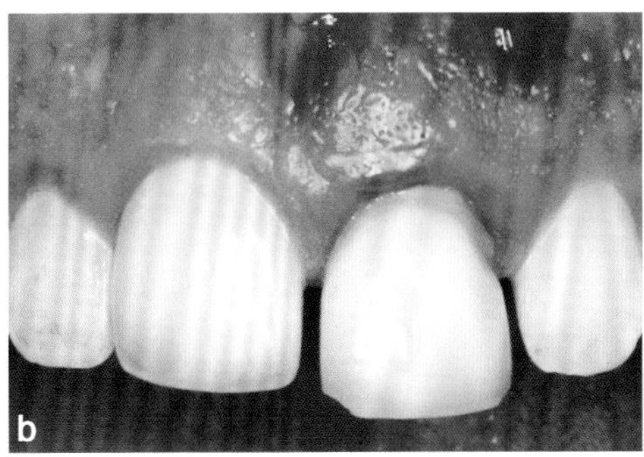

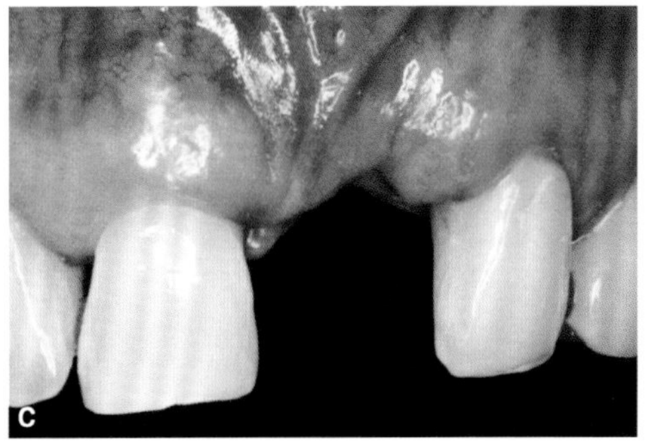

图 2-7　PES 和 WES 评分
(a) 中切牙最高的 PES 和 WES 评分。(b) 左侧中切牙中等水平的 PES 和 WES 评分。(c) 由于牙龈乳头缺如和塌陷，PES 评分低。

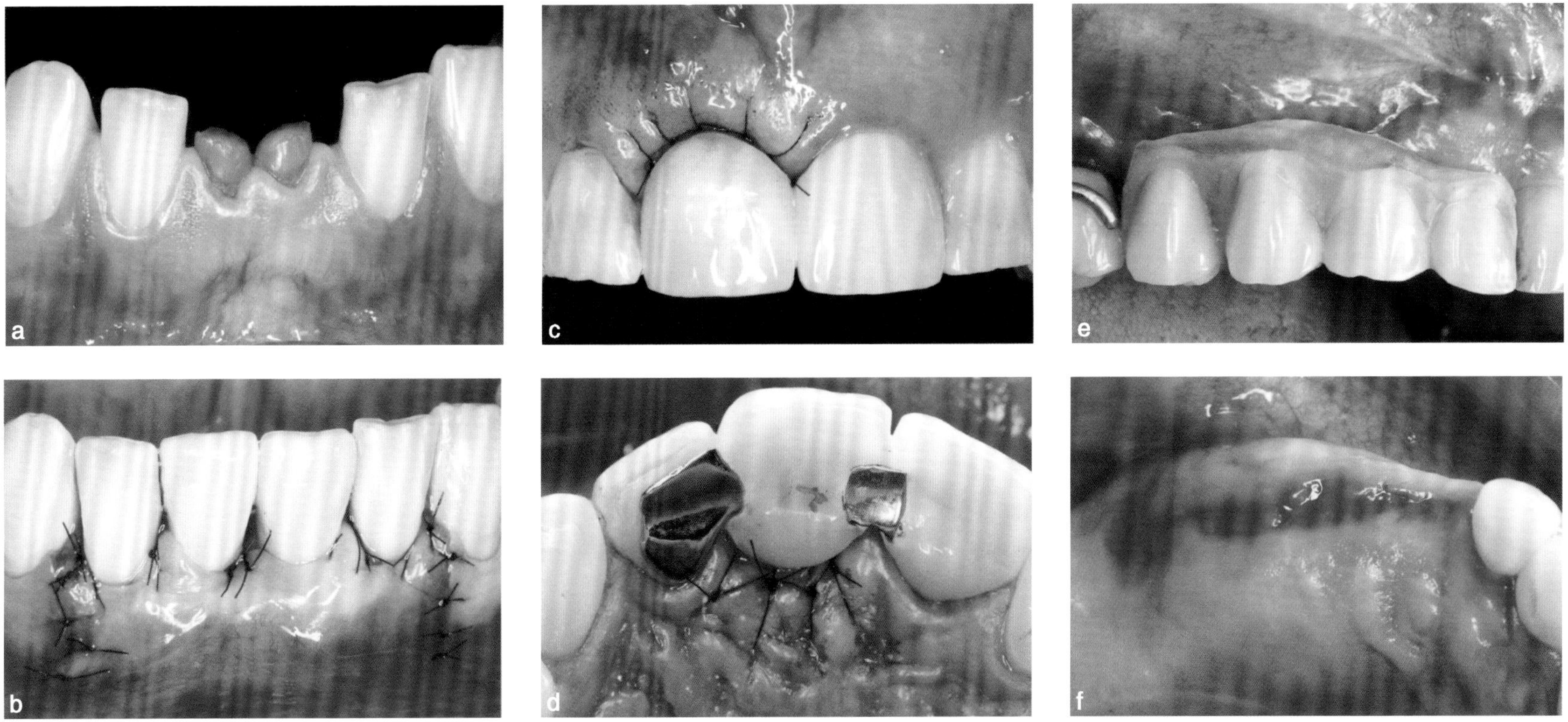

图 2-8　不同类型的临时修复体
(a, b) 即刻种植修复。唇面观。(c, d) 粘接桥形式的即刻种植修复。唇面和殆面观。(e, f) 活动义齿的临时修复。种植体潜入式愈合 1 个月后的唇面和殆面观。

10. 临时修复体的类型

临时修复体需要在种植体植入和戴入最终修复体这段时间内过渡使用。目前，从美学角度而言，除了少数特殊情况以外，在前牙区不进行临时修复是不可思议的。

临时修复体可以是固定的，由种植体支持的，就位于刚植入的种植体上；也可以是牙支持式的（图 2-8a～f）。种植体支持的临时修复可以使软组织在种植体植入后立即启动愈合和成熟的过程，并形成穿龈轮廓。临时冠可以支撑龈缘和龈乳头。

若临时修复是牙支持式的，也可以起到支撑龈乳头的作用，但是不参与穿龈轮廓的形成。但是采用可摘的临时修复对美学效果是不利的。这类临时修复体会挤压软组织，不利于软组织自然愈合。若不采用临时修复，通常会导致牙龈乳头形态和大小的明显吸收。龈缘形态也会发生改变。

- 种植体支持式临时修复体。
- 牙支持式临时修复体。
- 临时活动义齿或不采用临时修复。

总之，考虑到以上所有的因素，可以预测达到理想美学效果的难度。同时也可以决定在标准植入程序之外需要采取的干预措施，不论是硬组织、软组织上的，或者是两者都需要。它还可以帮助我们预测种植治疗的时间，即 Funato 等 (2007) 著名的 4D 理论。

使用决策树制订种植和修复程序的治疗计划

CAT（见图 2-1）的价值在于它可以帮助医生准确了解治疗前的临床情况，预测所需要的治疗程度。更重要的是它可以指导医生建立一个患者个性化的手术和修复 4D 方案。

为了对患者进行最正确的治疗，所有可行的治疗措施都在列表中展出，包括手术和修复方案（图 2-9）。

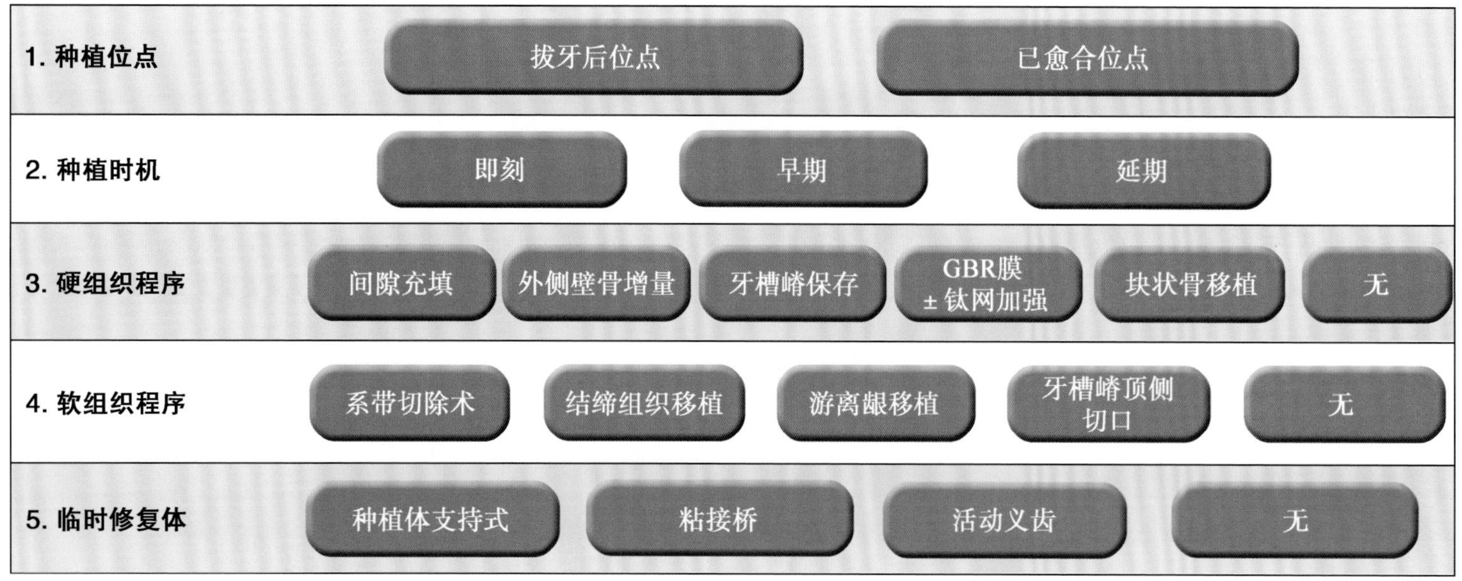

图 2-9　每一个决策节点的治疗选择表（决策树）

在每一治疗步骤中，可以用临床评估表（CAT）决定最合适的治疗方案。一系列的治疗方案构成了治疗的决策树（DecTree），在治疗的最后，可以建立患者个性化的手术和修复 4D 方案。

在下一章，每一个临床病例都会用 CAT 和 DecTree 的方式展示；这将会建立最终的手术和修复 4D 方案。

多个治疗节点

1. 种植位点的性质

可能存在两种情况：

- 拔牙窝
- 愈合后的位点

2. 种植体植入时机

可能存在三种情况：

- 即刻种植

当临床情况可以获得成功的骨结合以及愈合后在种植窝边缘和唇颊侧骨壁外侧距离≥2mm，可以选择即刻种植。该要求适用于拔牙后的位点以及水平骨量有限的愈合位点。毫无疑问，良好的初期稳定性在决策过程中具有决定性作用。

- 早期种植

在拔牙后的位点，一些学校倾向于早期种植而不是即刻种植。这意味着种植体在拔牙后 6～8 周后植入，此时拔牙窝正在愈合中 (Buser et al. 2008)。

- 延期种植

当种植体植入前牙槽嵴需要进行保存或重建时，可以进行延期种植。当种植位点存在急性感染以及唇颊侧骨板缺损严重，或者需要提前进行骨重建时，选择延期种植。

3. 决定硬组织需要采取的治疗措施

可能涉及以下六种情况：

- 填充种植体和唇颊侧骨板之间的间隙

这与拔牙窝相关（图 2-10a，b）。当间隙＜1.5mm，有些研究者认为不需要植入骨替代品（Wilson et al. 1998），有些人甚至在间隙＞1.5mm 时也不植骨 (Covani et al. 2004)。对我们来说，通常我们会在前牙区的种植窝间隙内进行植骨。植骨的目的是在骨愈合后实现颊侧骨板厚度＞2mm。

- 侧壁骨增量

这包括利用缓慢吸收的骨替代品进行外侧壁植骨（图 2-10c，d）。目的是在种植体边缘和唇颊侧骨板外缘获得至少 2mm 的骨厚度。骨增量不需要同时植入可吸收屏障膜（Covani et al. 2004），但是也有一些学者认为需要（Buser et al. 2009）。

该步骤可以在种植前进行，也可以在种植一期手术甚至二期手术时进行。

- 牙槽嵴保存技术

该技术适用于拔牙后不进行即刻种植的位点（图 2-10e，f）。该技术有各种不同的术式，取决于局部条件以及位点是否感染，例如 ice-cone 技术（Elian et al. 2007，Tan-Chu et al. 2013），用 Hemocollagen 填充拔牙窝（Davarpanah et al. 2012），自体骨材料充填（Hanser and Khoury 2014），甚至用骨替代品联合加强型不可吸收膜 (Grunder et al. 2011)。这些程序可同时伴（或不伴）有软组织增量（Saadoun and Landsberg 1997，Hanser and Khoury 2014）。

我们需要记住的是，对于做过牙槽嵴保存的位点，后期种植的过程中不排除还需要进行外侧壁骨增量 (Hanser and Khoury 2014)。

- GBR，加强型或非加强型膜，箱状骨块移植技术

该手术通常在种植体植入之前进行。当种植位点不足以植入种植体时（图 2-10g，h）。通常需要使用骨替代品以及加强型或非加强型聚四氟乙烯膜（Simion et al.2007）。屏障膜是不可吸收的 (Urban et al. 2013)。愈合时间不短于 8～9 个月 (Urban et al. 2013)。箱状骨块移植技术更为复杂。它需要从骨皮质制取坚硬的骨块，骨块要与需要重建的区域相适应，并且在重建的位点植入骨屑（Khoury 2015）。

我们还需要记住的是，对于做过骨移植的位点，后期种植的过程中也

图 2-10　硬组织程序

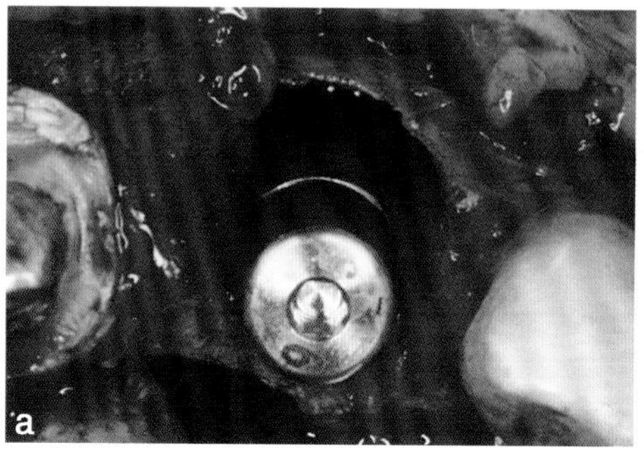
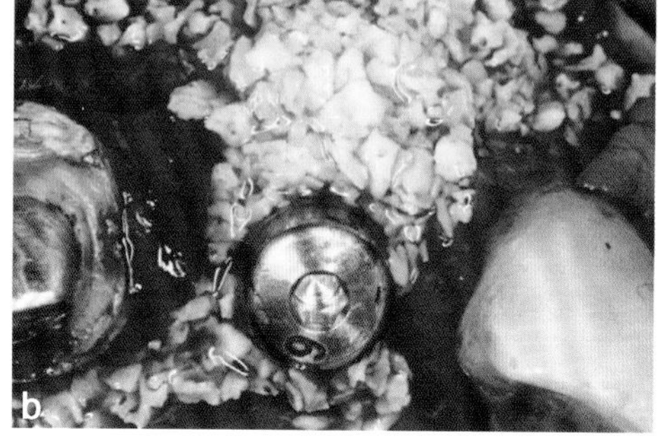

（a，b）种植窝间隙内植骨同时进行侧壁骨增量

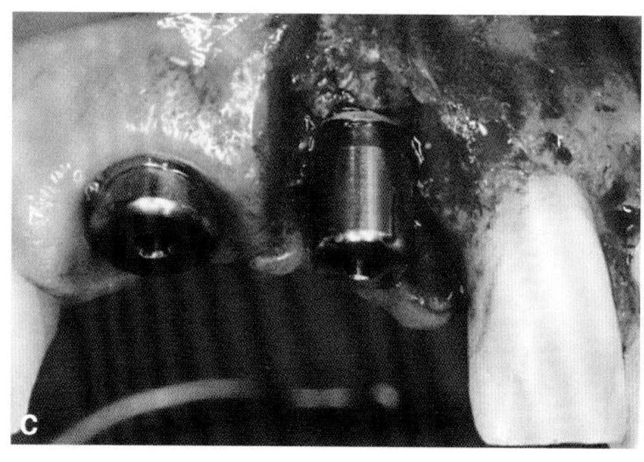
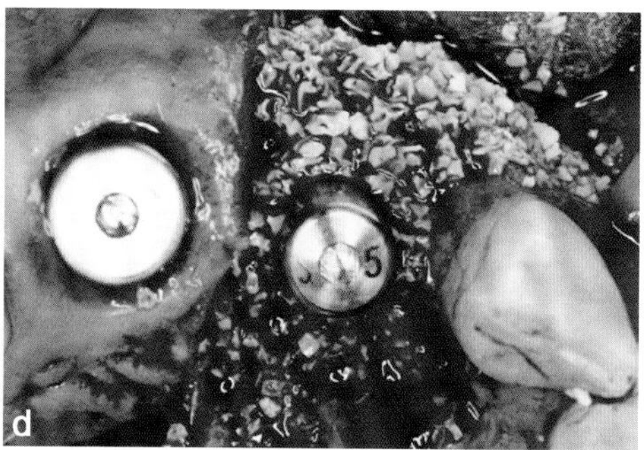

（c，d）侧壁骨增量

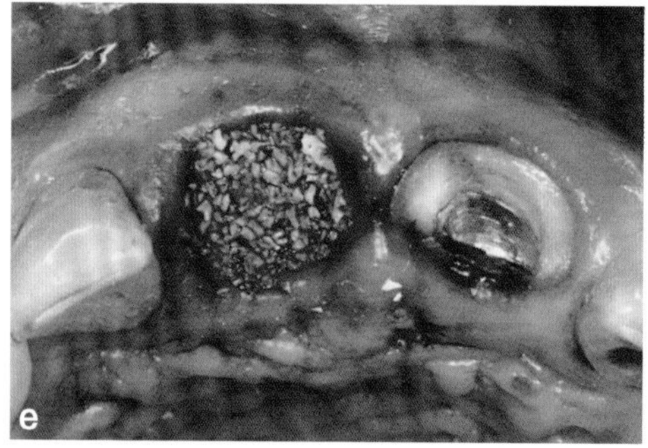
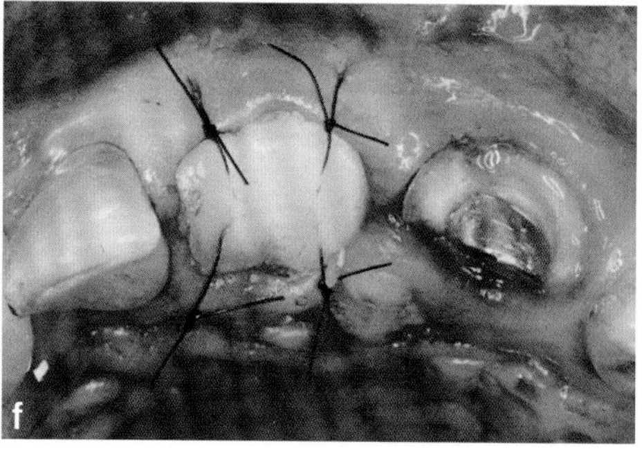

（e，f）使用缓慢吸收的骨替代品进行牙槽嵴保存，并用胶原海绵和上皮 - 结缔组织移植物覆盖

可能需要进行外侧壁骨增量。

- 骨块移植

这也是种植前手术的一部分。术中需要制取一个骨块，比如从下颌升支处获取，并固定在牙槽嵴上（图 10i，j）。愈合时间也是 8～9 个月（Khoury and Hanser 2015）。

- 不采取措施

当种植位点的唇颊侧骨厚度≥2mm 时，不需要采取措施。但是在美学区，要采用外侧壁增量进行轮廓扩增，有利于保持软组织的长期稳定性。

4. 决定软组织需要采取的治疗措施

可能涉及以下五种情况（图 2-11a～h）：

- 系带切除术

这是最简单的软组织手术；该手术的主要作用是缓解牙龈受到的张力，使龈缘能更好地愈合（图 2-11a，b）。

- 结缔组织瓣移植

该手术的目的是加强生物学类型，产生角化龈或增加它的厚度（图 2-11c，d）。长期以来认为角化龈的缺乏不是保持口腔卫生和种植位点组织健康的障碍 (Wennström and Derks 2012)。但是，最近的共识认为角化良好的位点随着时间推移能够保持更好的状态 (Brito et al. 2014，Roccuzzo et al. 2016)，更易于维护，这看似也具有逻辑性。

结缔组织瓣移植可以在种植前进行，也可以在种植一期手术或二期手术时进行（Tunkel et al. 2013，Roccuzzo et al. 2014），或者在戴入修复体很长时间以后进行（Zucchelli et al. 2013）。

- 游离龈移植

该术式适用于附着龈有限的情况下。这是在下颌前牙区种植体植入之前进行的手术（图 2-11e，f）。

- 在牙槽嵴顶正中偏舌 / 腭侧做切口

该术式用于在愈合后的位点进行种植手术或二期手术时暴

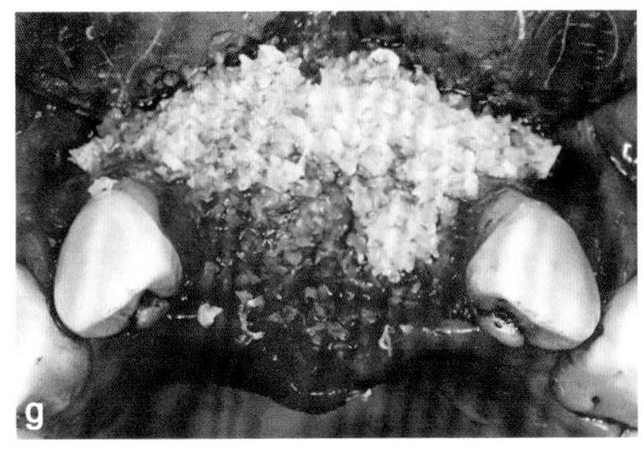

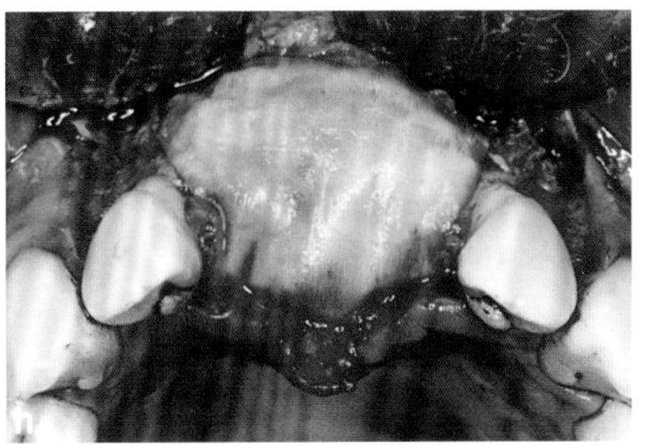

（g，h）用可吸收膜进行 GBR

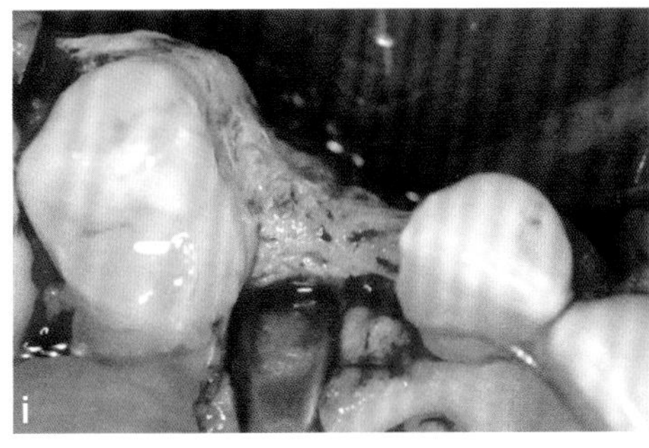

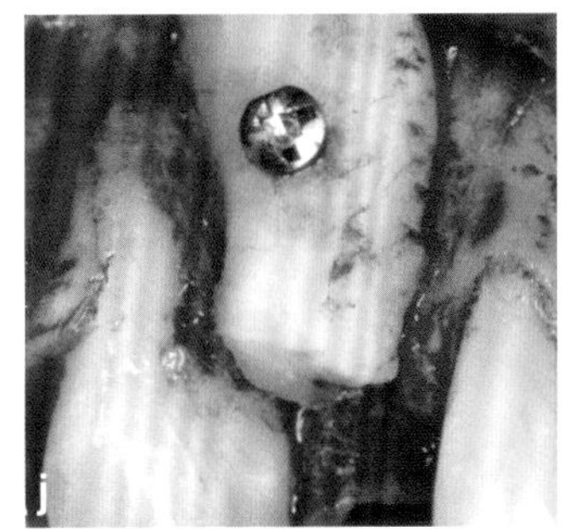

（i，j）用下颌升支取的骨块进行骨重建

图 2-11　软组织的处理措施

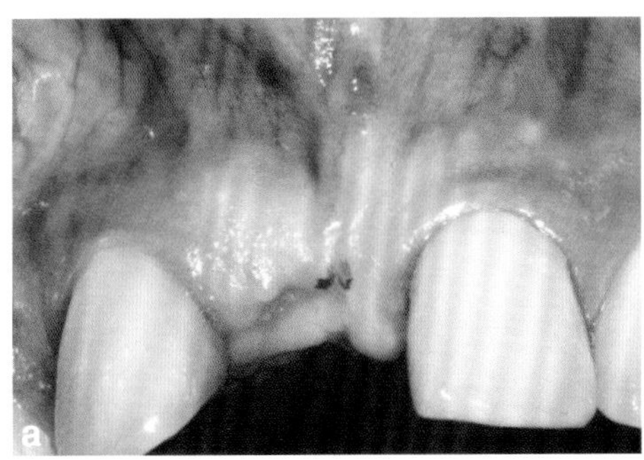

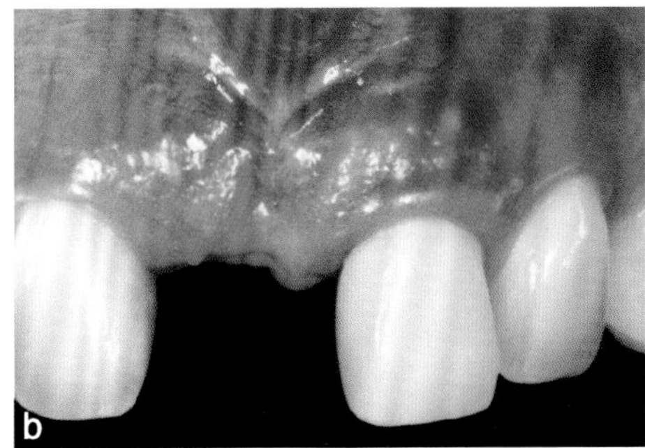

（a，b）前上颌区进行系带切除术以缓解牙龈的张力

露种植体。该术式是将牙槽嵴顶切口移至舌腭侧，使牙槽嵴顶的附着龈能转移到龈瓣上（图 2-11g，h）。这可以增加角化龈的量，将角化龈转移至愈合基台的唇颊侧（Davarpanah et al.2008）。当然，该术式的前提是需要存在一定的角化龈，即使很薄。

另一个可以获得同样效果的术式是反折瓣技术。通常在二期手术时进行 (Hürzeler et al. 2010，Tunkel et al. 2013)。同样是做牙槽嵴顶偏腭侧切口，将唇颊侧瓣反折增加其厚度（Landsberg 1995）。

- 不采取措施

当种植体唇颊侧骨板厚度≥2mm 时且牙龈生物型为厚龈或中厚龈型，可不采取干预措施。

5. 确定临时修复体的类型

可能存在以下四种情况：

- 种植体支持式即刻修复

刚植入的种植体用临时修复体进行生物力学负重。需要在扭矩≥30N·cm 时进行。这种状态对软组织有好处，因为软组织和硬组织是同期愈合的 (Chu et al. 2012)。

软组织的愈合过程在手术之后开始；牙龈乳头和穿龈轮廓的形态也会在种植体植入后马上形成（Tarnow et al. 2014）。

- 牙支持式的固定修复（粘接桥）

当种植体的初期稳定性不足，或需要保护唇颊侧骨增量区域，或种植体需要进行潜入式愈合时，临时修复体不能进行负重。将修复体放在相邻的天然牙上，做成粘接桥的形式。种植体可以采用潜入式愈合或穿黏膜愈合。牙龈的形态在后期利用种植体支持式的临时修复体进行塑形。

- 活动义齿修复

当以上几种方式都不可行时，可以采用活动义齿的形式进行临时过渡，直至骨结合完成。

活动义齿并非理想的临时修复方式，因为它可能会对种植

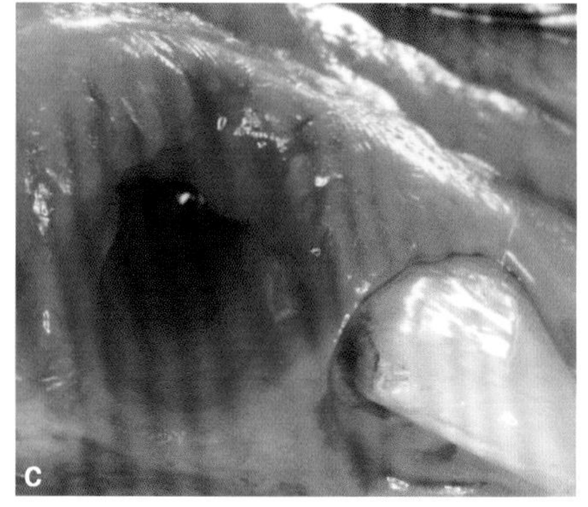
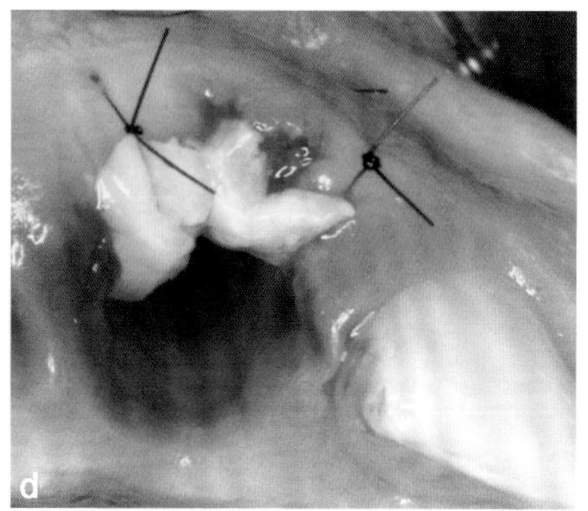

（c，d）用结缔组织瓣改良牙龈生物型

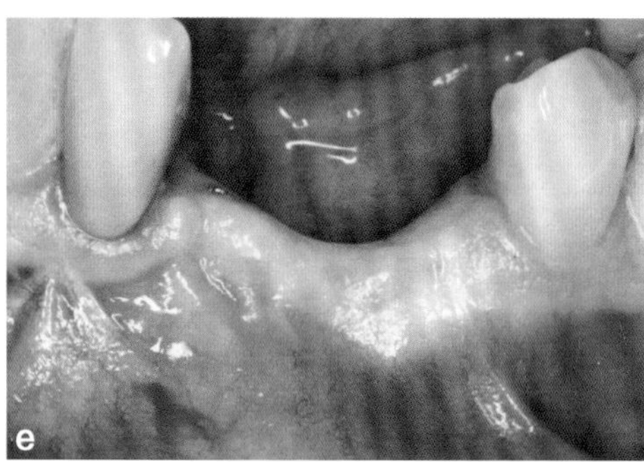
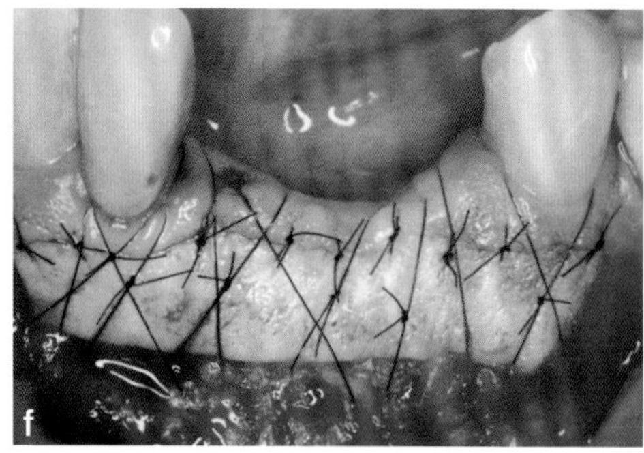

（e，f）下颌前牙区进行游离龈移植改善生物学类型

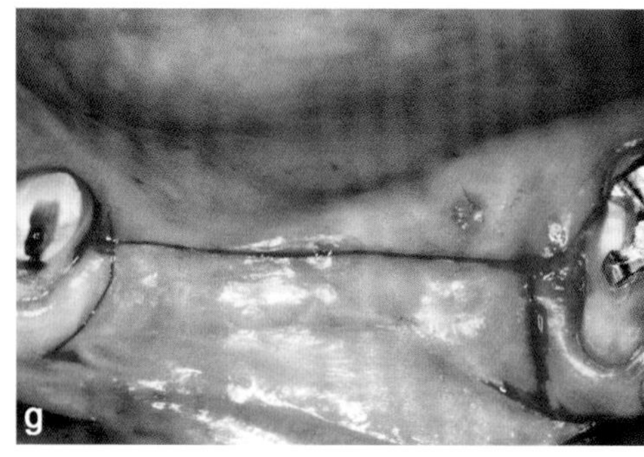
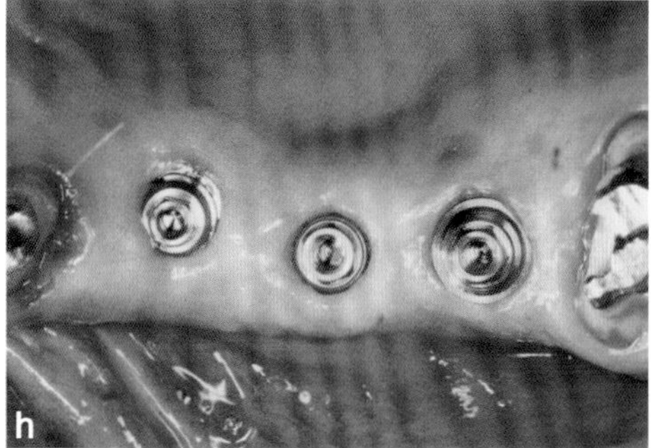

（g，h）牙槽嵴顶偏腭侧切口，可以增加角化龈的量

体在愈合期间产生机械压力。另外，它无法对软组织进行塑形。临时的活动义齿修复最好使用金属支架。

- 不做临时修复

在前牙区，很少不进行临时修复：除非有外部强加因素。该情况通常适用于后牙区。相比于活动义齿临时修复，不做临时修复对软组织的创伤更小。

综上所述，5 个决策层次可以解决治疗过程中所有可能的步骤。通过在每个治疗阶段选择一个或多个方案，可以确定每一个手术和修复程序的 4D 方案。

总之，10 分的 CAT 表结合 DecTree 决策树可以用于在每一个治疗阶段确定最合适的治疗方案。整合决策树中的治疗选择，可以形成针对每一种临床情况的特定治疗方案。它可以为医疗团队在手术和修复治疗错综复杂的方案中提供指导。

参考文献

1. Belser UC, Grütter L, Vailati F, Bornstein MM, Weber HP, Buser D. Outcome evaluation of early placed maxillary anterior single-tooth implants using objective esthetic criteria: a cross-sectional, retrospective study in 45 patients with a 2- to 4-year follow-up using pink and white esthetic scores. J Periodontol 2009;80: 140-151.
2. Bonnet F. Extraction implantation temporization immédiate unitaire. Information Dentaire, 12, 23 Mars 2011, 55-66; Le fil dentaire, http://www.lefildentaire.com/ interviews/rencontres/rencontre-avec-franck-bonnet/
3. Brito C, Tenenbaum HC, Wong BK, Schmitt C, Nogueira-Filho G. Is keratinized mucosa indispensable to maintain peri-implant health? A systematic review of the literature. J Biomed Mater Res B Appl Biomater. 2014;102: 643-650.
4. Buser D, Chen ST, Weber HP, Belser UC. Early implant placement following single-tooth extraction in the esthetic zone: biologic rationale and surgical procedures. Int J Periodontics Restorative Dent. 2008;28: 441-451.
5. Buser D, Halbritter S, Hart C, Bornstein MM, Grütter L, Chappuis V, Belser UC. Early implant placement with simultaneous guided bone regeneration following single-tooth extraction in the esthetic zone: 12-month results of a prospective study with 20 consecutive patients. J Periodontol. 2009;80: 152-162.
6. Capelli M, Testori T, Galli F, Zuffetti F, Motroni A, Weinstein R, Del Fabbro M. Implant-buccal plate distance as diagnostic parameter: a prospective cohort study on implant placement in fresh extraction sockets. J Periodontol 2013;84: 1768-1774.
7. Choukroun J, Khoury G, Khoury F, Russe P, Testori T, Komiyama Y, Sammartino G, Palacci P, Tunali M, Choukroun E. Two neglected biologic risk factors in bone grafting and implantology: high low-density lipoprotein cholesterol and low serum vitamin D. J Oral Implantol 2014; 40:110-114.
8. Chu SJ, Salama MA, Salama H, Garber DA, Saito H, Sarnachiaro GO, Tarnow DP. The dual-zone therapeutic concept of managing immediate implant placement and provisional restoration in anterior extraction sockets. Compend Contin Educ Dent. 2012;33: 524-532.
9. Chu S, Sarnachiaro GO, Hochman MN, Tarnow DP. Subclassification and clinical management of extraction sockets with labial dentoalveolar dehiscence defects. A shift in conventional thinking. EDI Journal 2015; 11 : 50-57.
10. Covani U, Bortolaia C, Barone A, Sbordone L. Bucco-lingual crestal bone changes after immediate and delayed implant placement. J Periodont 2004;75: 1605-1612.
11. Davarpanah M, Khoury PM, Szmukler-Moncler S, Davarpanah K. Protocoles chirurgicaux en Implantologie. in : Davarpanah M, Szmukler-Moncler S, Rajzbaum P, Davarpanah K, Demurashvili G. Manuel d'Implantologie clinique. 3è Edition. Concepts, intégration des concepts et esquisse de nouveaux paradigmes, 2012, Editions CdP, Paris.
12. Demurashvili G, Davarpanah K, Szmukler-Moncler S, Davarpanah M, Raux D, Capelle-Ouadah N, Rajzbaum P. Technique to obtain a predictable aesthetic result through appropriate placement of the prosthesis/soft tissue junction in the edentulous patient with a gingival smile. Clin Implant Dent Relat Res 2015;17: 923-931.
13. Elian N, Cho SC, Froum S, Smith RB, Tarnow DP. A simplified socket classification and repair technique. Pract Proced Aesthet Dent 2007;19: 99–104.
14. Funato A, Salama MA, Ishikawa T, Garber DA, Salama H. Timing, positioning, and sequential staging in esthetic implant therapy: a four-dimensional perspective. Int J Periodontics Restorative Dent 2007;27: 313-323.
15. Fürhauser R, Florescu D, Benesch T, Haas R, Mailath G, Watzek G. Evaluation of soft tissue around single-tooth implant crowns: the pink esthetic score. Clin Oral Implants Res 2005;16: 639-644.
16. Grunder U, Wenz B, Schupbach P. Guided bone regeneration around single-tooth implants in the esthetic zone: a case series. Int J Periodontics Restorative Dent. 2011;31: 613-620.
17. Hanser T, Khoury F. Extraction site management in the esthetic zone using autogenous hard and soft tissue grafts: a 5-year consecutive clinical study. Int J Periodontics Restorative Dent. 2014;34: 305-312.
18. Hürzeler MB, von Mohrenschildt S, Zuhr O. Stage-two implant surgery in the esthetic zone: a new technique. Int J Periodontics Restorative Dent. 2010;30: 187-193.
19. Khoury F, Hanser T. Mandibular bone block harvesting from the retromolar region: a 10-year prospective clinical study. Int J Oral Maxillofac Implants. 2015;30: 688-697.
20. Landsberg CJ. The eversed crestal flap: a surgical modification in endosseous implant procedures. Quintessence Int. 1994;25: 229-232.
21. Lazzara RJ, Porter SS. Platform switching: a new concept in implant dentistry for controlling postrestorative crestal bone levels. Int J Periodontics Restorative Dent 2006;26: 9-17.
22. Lepage C, Rajaonarivelo N, Bui P, Demurashvili G. Région péri-buccale, le défi du rajeunissement. In : Implantologie, Défis et Enjeux. Davarpanah M, Rajzbaum P, Szmukler-Moncler S, Demurashvili G, Davarpanah K. Espace ID, Paris, 2014.
23. Linkevicius T, Puisys A, Steigmann M, Vindasiute E, Linkeviciene L. Influence of vertical soft tissue thickness on crestal bone changes around implants with platform switching: A comparative clinical study. Clin Implant Dent Relat Res 2015;17: 1228-1236.

24. Puisys A, Linkevicius T. The influence of mucosal tissue thickening on crestal bone stability around bone-level implants. A prospective controlled clinical trial. Clin Oral Implants Res. 2015;26: 123-129.

25. Renouard F, Rangert B. Prise de décision en pratique implantaire. Quintessence International, 1999, Paris.

26. Renouard F, Charrier J-G. A la recherche du maillon faible. Initiation aux facteurs humains, 2012, Erwenn Editions, Châtillon.

27. Roccuzzo M, Gaudioso L, Bunino M, Dalmasso P. Surgical treatment of buccal soft tissue recessions around single implants: 1-year results from a prospective pilot study. Clin Oral Implants Res. 2014;25: 641-646.

28. Roccuzzo M, Grasso G, Dalmasso P. Keratinized mucosa around implants in partially edentulous posterior mandible: 10-year results of a prospective comparative study. Clin Oral Implants Res. 2016;27: 491-496.

29. Saadoun AP, Landsberg CJ. Treatment classifications and sequencing for postextraction implant therapy: a review. Pract Periodontics Aesthet Dent. 1997;9: 933-941.

30. Simion M, Fontana F, Rasperini G, Maiorana C. Vertical ridge augmentation by expanded-polytetrafluoroethylene membrane and a combination of intraoral autogenous bone graft and deproteinized anorganic bovine bone (Bio Oss). Clin Oral Implants Res. 2007;18: 620-629.

31. Tan-Chu JH, Tuminelli FJ, Kurtz KS, Tarnow DP. Analysis of buccolingual dimensional changes of the extraction socket using the "ice cream cone" flapless grafting technique. Int J Periodontics Restorative Dent. 2014;34: 399-403.

32. Tarnow DP, Chu SJ, Salama MA, Stappert CF, Salama H, Garber DA, Sarnachiaro GO, Sarnachiaro E, Gotta SL, Saito H. Flapless postextraction socket implant placement in the esthetic zone: part 1. The effect of bone grafting and/or provisional restoration on facial-palatal ridge dimensional change-a retrospective cohort study. Int J Periodontics Restorative Dent. 2014;34: 323-331.

33. Torricelli P, Fini M, Giavaresi G, Rimondini L, Tschon M, Rimondini R, Carrassi A, Giardino R. Chronic alcohol abuse and endosseous implants: linkage of in vitro osteoblast dysfunction to titanium osseointegration rate. Toxicology 2008;243 (1-2): 138-144.

34. Tunkel J, de Stavola L, Khoury F. Changes in soft tissue dimensions following three different techniques of stage-two surgery: a case series report. Int J Periodontics Restorative Dent. 2013;33: 411-418.

35. Urban IA, Nagursky H, Lozada JL, Nagy K. Horizontal ridge augmentation with a collagen membrane and a combination of particulated autogenous bone and anorganic bovine bone-derived mineral: a prospective case series in 25 patients. Int J Periodontics Restorative Dent. 2013;33: 299-307.

36. Veitz-Keenan A. Marginal bone loss and dental implant failure may be increased in smokers. Evid Based Dent 2016;17: 6-7.

37. Wennström JL, Derks J. Is there a need for keratinized mucosa around implants to maintain health and tissue stability? Clin Oral Implants Res. 2012;23 Suppl 6: 136-146.

38. Wilson TG Jr, Schenk R, Buser D, Cochran D. Implants placed in immediate extraction sites: a report of histologic and histometric analyses of human biopsies. Int J Oral Maxillofac Implants 1998;13: 333-341.

39. Zucchelli G, Mazzotti C, Mounssif I, Mele M, Stefanini M, Montebugnoli L. A novel surgical-prosthetic approach for soft tissue dehiscence coverage around single implant. Clin Oral Implants Res. 2013;24: 957-962.

第二部分　美学区的修复

第三章　前上颌单颗牙缺失(病例 1)

21 岁的患者,由于发育原因导致上颌侧切牙缺失(图 3-1a～c)。影像学检查发现唇腭侧和近远中的距离有限;但是足够植入一颗窄直径的种植体(图 3-1d,e)。

根据我们的治疗常规,首先用 10 分的临床评估表(CAT)对患者进行评估(图 3-2)。治疗处于前牙美学区,因此所有的局部因素都具有重要意义。

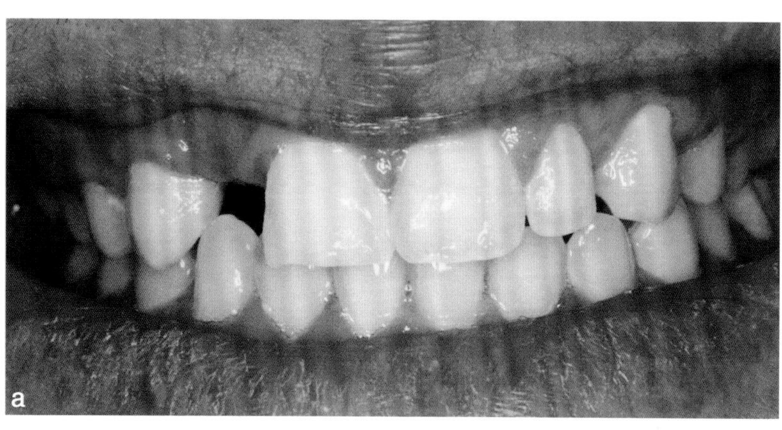

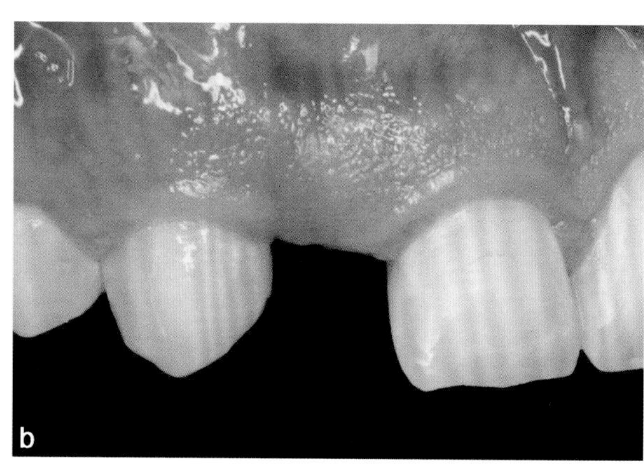

图 3-1　治疗前的临床情况

(a,b,c)患者的微笑相以及缺牙区的唇面和殆面观

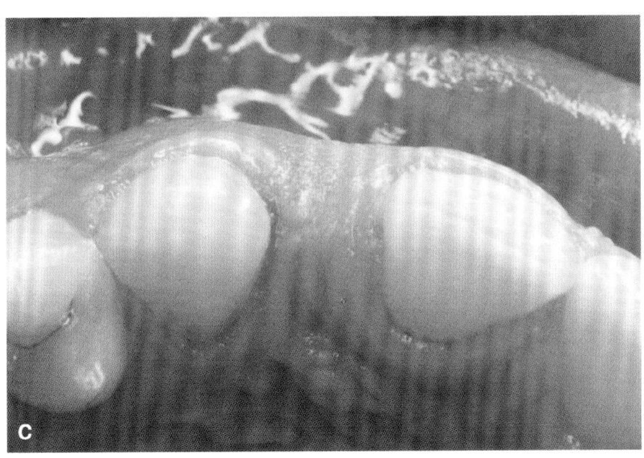

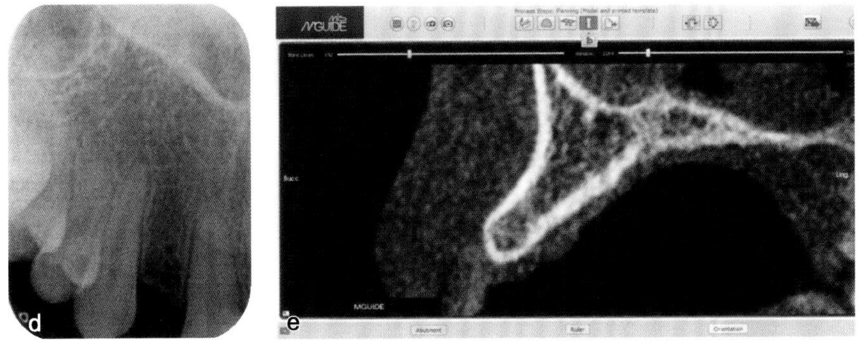

图 3-1 （续）
（d，e）缺牙区的根尖片和 CBCT 矢状面观。缺牙区的近远中距离和 5.4mm 的骨厚度足够植入一颗种植体

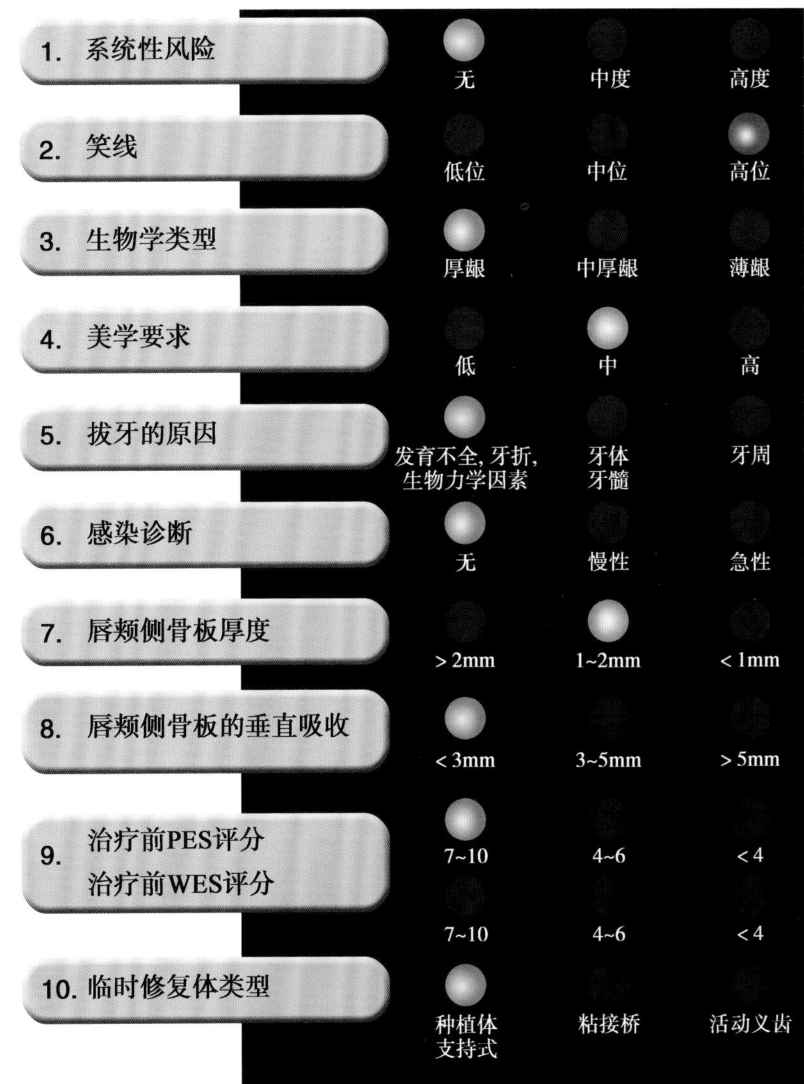

图 3-2　该病例的临床评估表（CAT）

系统性风险（1）

患者较年轻，患系统性疾病的可能性较低。患者的既往史也证实了我们的假设●。

笑线(2),生物学类型(3),美学要求(4)

此时需要关注患者的局部客观条件;包括笑线(图3-1a)和生物学类型(图3-1b)。美学要求是一个主观因素,也需要考虑在内。

该患者是高位笑线(图3-1a);因此,医生的操作没有失误的空间,尤其是患者提到了美学要求。虽然患者的美学要求适中,但是治疗过程中我们需要非常谨慎地操作。牙龈生物型是需要考虑的第三个要点;牙龈生物型分为薄龈或厚龈型。该患者的生物型类型是厚龈型,软组织的反应比较乐观(图3-1b)。

因此我们面临的情况是高位笑线(高风险因素)、中度美学要求(中度风险因素)和厚龈生物型(有利因素)。这些因素里面影响最大的是生物型。无论美学的主观或客观因素是什么,厚龈生物型构成了非常有利的一个预后因素。

拔牙的原因(5)和感染的诊断(6)

我们需要明确局部的内在因素;包括拔牙的病因和感染的诊断。该患者是由于发育原因而拔除患牙(图3-1d);这是一个有利的局部因素。并且,该位点没有炎症的感染。

骨皮质的厚度(7)和唇颊侧骨板的垂直吸收(8)

这两个因素描述了在水平和垂直方向的可用骨量。唇颊侧骨壁越厚,种植体周围的骨反应越好。CT扫描显示牙槽嵴顶的可用骨宽度是5.4mm(图3-1e)。这足以容纳直径为3.3mm的种植体;但是,种植体周围的唇颊侧骨壁厚度将<2mm。需要用骨增量的方法来解决。

在垂直方向上,牙槽嵴顶没有显著的骨吸收(图3-1e)。那种植同期的外侧壁骨增量就可以满足局部骨量的修复要求,并且提供一个有利的骨条件。

治疗前的PES和WES评分(9)

这两个因素体现了治疗前的临床情况。对于该病例,不存在WES评分,因为该位点是缺牙位点。治疗前的PES评分如下:

- 近中龈乳头存在,但是不完整(1/2)。
- 远中龈乳头存在,但是不完整(1/2)。
- 未来的穿龈轮廓相比于对侧同名牙应该差别不大(1/2)。
- 未来龈缘的位置与对侧同名牙相近(2/2)。
- 牙槽骨的凸度,黏膜的颜色和质地:这3个因素和对侧同名牙相似(2/2)。

因此PES评分较高,为7/10分。

临时修复体的类型(10)

临时修复建议进行单冠修复。理想的情况下,若初期稳定性允许且没有其他原因,可进行种植体支持的单冠修复。在不利的情况下,例如初期稳定性<30N·cm,可以采用邻牙支持式的粘接桥修复。

种植体支持的临时修复体是软组织塑形的最佳方式。技工室设计和修复医生确认后的牙冠可以确定种植体周围牙龈的轮廓;这可以在术后早期愈合过程中就开始。此外,临时牙冠可以在软组织愈合的早期为牙龈乳头的生长提供支持。

如果没有进行临时修复,或者用活动义齿进行临时修复,牙龈的愈合将缺乏引导,引起游离龈的塌陷和龈乳头向根尖方向移动。

治疗策略

在每个节点的治疗策略如图3-3所示。

- 种植体植入时机(第1、5、6、7、8点)

种植位点是拔牙后愈合的位点,没有全身或局部的种植禁忌证。

- 硬组织治疗程序(第5、6、7、8点)

牙槽嵴的水平宽度有限。但是可以植入窄直径的种植体,保证种植体周围由骨包绕,尤其是唇颊侧。种植体和外侧骨皮质之间的厚度<2mm。术中用轮廓扩增的方法增加唇颊侧骨板厚度,增加至≥2mm。

- 软组织治疗程序(第1、2、3、4、9点)

患者是厚龈生物型,因此不需要进行软组织移植。无论患者的美学要求或笑线类型,不需要进行额外的手术就可以达到理想的美学效果。在软组织愈合初期,最好的选择是用即刻临时修复进行软组织塑形。

不需要进行额外的治疗就可以提高牙龈的长期稳定性;根据我们现有的知识对患者进行了最佳的治疗。

治疗程序

治疗程序如下(图3-3):

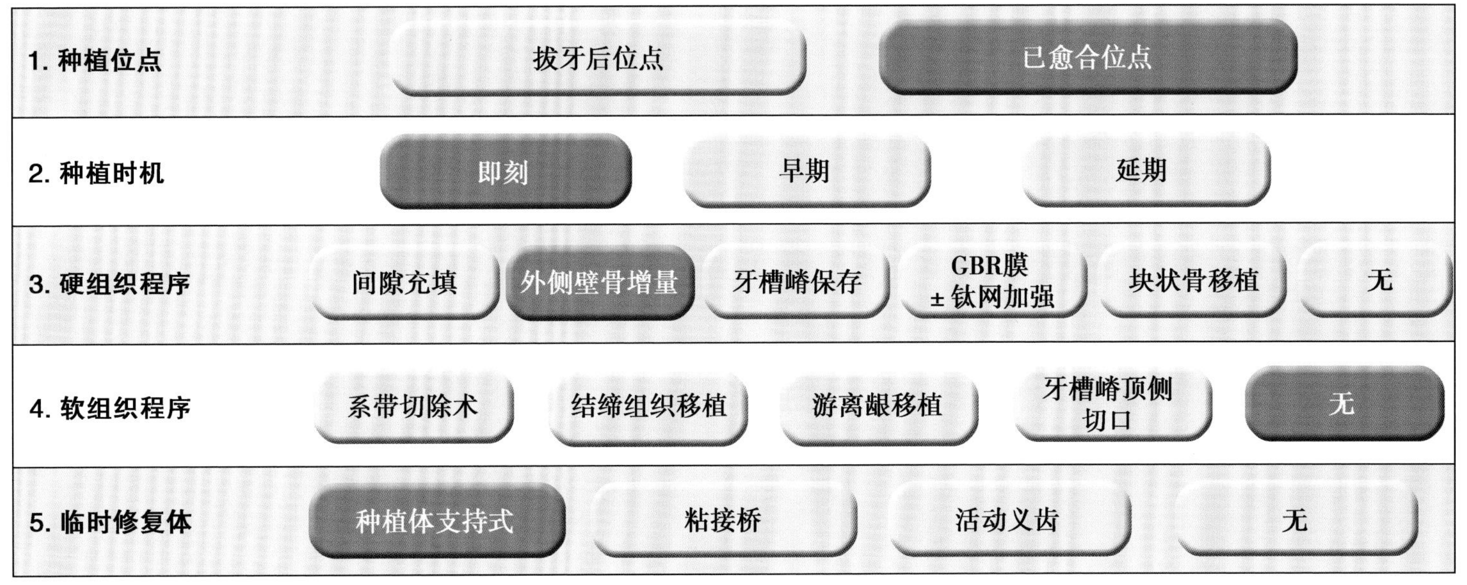

图 3-3　每一个决策节点的治疗选择表（决策树）

- 在愈合后的位点进行种植，使用 Bio-Oss 骨粉进行轮廓扩增，不伴软组织增量手术。
- 种植体支持的即刻临时修复。

手术结束后，取种植印模。将印模送至技工室；可以制作种植体支持的临时修复体。在 24 小时内完成螺丝固位的牙冠，并返回给修复医生。注意要将单冠调整至静态和动态咬合时脱离接触。

经过 6 个月的骨结合和软组织愈合，修复医生采用常规的程序制作最终修复体。

病例的治疗过程—外科程序

在手术开始前就作好了取印模的准备（图 3-4a）。制取印模，送至技工室灌模型；用树脂制作两个定位钥匙，就位于邻牙上（图 3-4b）；他们将会在后期转移种植体位置的时候用到。选择植入一枚直径 3.3mm、长度 13mm 的种植体（MIS）。

翻瓣，根据厂家推荐的程序植入种植体；种植体的植入位置参考经典的种植体植入 3D 原则（图 3-4c～e）。该种植系统的最后一钻是种植体自带的（图 3-4e），因此它很锋利。种植体就位后需要保证种植体的一个平面对准唇颊侧骨板（图 3-4f，g）；要用种植体携带器确认种植体的位置正确（图 3-4h）。使用 Bio-Oss（图 3-4i）进行骨增量，并且将黏膜瓣缝合至愈合基台周围（图 3-4j）。根尖片显示种植体的位置令人满意（图 3-4k）。患者已转诊给修复医生。

临时修复程序

拧下愈合基台（图 3-4j），放上卡扣式的取模柱；将制作好的树脂钥匙放在缺牙区的邻牙上（图 3-5a）。在取模柱上增加树脂，与树脂钥匙相连（图 3-5b）。之后取下树脂钥匙和取模柱（图 3-5c）送至技工室。技师修整石膏模型，将取模柱拧入替代体，制作假牙龈（图 3-5d）。技工室在钛基台上制作螺丝固位的临时冠（图 3-5e）。

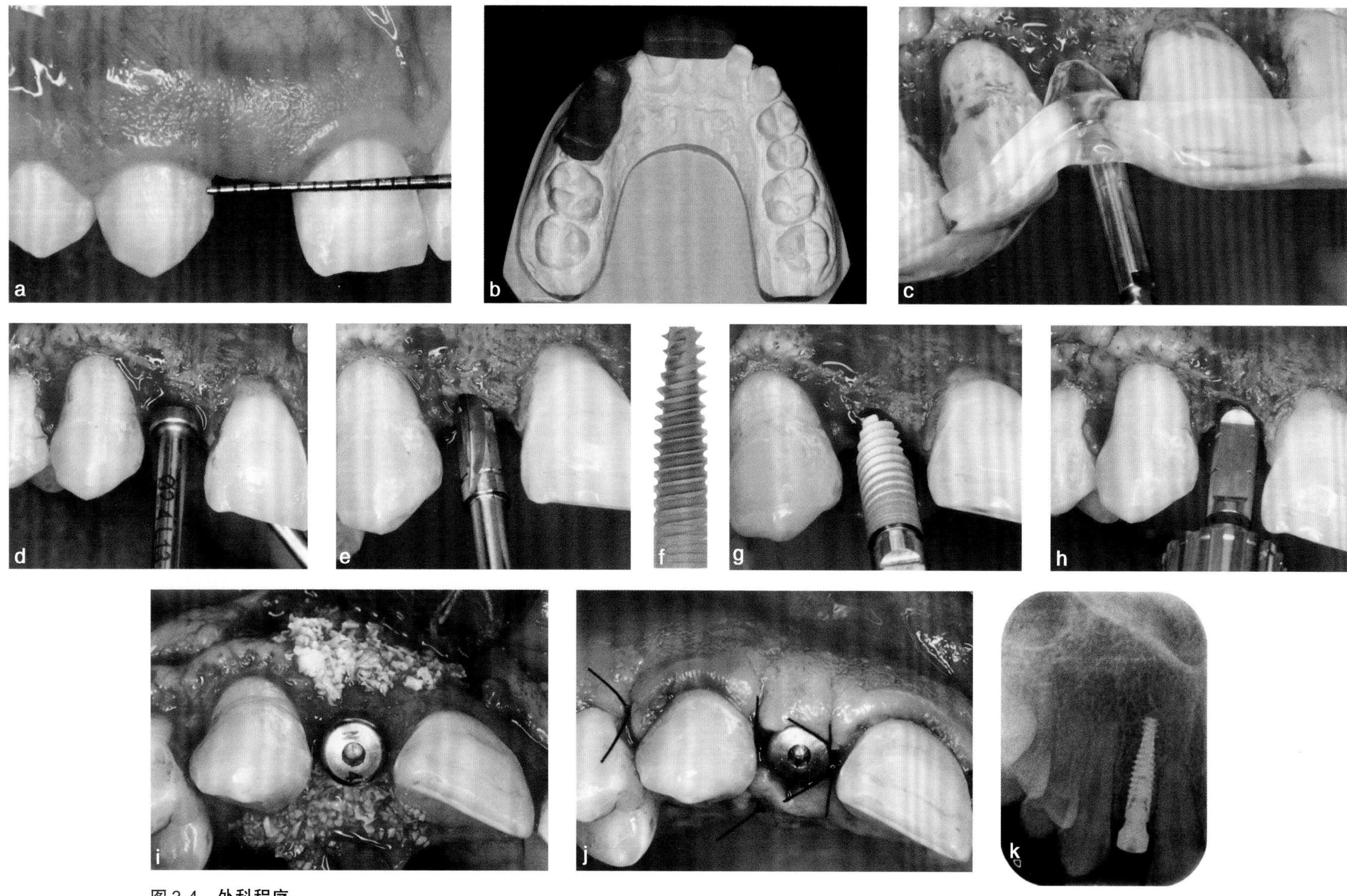

图 3-4 **外科程序**

（a，b）测量缺牙区的近远中距离，制作树脂定位钥匙为术后转移种植体位置作准备。（c，d，e）在导板引导下用先锋钻进行定位，并且用直径为 2.4mm 的最后一级一次性钻进行预备。（f，g，h）选择 Ø 3.3mm × 13mm 的 V3 种植体，用携带器植入，种植体就位时确保有一个平面对准唇颊侧骨板，可通过携带器确认。（i，j，k）使用 Bio-Oss 骨粉进行轮廓扩增，缝合和术后根尖片。

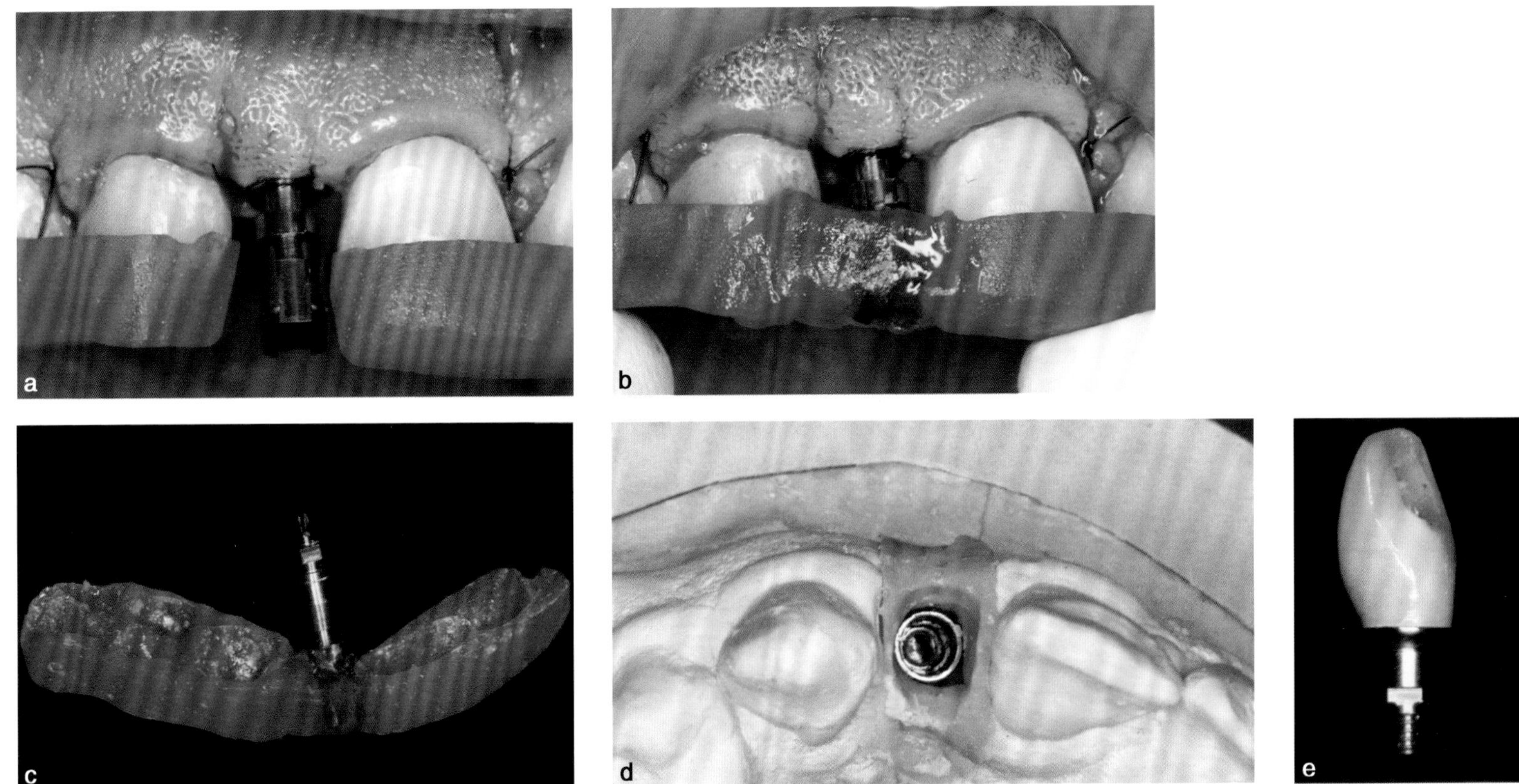

图 3-5　种植术后的修复程序
（a，b，c）将转移杆连入种植体上，将树脂钥匙就位，并且用 GC 树脂将两者连接，制作成带有取模柱的树脂钥匙。
（d，e）制作带有替代体和假牙龈的石膏模型，使用钛基台制作临时树脂冠。

种植体植入的第二天，将临时冠拧入种植体上（图 3-6a，b）。根尖片显示牙冠就位良好（图 3-6c）。

临床随访

6 周后，牙龈完全愈合，牙龈乳头暂时缺如（图 3-6d），骨高度保持在种植体颈部水平（图 3-6e）。3 个月后，牙龈乳头仍在持续生长（图 3-6f）。再过 3 个月，软组织已经成熟，达到最大面积（图 3-7a）。

6 个月时（图 3-7a），开始制作最终修复体。取出临时修复体，可见穿龈轮廓的牙龈形态和健康的软组织（图 3-7b）。将流体树脂注入取模柱周围，转移穿龈轮廓的真实形态，送至技工室（图 3-7c）。根尖片确认取模柱在种植体颈部完全就位（图 3-7d）。用带有牙龈信息的取模柱（图 3-7e）制作石膏模型；用 UCLA 可铸造金基台制作金属烤瓷冠（图 3-7f）。

种植修复体很好地融入了上颌牙弓（图 3-8a）。为了获得更好的美学效果，对照同名牙重建了右侧中切牙的龈缘位置（图 3-8b，c），并且做了贴面修复体以更好地匹配左侧中切牙。图 3-8c 和 d 显示了随访一年的临床和影像学检查结果。

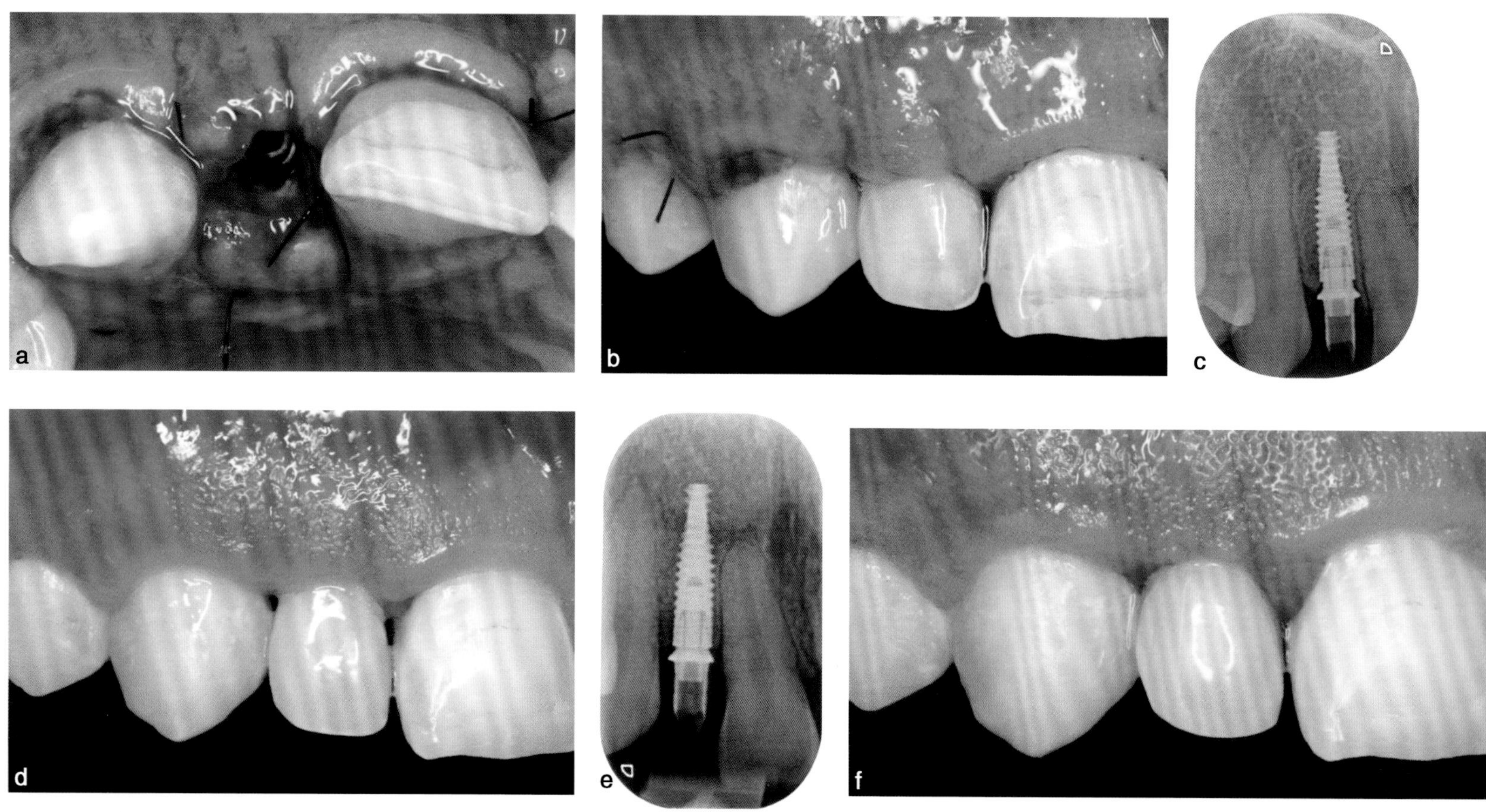

图 3-6　安装临时修复体和临床随诊

（a）术后 24 小时，去除愈合帽，放入临时冠。（b，c）戴入种植体支持式临时修复体，拍摄根尖片。（d，e）6 周后进行临床随访并拍摄根尖片，（f）3 个月后随访，牙龈乳头有了一定程度的生长。

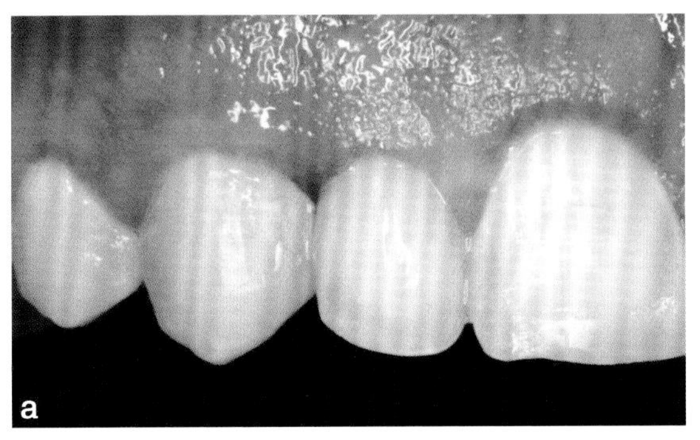

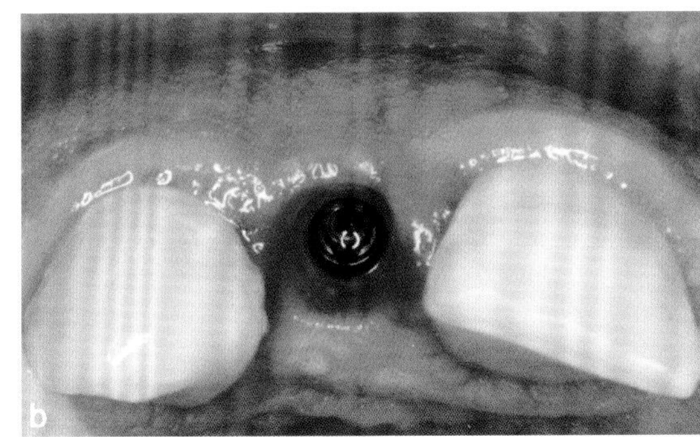

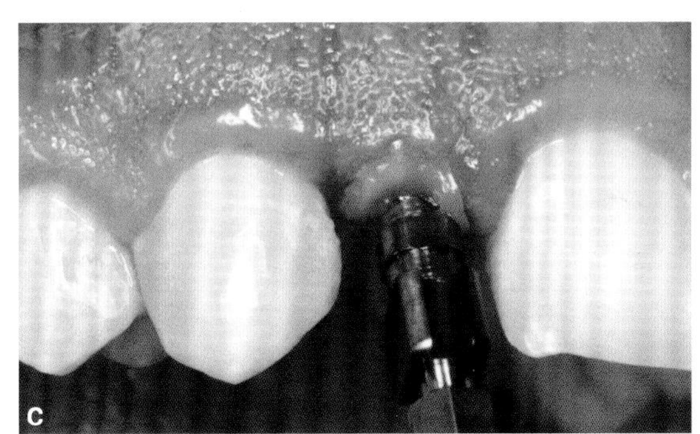

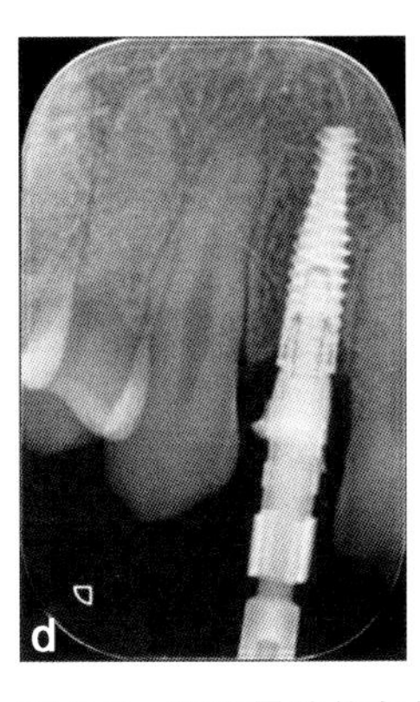

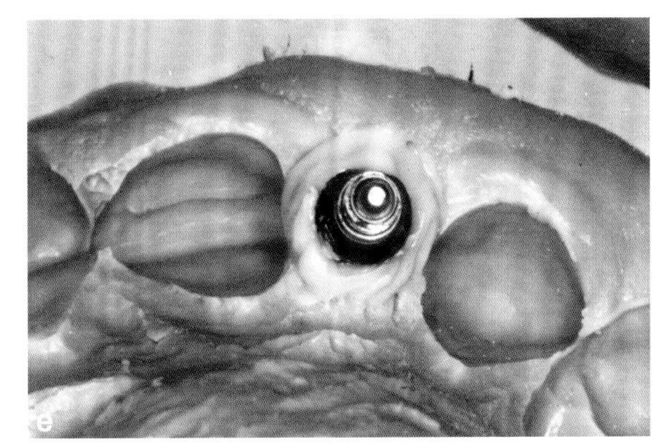

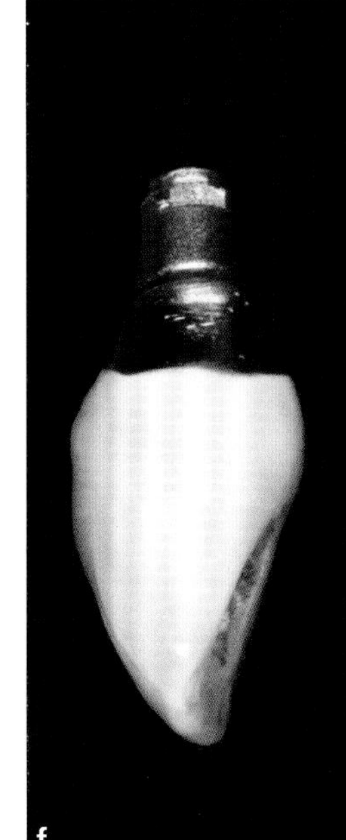

图 3-7　制作最终修复体的过程

（a，b）戴入临时修复体 6 个月后的唇颊侧观和取出修复体后的牙龈轮廓。

（c，d）用于制作最终修复体的取模过程和根尖片的就位情况。

（e）转移取模柱和复制了穿龈轮廓的树脂。

（f）用 UCLA 金基台制作最终的螺丝固位修复体。

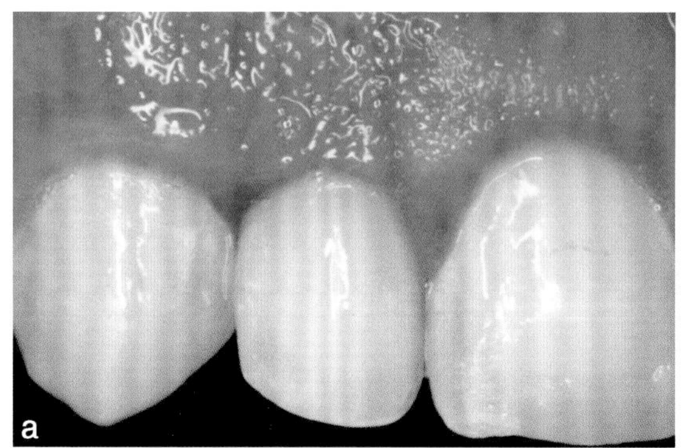

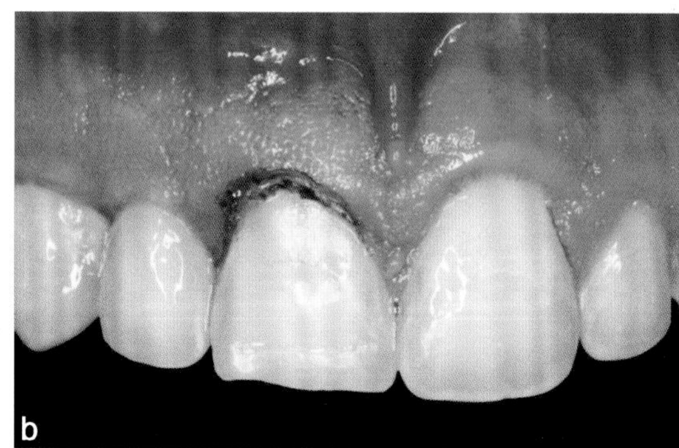

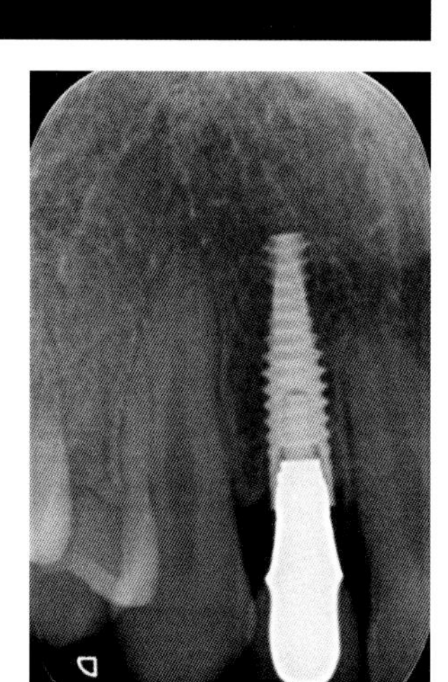

图 3-8　最终修复体就位

（a）螺丝固位的最终修复体的唇颊侧观；

（b）右侧中切牙行牙龈切除术；

（c）1 年后的临床随访；

（d）1 年后的影像学复查。

技工室：Nicolas Millière，Paris

结论

根据临床评估表（CAT）的原则进行治疗决策和临床程序。治疗决策树使得我们可以确定最合适的手术和修复治疗方案。这两个评估和决策工具有助于制定治疗方案。

该病例的美学效果令人满意：种植修复体与患者的微笑完美融合。该病例获得了 10 分的 WES 评分和 8 分的 PES 评分，原因如下：

- 近中龈乳头完整（2/2）。
- 远中龈乳头存在但是不完整（1/2）。
- 修复体的唇颊侧穿龈轮廓形态与对侧同名牙相比没有差异（2/2）。
- 龈缘的位置与对侧同名牙仅有轻度差异（1/2）。
- 牙槽突的根样隆起，修复体周围黏膜颜色，修复体周围牙龈的质地：这 3 个指标均与对侧同名牙没有差异（2/2）。

第四章　前上颌单颗牙缺失(病例 2)

一位 48 岁的男性患者,左侧中切牙修复体松动,由全科医生转诊做种植治疗(图 4-1a,b)。根尖片显示牙根有龋损,无法再支持桩修复(图 4-1c)。决定拔除患牙并进行后期修复。CT 和数字化种植治疗方案显示骨量足够植入一枚标准直径的种植体(图 4-1d,e)。

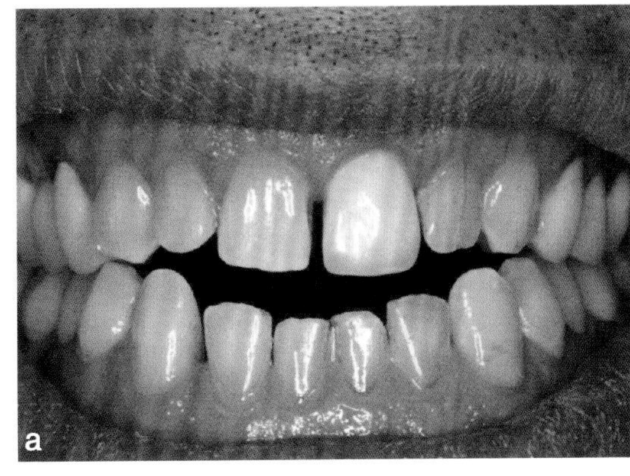

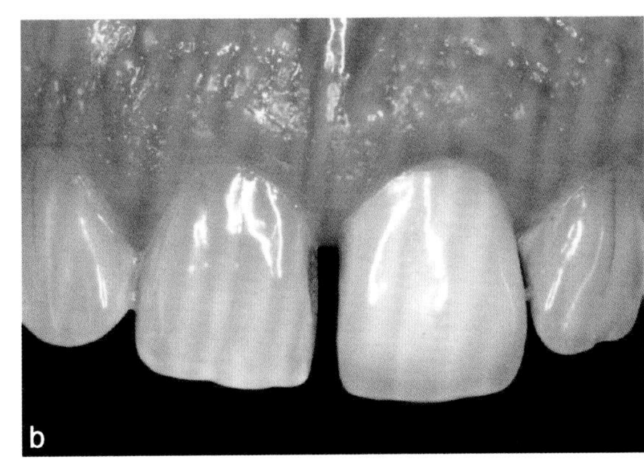

图 4-1　**术前情况**
(a,b)患者初诊时的微笑相和软组织的细节照片。

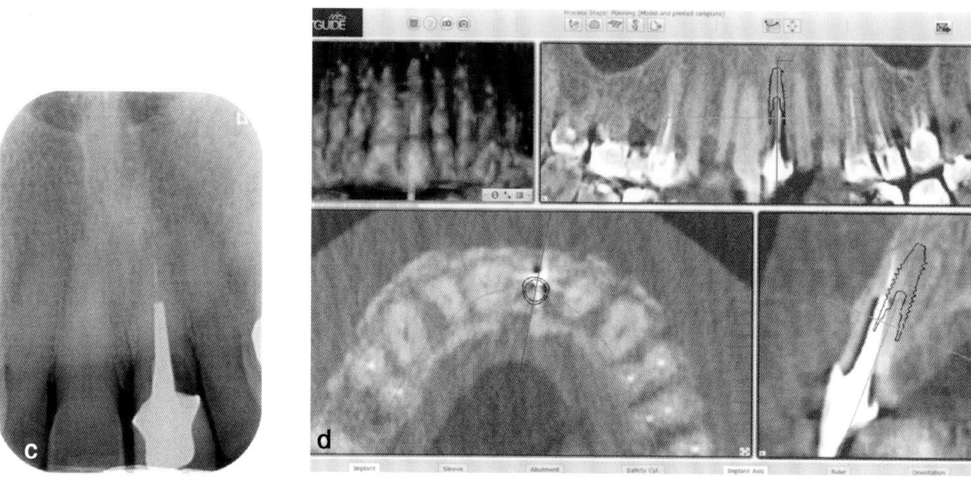

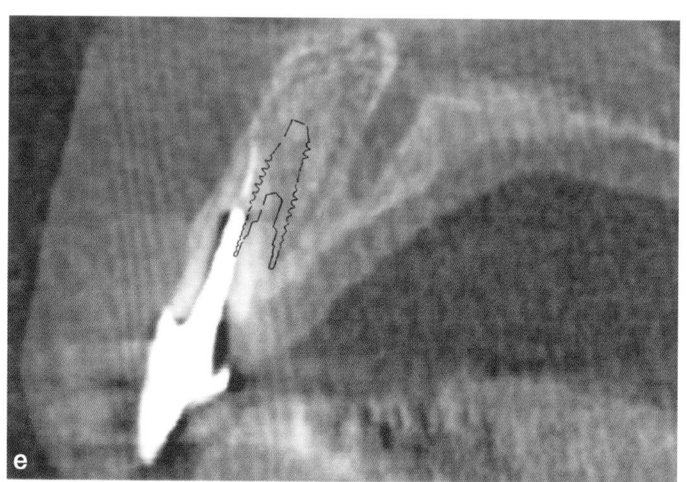

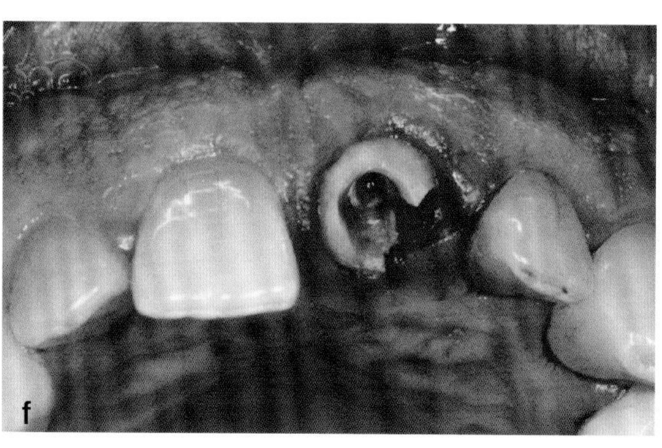

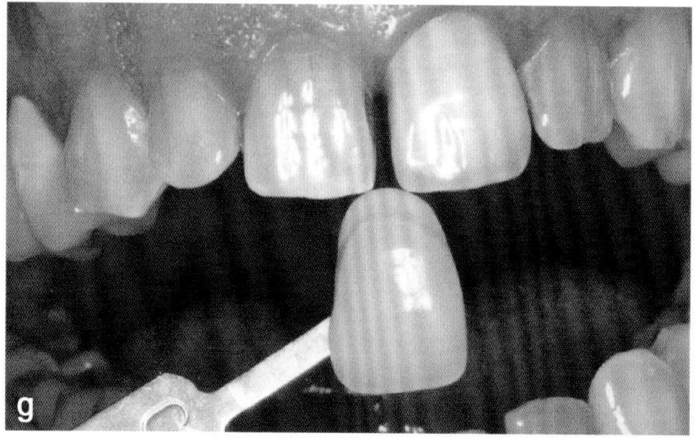

图 4-1 （续）
（c, d, e）影像学检查。根尖片显示根面龋坏导致修复体不密合，用 MGUIDE 软件模拟种植体植入，CBCT 矢状面显示受累牙位的模拟数字化种植体植入。（f）去除牙冠后的牙根情况。（g）临时冠比色。

系统性风险（1）

该患者年龄接近 50 岁。他的身体状况良好，无需额外的关注。

笑线（2），生物学类型（3），美学要求（4）

局部客观因素包括笑线（图 4-1a）和生物学类型（图 4-1b）。美学要求是主观因素。患者是高位笑线，有严重的咬合问题，表现在前牙开 （图 4-1a）。在微笑区允许一个糟糕的修复体的存在，说明患者的美学要求仅是中等。此患者是厚龈生物型；该因素是分析微笑相关因素最主要的一个决定因素。这意味着该病例获得美学成功可能不需要花费太多精力。

拔牙的病因（5）和感染的诊断（6）

此时我们需要分析患者拔牙的原因和是否有感染的存在。拔牙是由于牙根存在力学的薄弱点。由于龋坏的存在导致牙根支持力不足（图

4-1c～f)，这是一个有利的局部因素。CT 扫描上未发现感染的迹象，同时在 CT 上进行了数字化种植(图 4-1d，e)。

骨皮质厚度(7)和唇颊侧骨板的吸收(8)

这两个因素描述了在水平和垂直方向上的可用骨量。CBCT 显示了牙槽骨宽度为 6.8mm，唇颊侧骨板厚度为 1～2mm (图 4-1e)。这个宽度足以植入直径为 3.9mm 的种植体。但是，种植体的植入轴向使得种植体与唇颊侧骨板外侧的距离至少达到 2mm。该间隙内需要植入缓慢吸收的骨替代材料。

在垂直方向上，唇颊侧骨板吸收了 1～2mm (图 4-1e)。这是通过对比相邻健康牙齿的唇颊侧骨板高度得出的；唇颊侧骨板顶端和釉牙骨质界之间的距离是 2.5mm。将拔牙窝间隙内植骨，可重建局部骨轮廓，并且有利于骨愈合。

初始 PES 和 WES 评分(9)

这两个因素体现了治疗前的临床情况(图 4-2)。治疗前的 PES 评分如下：

- 近中龈乳头缺如(0/2)。
- 远中龈乳头存在，但是不完整(1/2)。
- 修复体的穿龈轮廓与对侧同名牙的牙冠有细微差别(1/2)。
- 修复体龈缘的根尖方向位置与对侧同名牙相比相差几毫米(1/2)。
- 牙槽骨的凸度，黏膜的颜色和质地：这 3 个因素和对侧同名牙相似，没有明显差异(2/2)。

因此 PES 评分中等，为 5/10 分；两颗中切牙之间的缝隙多少影响了 PES 评分。初始的 WES 评分如下：

- 修复体的形态明显不同(0/2)。
- 修复体的体积明显不同(0/2)。
- 修复体的颜色明显不同(0/2)。
- 修复体的质地区别不大(1/2)。
- 修复体的透光性有明显差别(0/2)。

WES 评分较低，为 1/10 分。

从美学角度，初始的临床状态让我们对治疗有了更多期待，更多的是在于改善修复体方面而不是软组织方面。在保存软硬组织的前提下通过改变牙冠形态就可以解决美学问题。

并且，修复微笑的美学要求也为清除牙间隙提供了机会。这可以通

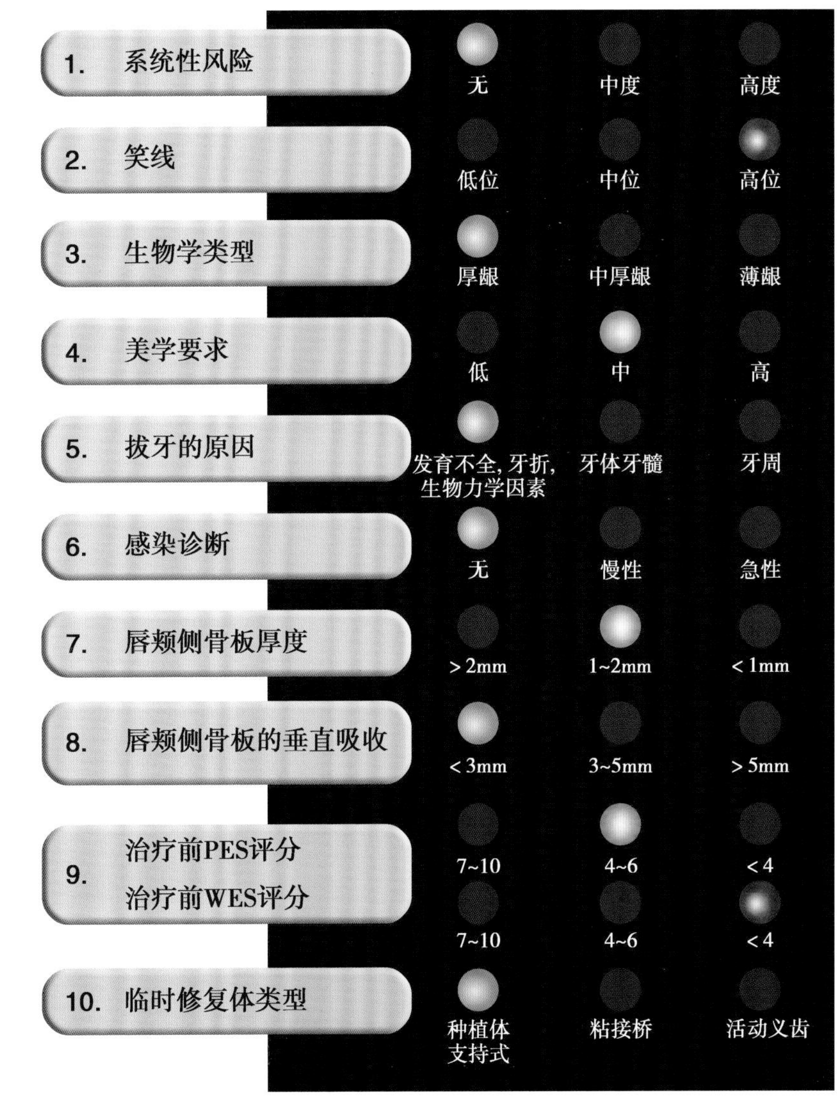

图 4-2　该病例的临床评估表(CAT)

过改变种植修复体的形态和在邻牙上粘接贴面的方式获得。

临时修复体的类型(10)

临时修复建议进行单冠修复。理想的情况下，若初期稳定性允许且没有其他原因，可进行种植体支持的单冠修复。在不利的情况下，例如初期稳定性<30N•cm，可以采用邻牙支持式的粘接桥修复。不论采用哪种方式，都需要进行比色和制作研究模型送往技工室(图4-1g)。

治疗策略

在每个节点的治疗策略如图4-3所示。

- 种植体植入时机(第1、5、6、7、8点)

  种植位点是拔牙窝，没有即刻种植的禁忌证。

- 硬组织治疗程序(第5、6、7、8点)

  唯一的骨量缺损是垂直方向上的；但是并不是即刻种植的禁忌证。种植体植入时在种植体边缘和不完整的唇颊侧骨板之间余留至少2mm的空间。

- 软组织治疗程序(第1、2、3、4、9)

  患者是厚龈生物型，因此不需要进行软组织移植。

治疗程序

治疗程序如下(图4-3)：

- 在拔牙窝内进行种植。
- 同期填充种植体外侧和唇颊侧骨板内侧之间的间隙。
- 使用Bio-Oss骨粉进行轮廓扩增，不伴软组织增量手术。
- 种植体支持式的即刻临时修复。

手术结束后，转移种植体的位置，将印模送至技工室；可以制作螺丝固位的临时修复体。

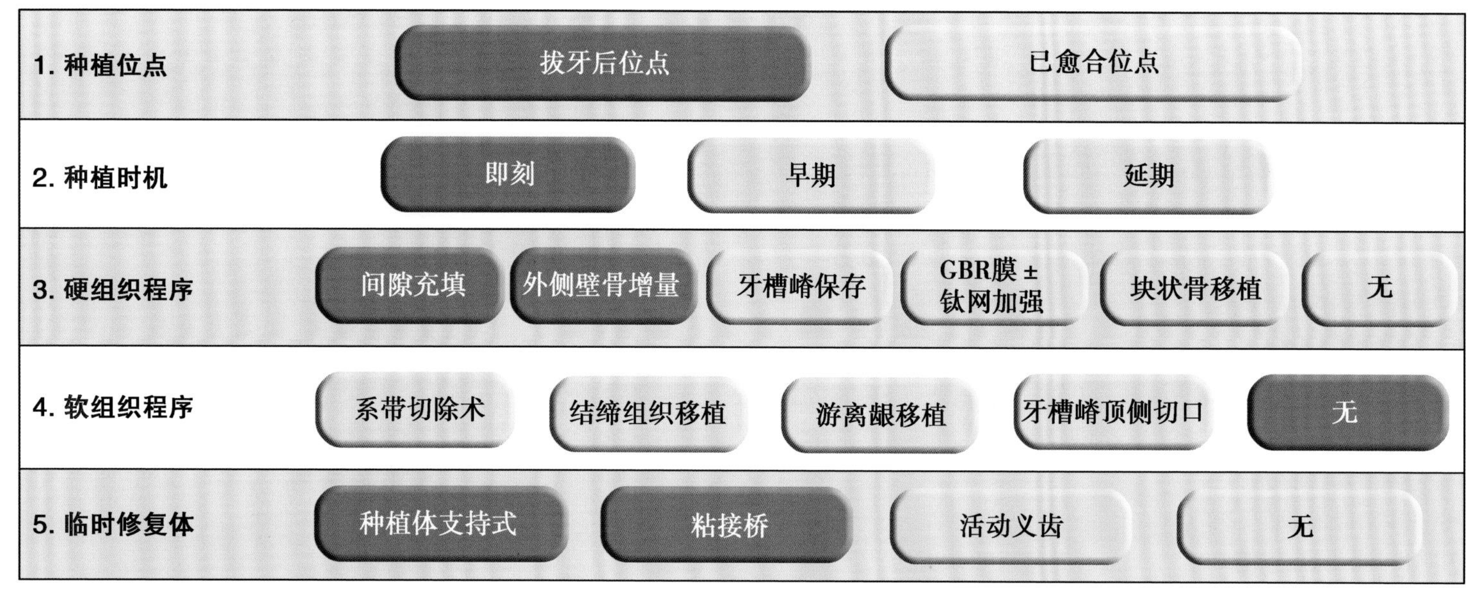

图4-3 治疗方案决策树

去除牙冠，从近远中向分根，微创拔除患牙（图 4-4a）。小心去除唇颊侧的牙片。但是部分唇颊侧骨板（>4mm）与牙根粘连，这意味着唇颊侧骨壁丧失了它原有的高度（图 4-4b）。这意想不到的问题改变了唇颊侧骨板的高度；使得唇颊侧骨板的垂直骨吸收>5mm。第 8 个因素（唇颊侧骨板的垂直吸收）和第 7 个因素（唇颊侧骨板厚度）需要重新评估；两者都进入了红色危险区（图 4-4c）。新的临床情况要求我们推迟种植时间。该位点丧失了支持边缘龈的骨板；需要进行牙槽嵴保存程序。

治疗策略修整如下（图 4-4d）。

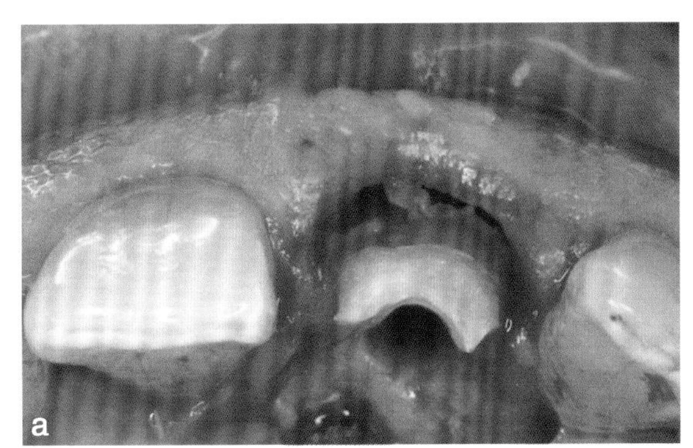

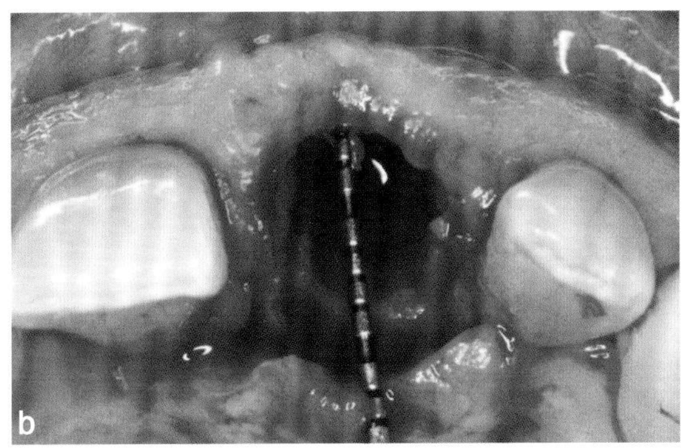

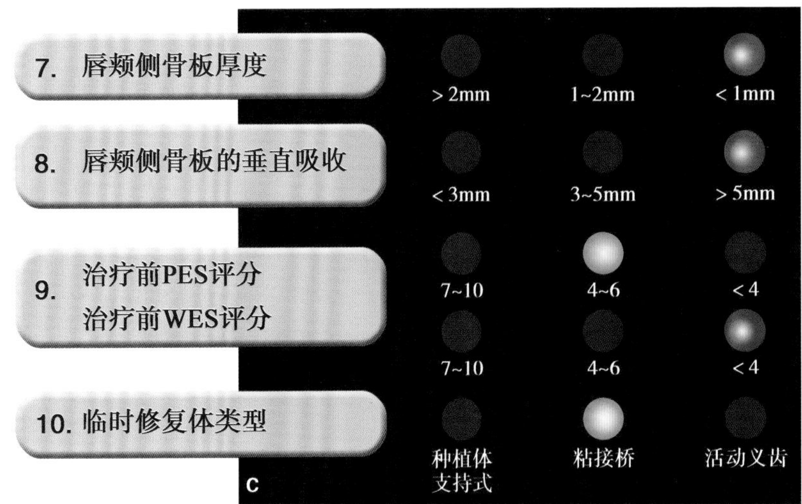

图 4-4　术前的治疗修正了原来制订的方案

（a）近远中向分根，以便进行微创拔牙。

（b）拔除唇颊侧牙碎片后暴露了唇颊侧骨板的骨吸收。

（c）新的评估表：第 7 个因素（唇颊侧骨板厚度）和第 8 个因素（唇颊侧骨板的垂直吸收）进入了红色危险区域。

治疗策略的重新评估

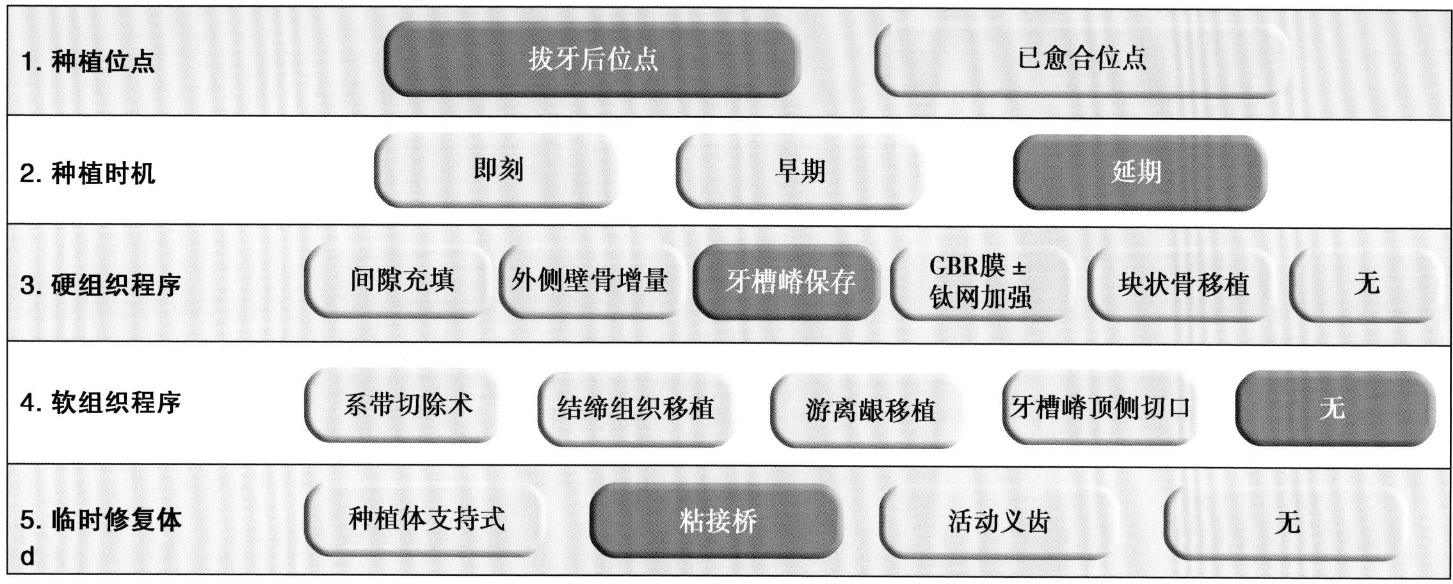

图 4-4 （续）
（d）根据术前情况修整的决策树。该位点无法进行即刻种植。需要进行牙槽嵴保存程序以减小牙槽嵴的萎缩；临时修复体采用牙支持式的粘接桥（DecTree）。

新的治疗策略

每个阶段的治疗策略都在图 4-4d 中显示了。

种植时机（第 8 点）

拔牙窝唇颊侧骨板的吸收是即刻种植的禁忌证；改为延期种植●。

硬组织治疗程序（第 8 点）

垂直向的骨量丧失过于明显，无法采用原来的即刻种植方案。需要采用牙槽嵴保存技术。将拔牙窝内填入缓慢吸收的骨替代品。愈合 6～8 个月后再进行种植手术●。

软组织治疗程序

在延期种植的过程中要采用牙槽嵴顶偏腭侧切口以增加唇颊侧角化龈的量。

新的治疗程序

新的治疗程序如下：

- 用 Bio-Oss 骨粉填充拔牙窝，并盖上胶原海绵（ATO Zizine），避免上皮组织长入拔牙窝。
- 无须制取印模，因为种植术前已经制作了模型，用于制作种植体定位钥匙。
- 24～48 小时内在技工室制作牙支持式的粘接桥临时修复体。
- 骨愈合后 6 个月，行牙槽嵴顶偏腭侧切口。
- 根据愈合后牙槽嵴宽度的情况，决定是否采取外侧壁骨增量。
- 根据种植体的初期稳定性，决定继续采用粘接桥修复或者进行种植体支持式单冠修复。

6 个月后，制作最终冠的修复准备也同时开始。

修改后的外科程序的延续

在这个插曲之后，手术改用牙槽嵴保存程序。目的在于减少牙原始骨量在水平和垂直方向的骨吸收。将拔牙窝内填入缓慢吸收的骨替代品（图 4-4e）和胶原海绵（图 4-4f），缝合（图 4-4g）。术后用根尖片评估（图 4-4h）。

临时修复体的治疗选择最开始包括两个独立的阶段。第一个阶段是对新的意外情况做出紧急的应对。目的是确保在准备常规的临时修复体时获得最低的美学效果。用热成形塑料托盘复制牙列，用复合树脂填满缺牙区（图 4-4i）。

第二阶段是制作粘接于邻牙的固定桥。它可以确保种植位点愈合及成熟的过程中的美学效果（图 4-5a～d）。

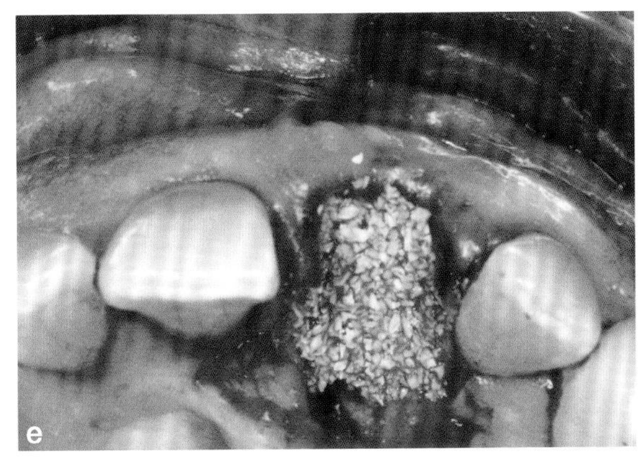

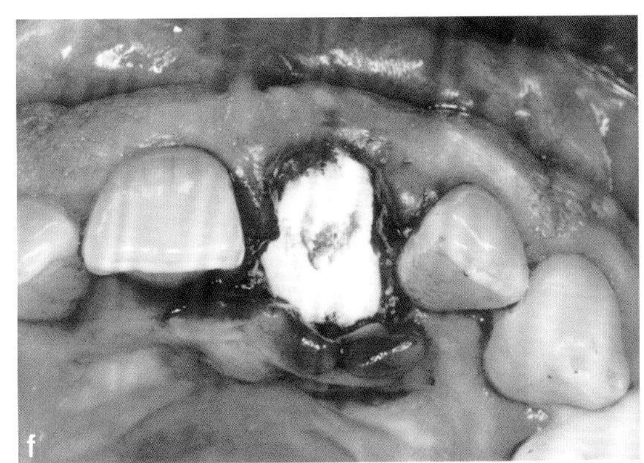

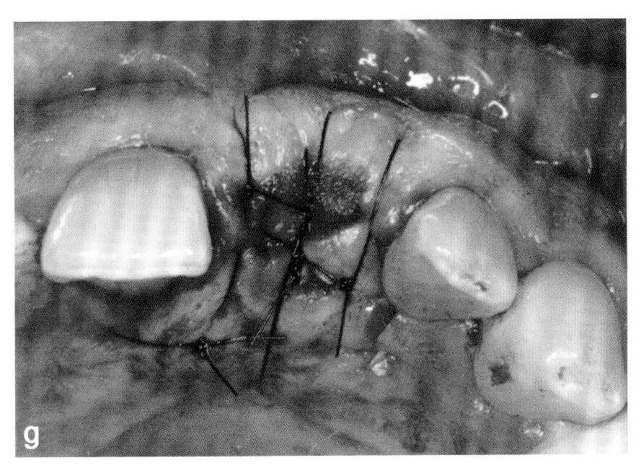

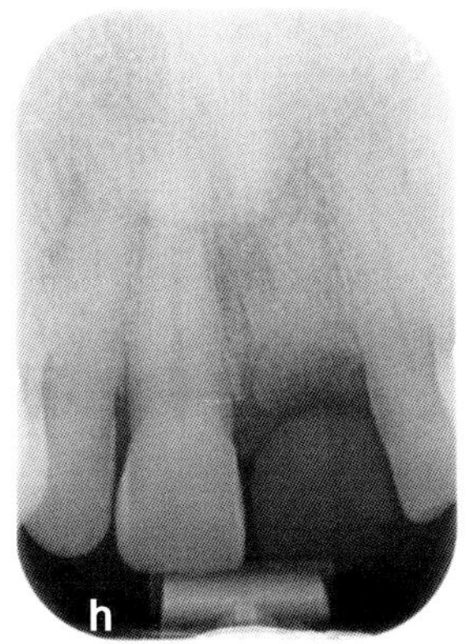

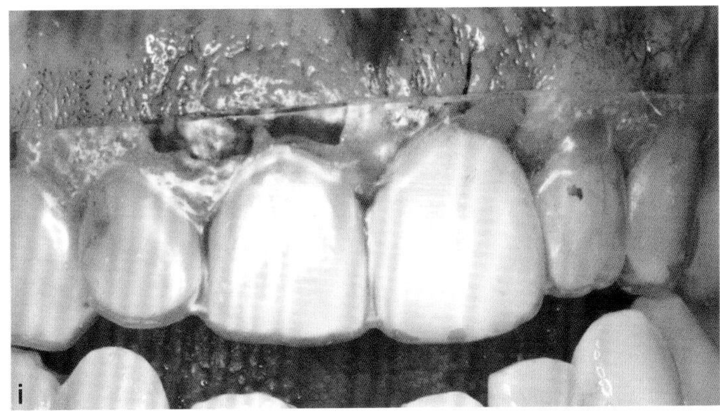

图 4-4 （续）
（e，f）用 Bio-Oss 填充拔牙窝，并用胶原海绵封闭创口；
（g，h）缝合，并拍摄根尖片评估；
（i）术后即刻将复合树脂放入热成形塑料托盘内进行临时修复。

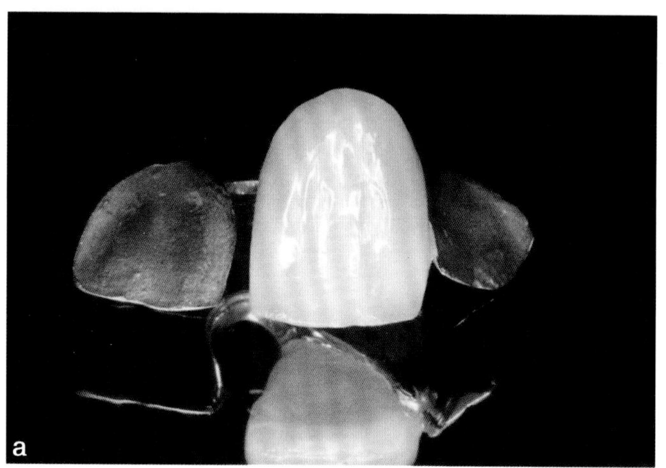

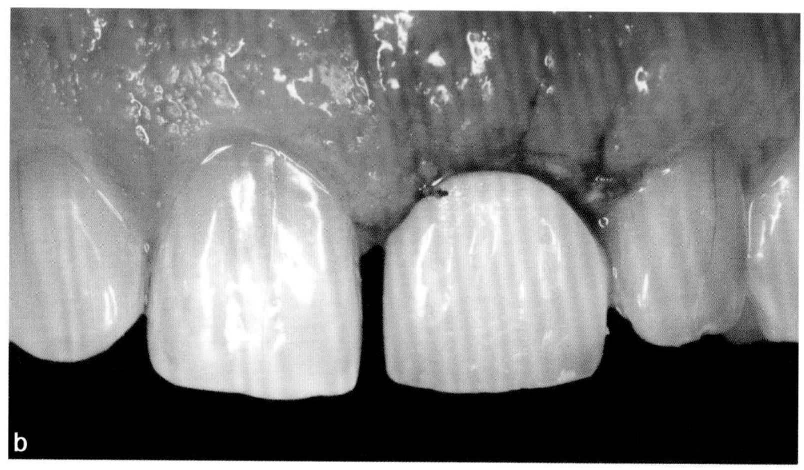

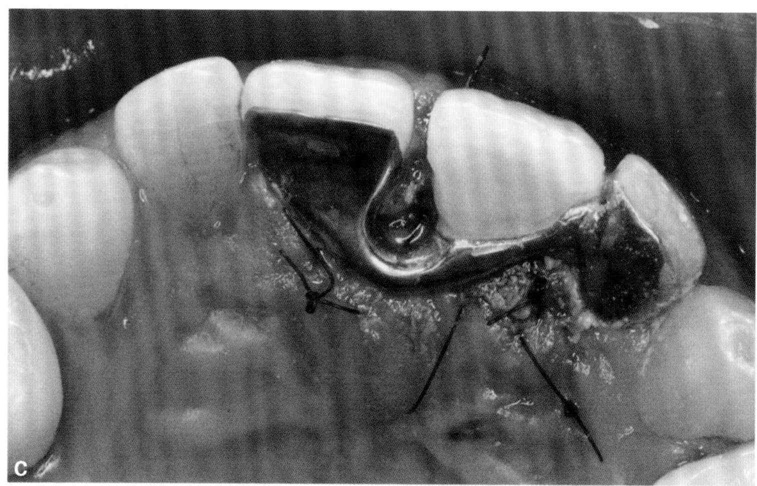

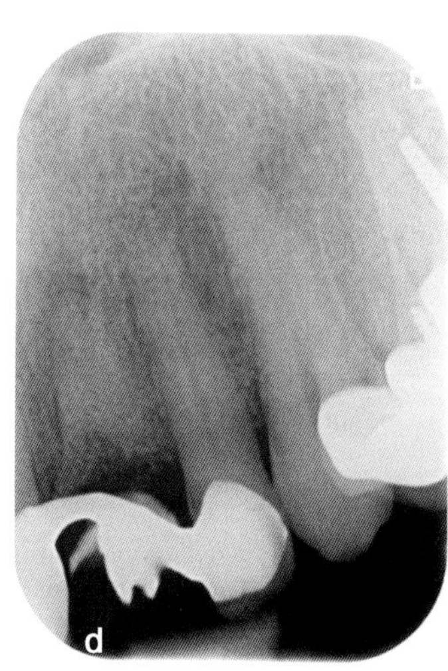

图 4-5　用牙支持的粘接桥进行临时修复

（a）临时修复体。

（b，c，d）粘接桥的唇面和殆面观，保留牙间隙，用根尖片评估。

拔牙窝愈合过程中的临床观察

在愈合过程中龈缘不可避免地会向根尖方向退缩(图 4-6a);产生的间隙用复合树脂填充(图 4-6b)。

延期种植手术程序

愈合 6 个月后,去除粘接桥,以便后期植入种植体。在牙槽嵴顶腭侧做切口,以便获得更多角化组织。牙槽嵴的唇腭侧骨量保存良好(图 4-7a～c)。在 CBCT 矢状面上测得牙槽嵴骨宽度为 8mm(图 4-7b)。先锋钻备洞过程中获得的手感与正常骨质一样。

种植体的轴向偏腭侧(图 4-7d,e)使得种植体唇颊侧与唇颊侧骨板之间保留 2mm 以上的空间。并且,这允许戴入一枚螺丝固位的牙冠。最后一钻是一次性的,完成了种植窝的预备。

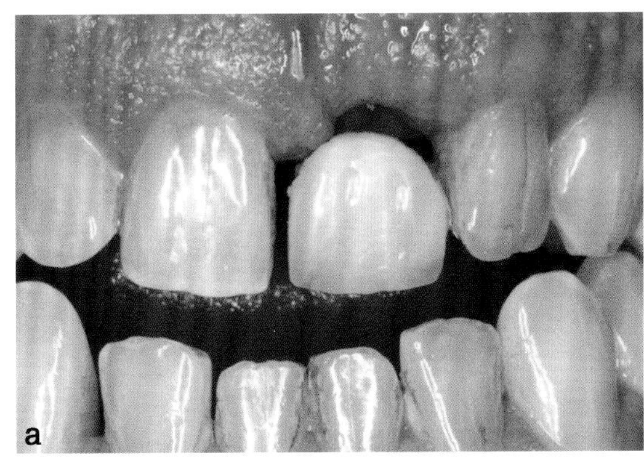

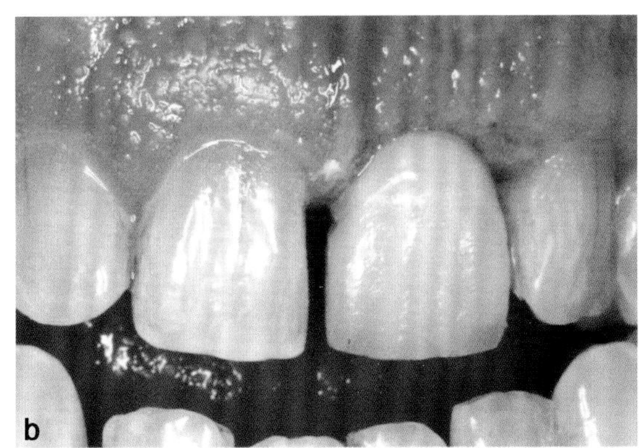

图 4-6　软组织愈合过程的观察
(a) 软组织愈合过程中,粘接桥的牙冠下方的龈缘退缩。
(b) 在牙冠穿龈袖口处添加复合树脂进行美学修整。

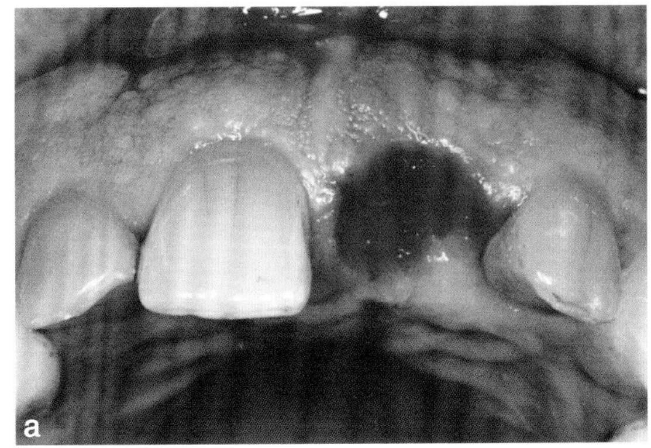

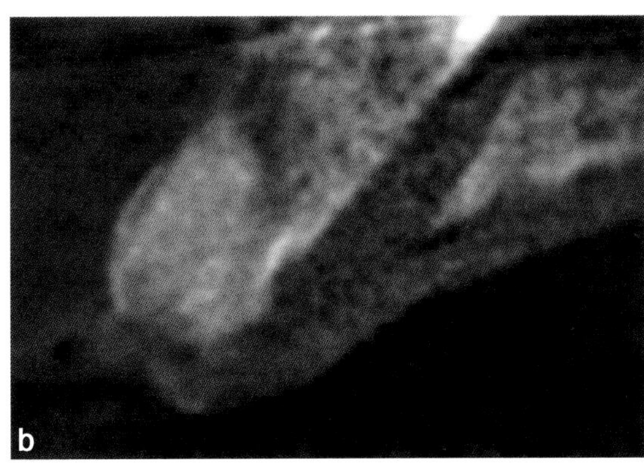

图 4-7　在牙槽嵴保存术后的位点进行延期种植
(a) 戴入临时修复体 6 个月后的牙槽嵴顶宽度。
(b) CBCT 矢状面显示可用骨宽度为 8mm。

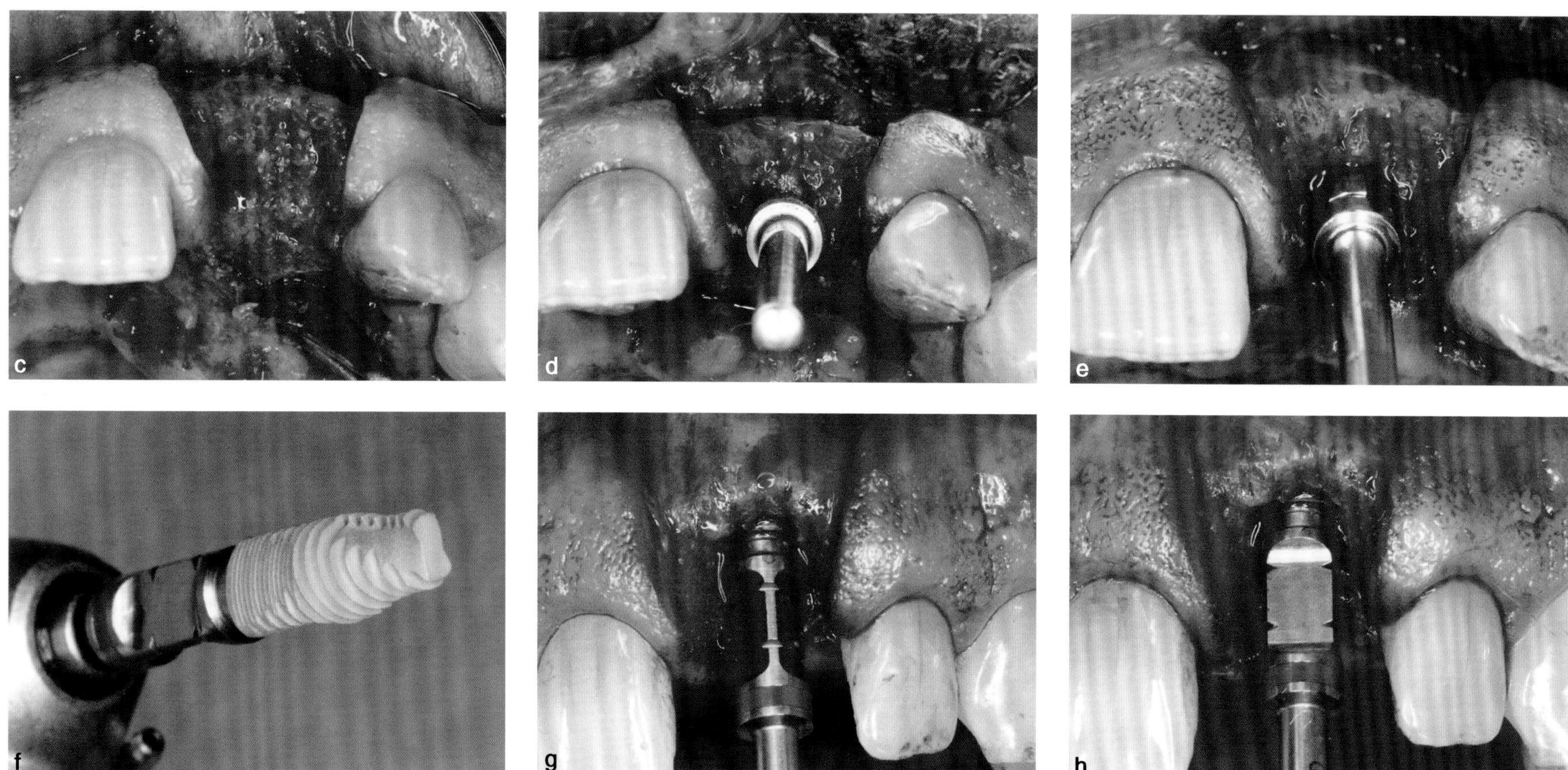

图4-7 （续）
（c）重建后的牙槽嵴宽度。
（d，e）植入过程显示种植体轴向偏腭侧，最后一钻后植入种植体。
（f）带有颈部平面的 Ø 4.3mm × 13mm V3 种植体。
（g，h）携带器指示种植体植入过程中平面标志尚未对准唇颊侧骨板，就位时携带器平面与唇颊侧骨板平行（图 4-7e）。植入一枚 Ø 4.3mm × 13mm 的 V3 种植体。该种植体在颈部有 3 个平面（图 4-7f）。其中一个平面对准唇颊侧骨板；这可以在唇颊侧获得更多骨厚度（图 4-7g，h）。将愈合基台拧入种植体颈部（图 4-7i），用 Bio-Oss 骨粉进行外侧壁骨增量（图 4-7j）。缝合（图 4-7k），并拍摄根尖片（图 4-7l）。即使骨量足够，仍然进行骨增量。目的是过量植骨，以增加骨厚度，更好地维持软硬组织的长期稳定性。患者相对年轻，需要为种植体周围创造最好的条件以应对增龄性变化。

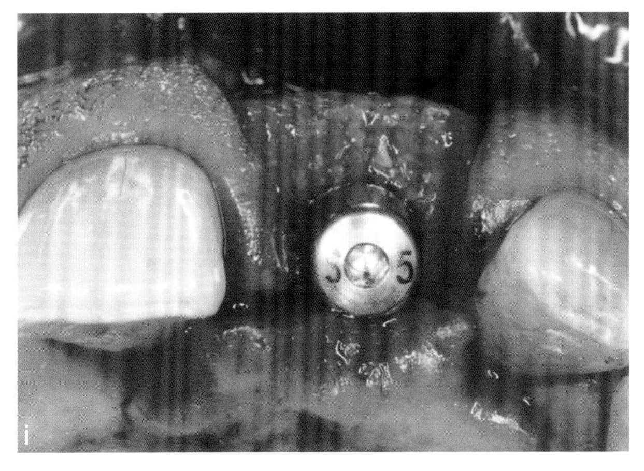
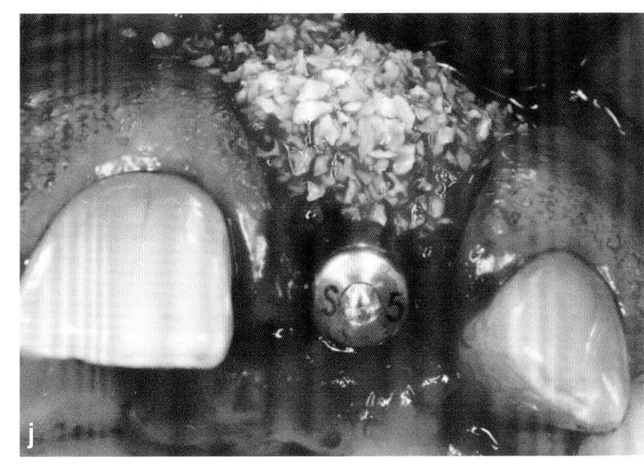

图 4-7 （续）
（i，j）放入愈合基台，进行外侧壁植骨，在种植位点进行过量植骨。
（k，l，m）缝合，戴入临时修复体前后的根尖片。

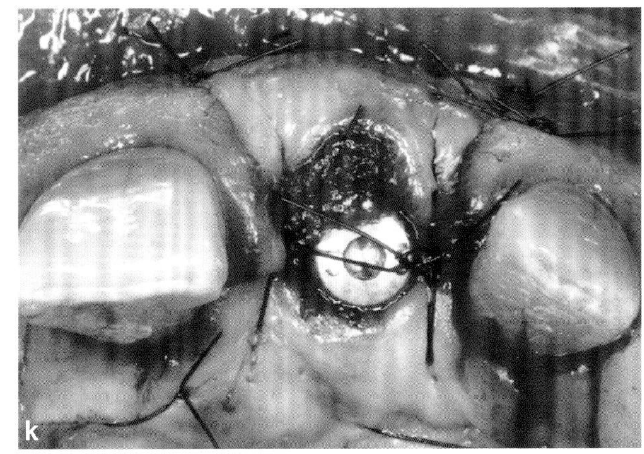
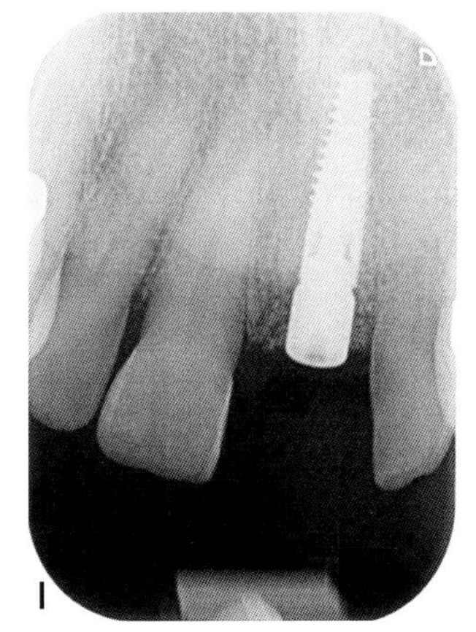
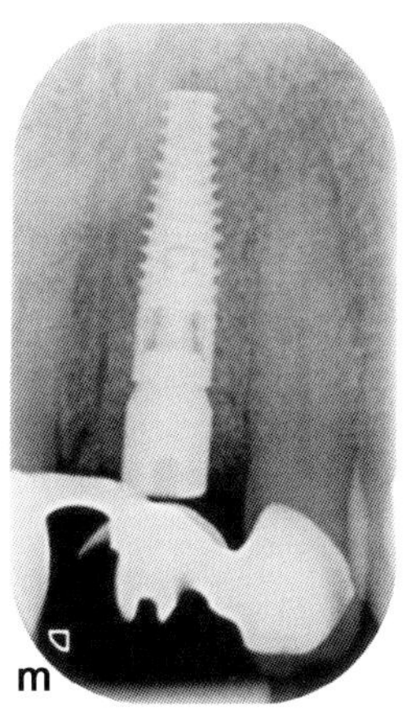

临时修复程序

戴入粘接桥（图 4-7m），戴入 6 个月直至骨结合完成和软硬组织成熟。

随后，开始进行种植体支持式临时修复体（图 4-8a）。该修复体用于软组织塑形和创造一个令人满意的穿龈轮廓。去除粘接桥，可见愈合帽（图 4-8b）。拧下基台（图 4-8c）以便戴入相应直径的取模柱（图 4-8d）。拍摄根尖片确认取模柱就位（图 4-8e）。采用开窗式取模法，取模柱埋入印模材料中（图 4-8f），送往加工厂。比色（图 4-8g），用于制作钛基台支持的螺丝固位牙冠（图 4-8h～j）。螺丝固位牙冠的穿龈轮廓令人满意，保持了唇颊侧凸度（图 4-8k）；患者为低位笑线，美学效果可以接受（图 4-8l）。根尖片显示骨高度保持在临时基台的高度（图 4-8m）。

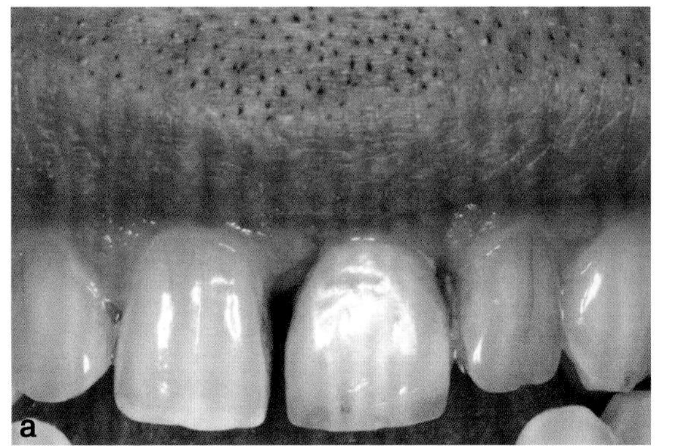

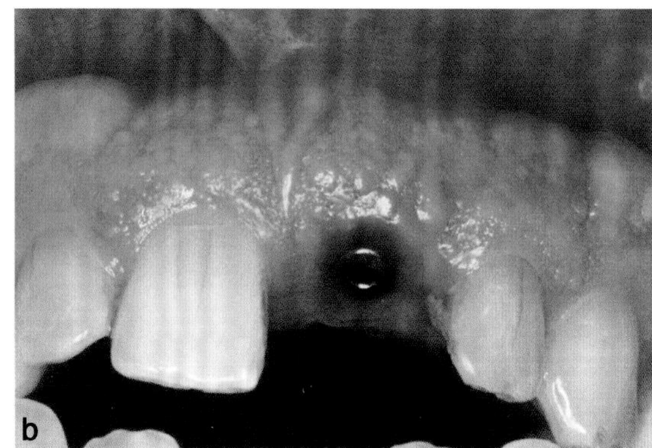

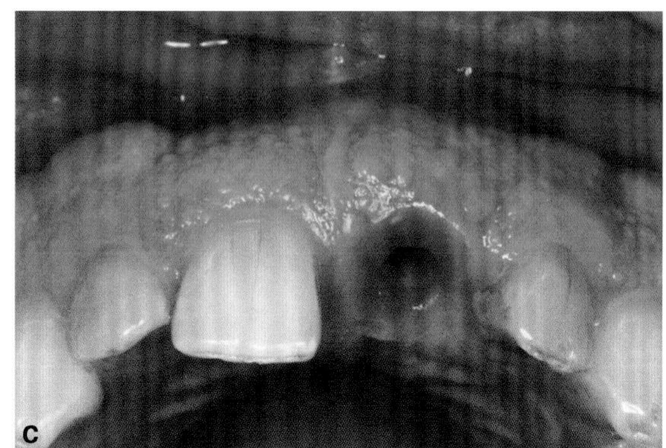

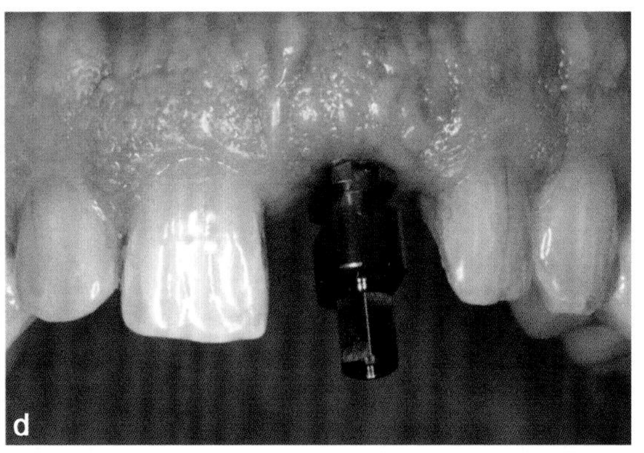

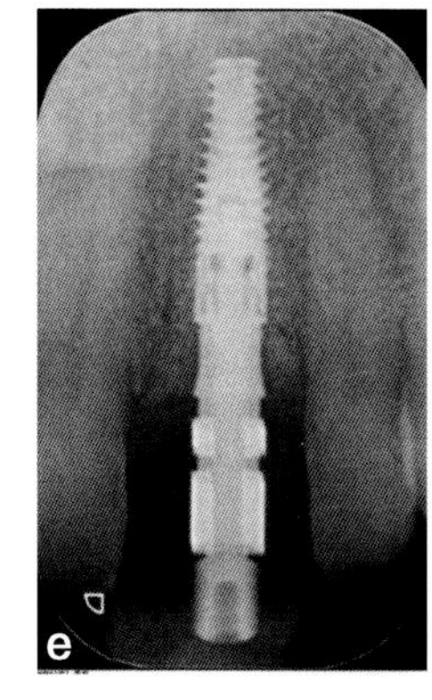

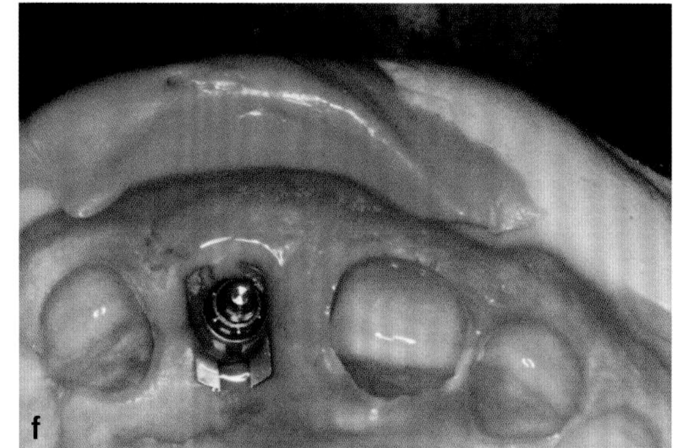

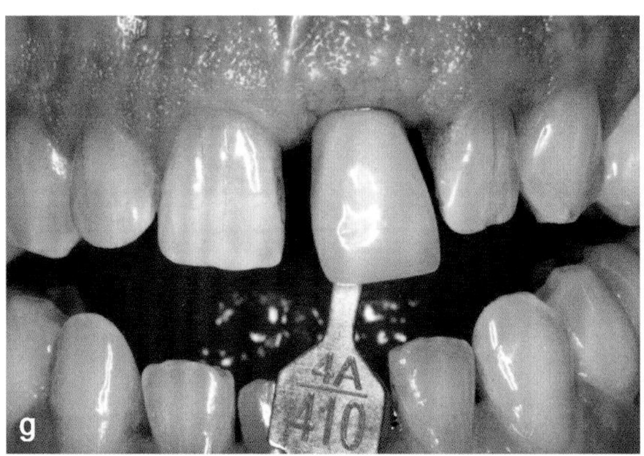

图 4-8　**临时修复程序**

(a) 戴入粘接桥的患者微笑相。

(b, c) 去除粘接桥之后，愈合基台戴入前后的牙龈健康状况和凸度。

(d, e) 取模柱就位和根尖片的确认情况。

(f, g) 开窗式取模，取模柱埋入印模材料内，牙冠比色。

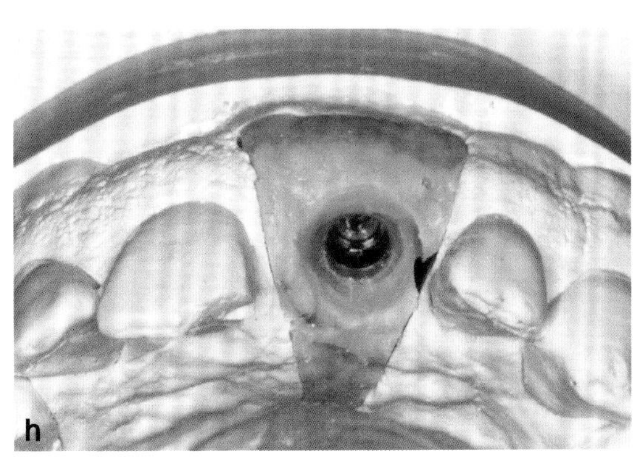
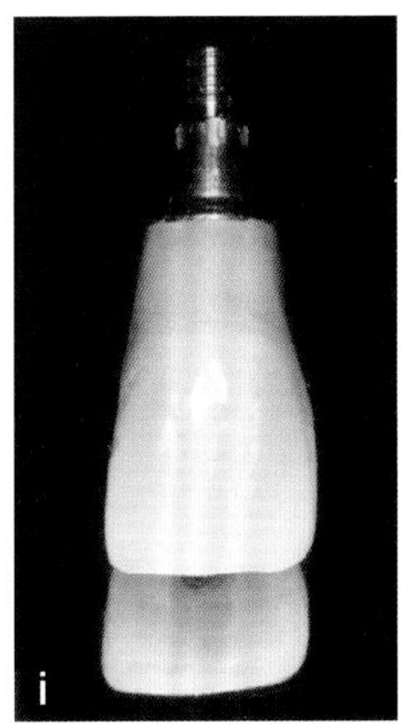
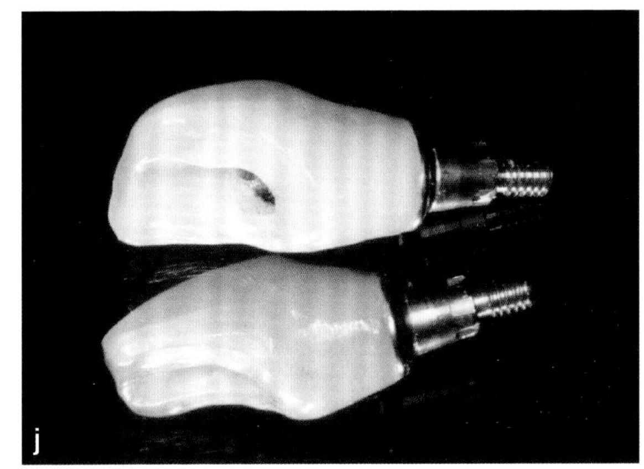

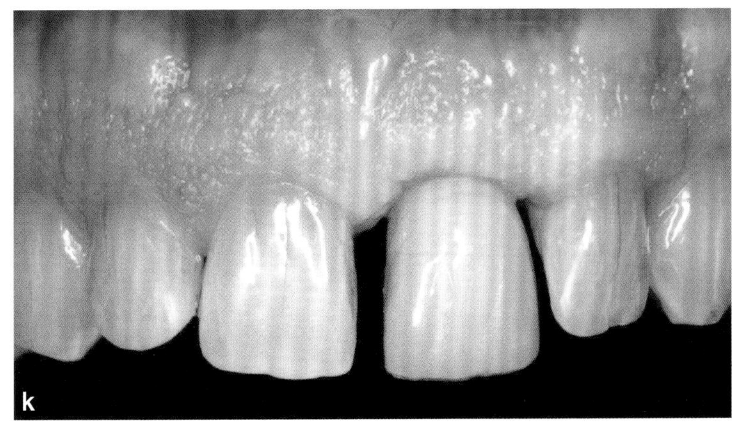
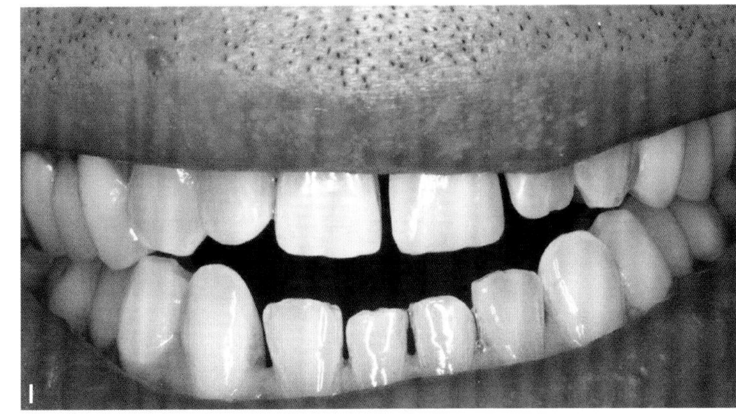
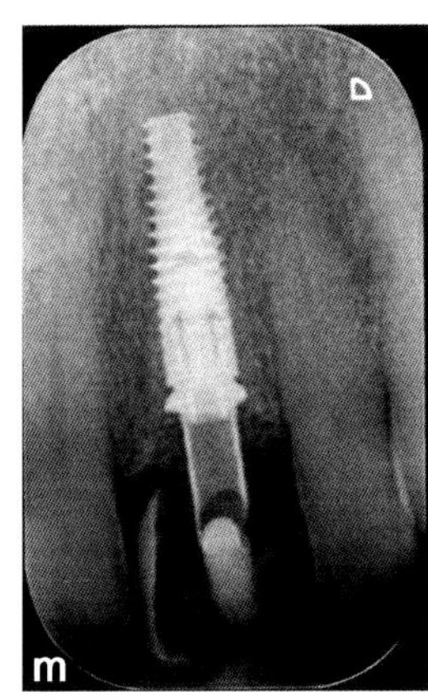

图 4-8 （续）
(h, i, j) 带有假牙龈的研究模型和螺丝固位临时冠。
(k, l, m) 种植修复体固定和就位，戴入修复体的微笑相和根尖片。

最终修复程序

戴入临时修复体，软组织愈合 2 个月后，开始进入制作最终修复体的程序；首先取印模制作模型（图 4-9a～d）。用 CPK 钛基台和 Emax 玻璃陶瓷制作螺丝固位的最终修复体；邻牙制作贴面，完成最终美学修复（图 4-9e～g）。拧下用于软组织成形的临时冠（图 4-9h）。最终冠是螺丝固位的（图 4-9i～m），拍摄根尖片记录种植体近远中的基线骨水平（图 4-9n）；可用于观察长期的骨变化。

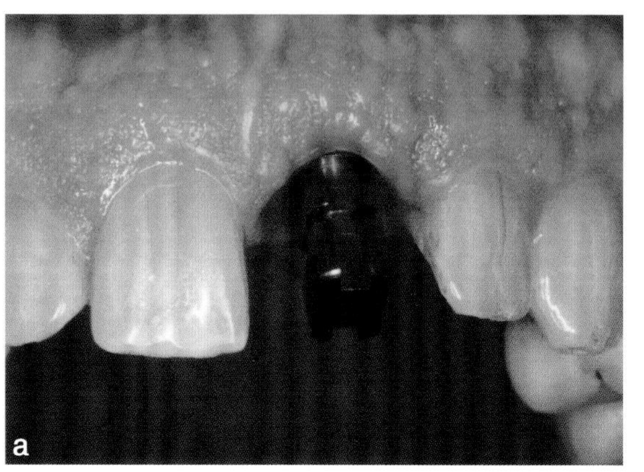

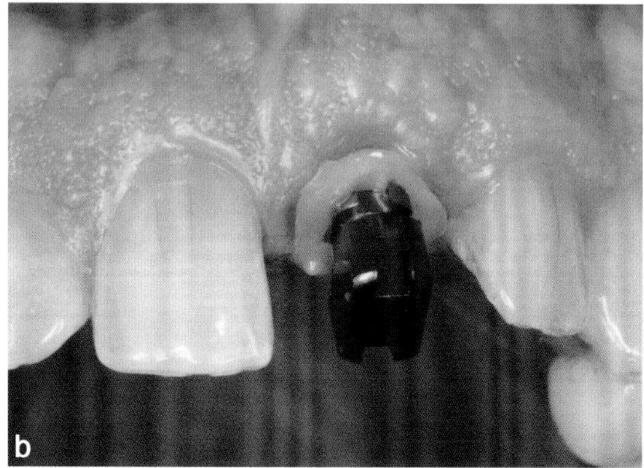

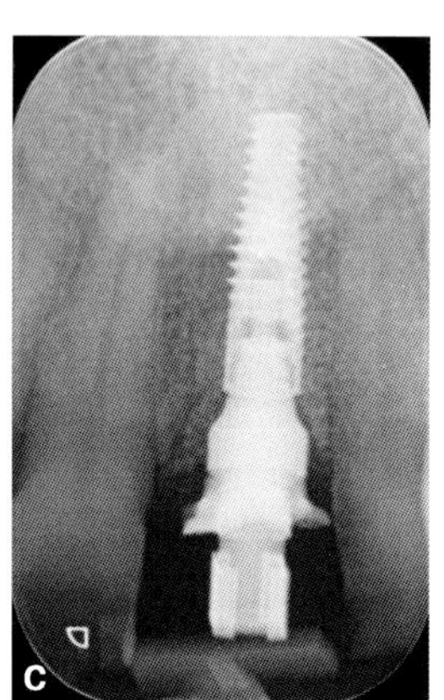

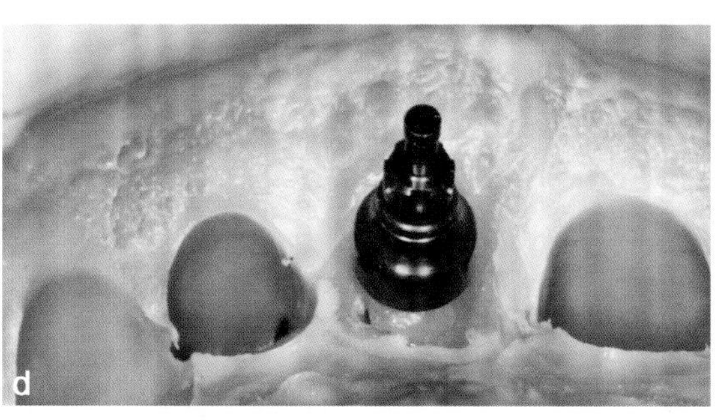

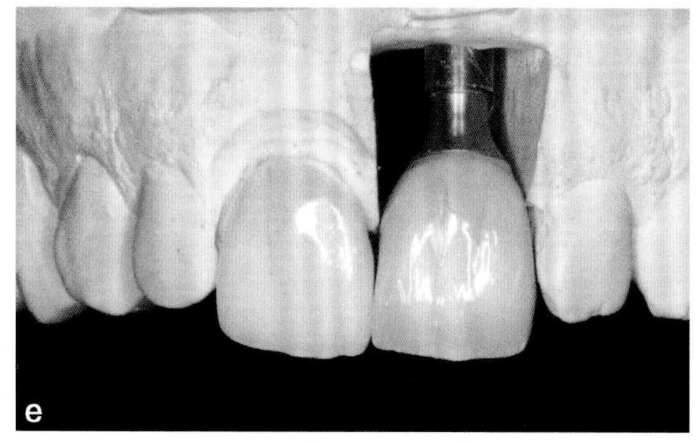

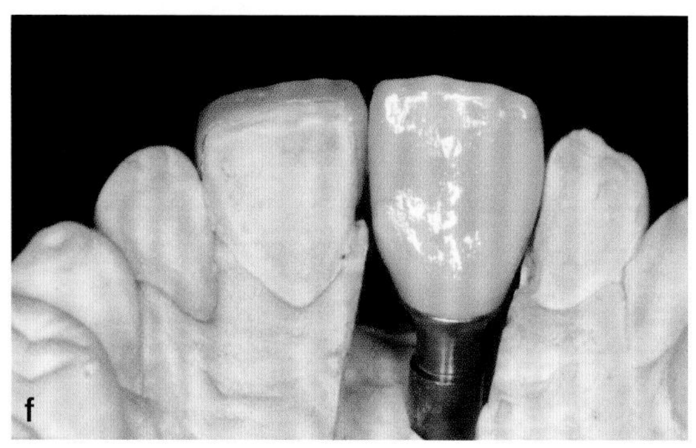

图 4-9　用于制作种植永久修复体的程序

(a, b, c, d) 使用卡扣式取模柱制取印模，取模柱周围的间隙内填入流动树脂材料，拍根尖片确认取模柱是否就位。

(e, f) 石膏模型上，最终修复体戴入替代体上的颊舌侧观。

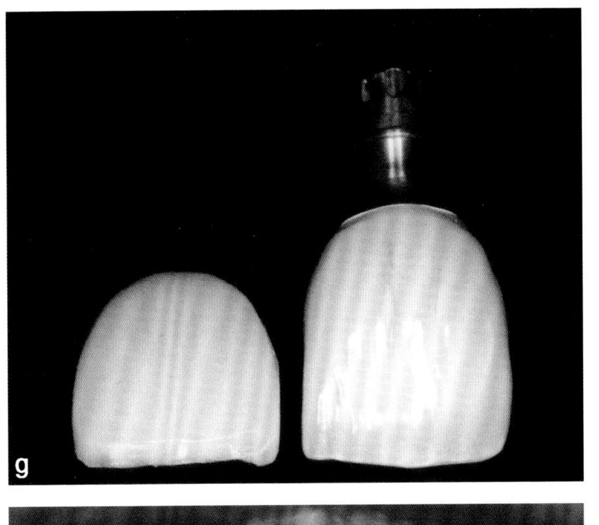

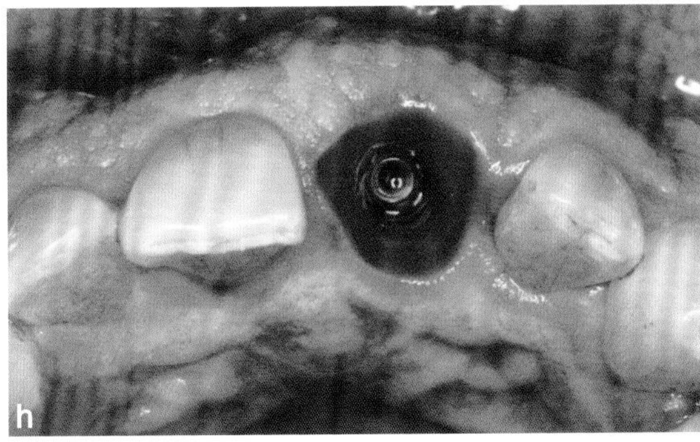

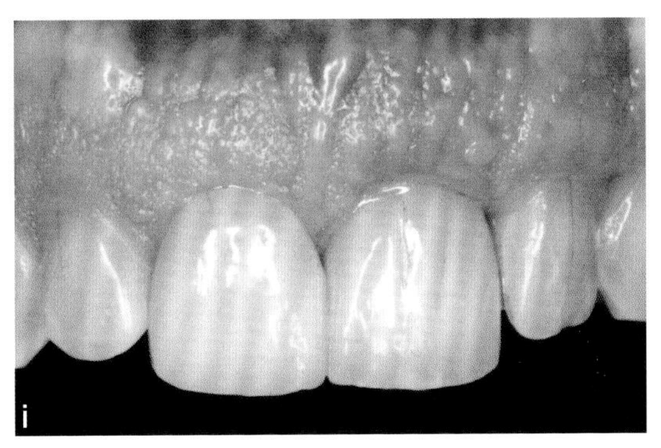

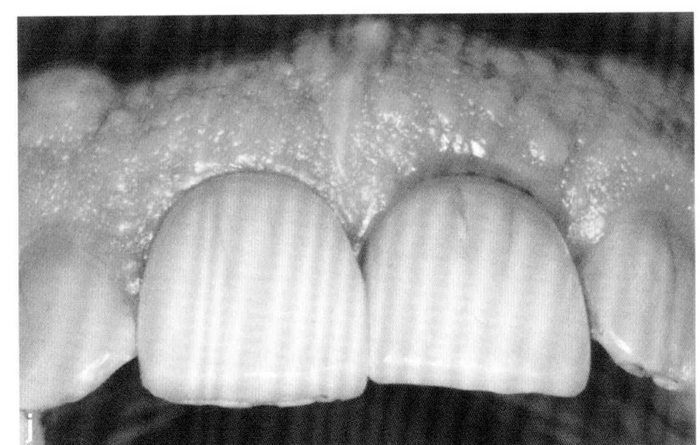

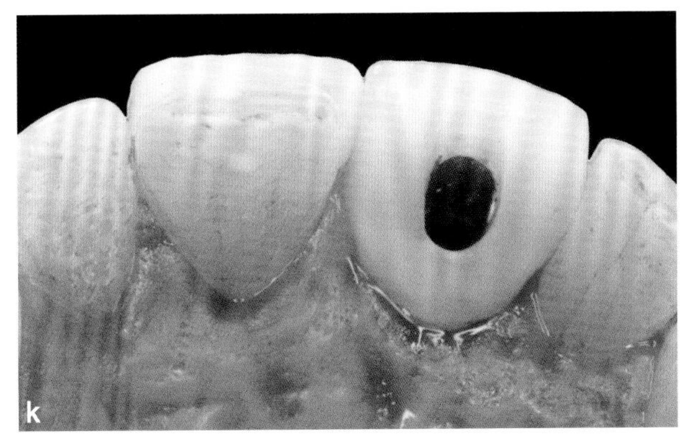

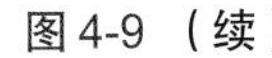

图 4-9 （续）
（g）11 牙位的瓷贴面和 12 牙位的种植修复体。
（h）临时冠塑形以后的软组织状态。
（i, j, k, l, m）螺丝固位的最终修复体与周围的白色和红色组织相互融合，通过牙槽嵴保存技术保存了唇颊侧的凸度。
（n）牙冠和钛基台的根尖片。骨高度保持在修复基台水平。

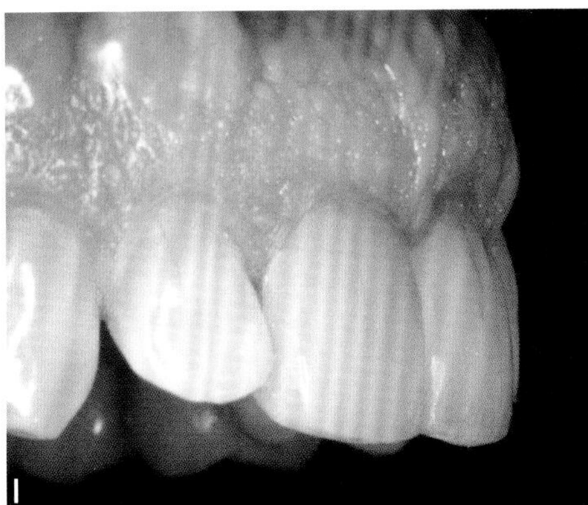

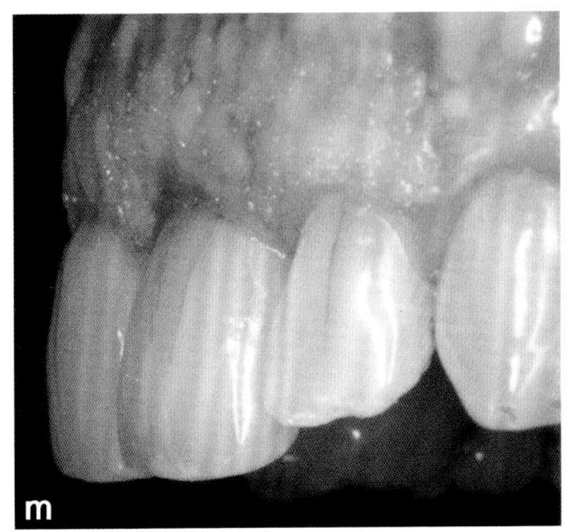

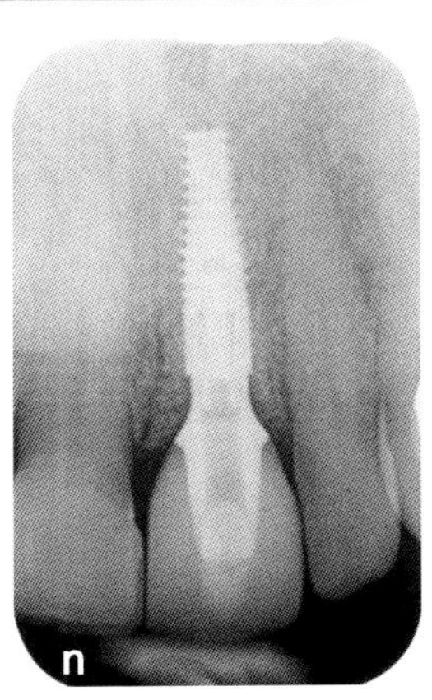

结论

本章所介绍的病例由于术中发生了意料之外的情况而改变预先制订的手术和修复方案。与其进行即刻种植和即刻修复，更重要的是保存拔牙后难以避免吸收的骨量。将种植手术推迟至6个月以后。

对患者而言，该治疗方案会明显延迟治疗时间。改变了即刻种植修复方案，后续的治疗变成了长达12个月的过程。

在戴入最终的种植修复体后才获得了预期的美学效果，但是对侧的中切牙需要进行贴面修复。该治疗最终的美学评估结果如下：

和对侧同名牙对比的 WES 评分

- 修复体的形状无差异（2/2）。
- 修复体的体积无差异（2/2）。
- 修复体的颜色无差异（2/2）。
- 修复体的质地无差异（2/2）。
- 修复体的透光性无差异（2/2）。

患者的 WES 评分从治疗前的 1/10 分提高到治疗后的 10/10 分。

PES 评分

- 近中龈乳头完整（2/2）。
- 远中龈乳头不完整（1/2）。
- 修复体的穿龈轮廓与对侧同名牙的牙冠无差别（2/2）。
- 修复体龈缘的根方的位置与对侧同名牙无差别（2/2）。
- 牙槽骨的凸度，黏膜的颜色和质地：这 3 个因素和对侧同名牙没有差异（2/2）。

PES 评分从 5/10 提升至 9/10，这与邻牙做了贴面修复关闭了间隙有很大关系。

唇颊侧凸度得到很好的保存。目前我们需要关注的是种植体周围组织在短期和长期内抵抗增龄性变化的能力。尽管如此，我们的治疗小组采取了一切可能的措施去达到长久的美学效果（图 4-10a～d）。

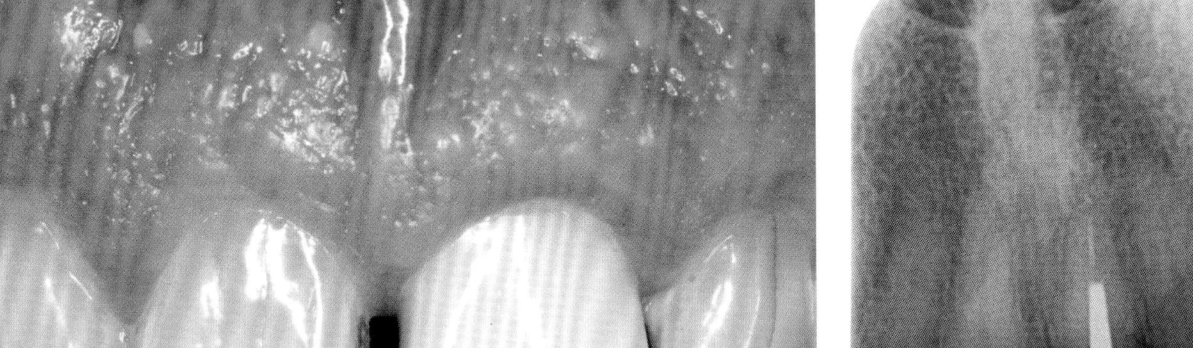

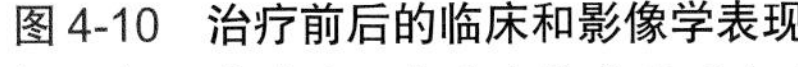

图4-10　治疗前后的临床和影像学表现
（a，b）治疗前的天然牙支持式牙冠和对应的根尖片。
（c，d）最终的种植修复体和对应的根尖片。
技工室：Nicolas Millière，Paris

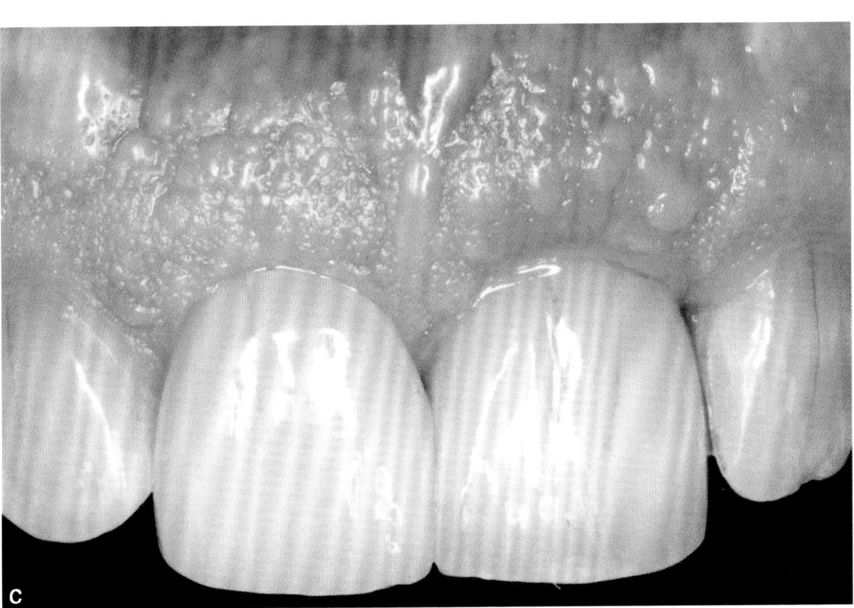

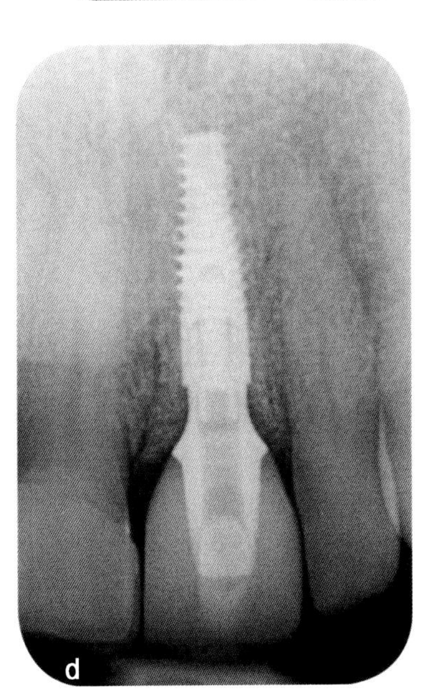

第五章　前上颌单颗牙缺失(病例3)

50多岁的女性患者，由于右侧中切牙疼痛而就诊；她同时还抱怨微笑时美学效果不佳。临床和影像学检查(图5-1a，b)显示由于根管治疗失败引起的瘘管。患牙采用了桩核和烤瓷冠修复。邻牙是老旧的复合树脂充填，左侧中切牙为大范围的树脂充填物。牙周探诊显示唇颊侧有窄而深的牙周袋，深达15mm。该患牙保留无望，需要拔除后修复。

治疗的目标如下：

1. 采用种植修复替代保留无望的中切牙。
2. 在21牙位采用贴面修复，13、12、23牙位采用新的树脂修复。
3. 为种植体植入和骨结合创造足够的生物学条件。
4. 为种植修复体长期的美学效果创造健康的生物-生理学环境。

该病例可以用10分的临床评估表(CAT)进行分析(图5-2)。因为涉及美学，所有的因素都应该进行分析；它们都具有一定的重要性。

系统性风险(1)

患者的全身情况提示没有任何身体缺陷。也没有可能影响愈合的习惯例如吸烟或酗酒。

笑线(2)，生物学类型(3)，美学要求(4)

患者是中位笑线，美学期望值高且是薄龈生物型(图5-1a)。

因此我们面临的情况是中位笑线(中等风险)，美学期望值高(高风险)且是薄龈生物型(高风险)。影响最大的因素是薄龈生物型；该患者情况不理想，我们没有失误的机会。该患者需要特殊的关注，包括进行额外的组织增量程序，以获得患者所期望的美学效果。

拔牙的病因(5)和感染的诊断(6)

拔牙的原因●是失败的根管治疗和继发的急性感染●。因此，是即刻种植的禁忌证。

骨皮质厚度(7)和唇颊侧骨板的吸收(8)

脓和深牙周袋的存在意味着唇颊侧骨板在垂直方向上的吸收量>5mm●。这同样也是即刻种植的禁忌证。

初始的PES和WES(9)

初始的PES和WES评分为中等●。近中龈乳头存在，但是远中龈乳头在微笑时显示不完整。由于患牙自发萌出，龈缘的轮廓和高度有轻微不协调。牙槽骨的凸度、牙龈的颜色和质地也有同样的问题。WES评分

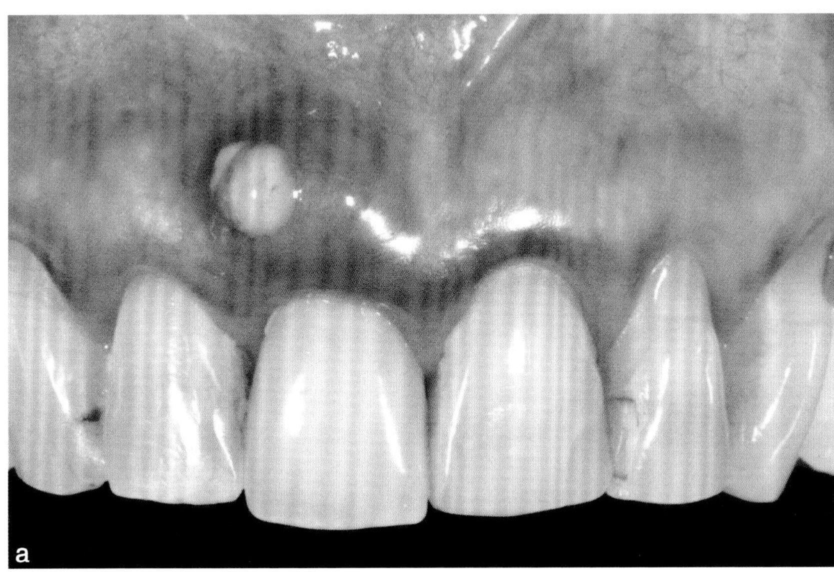

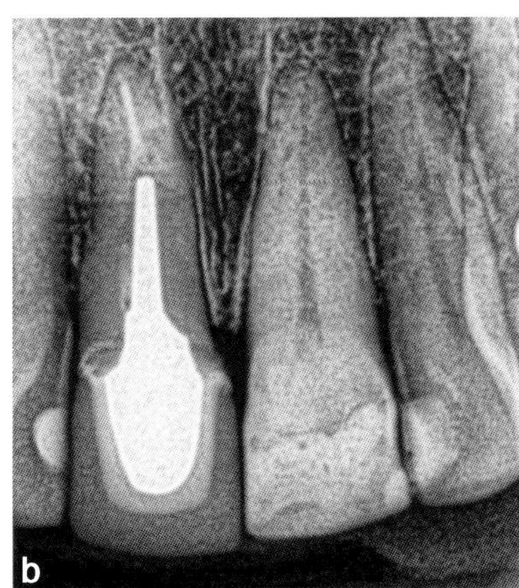

图 5-1　初始的情况
（a）保留无望的中切牙，伴有瘘管和脓液。
（b）感染的中切牙的根尖片。

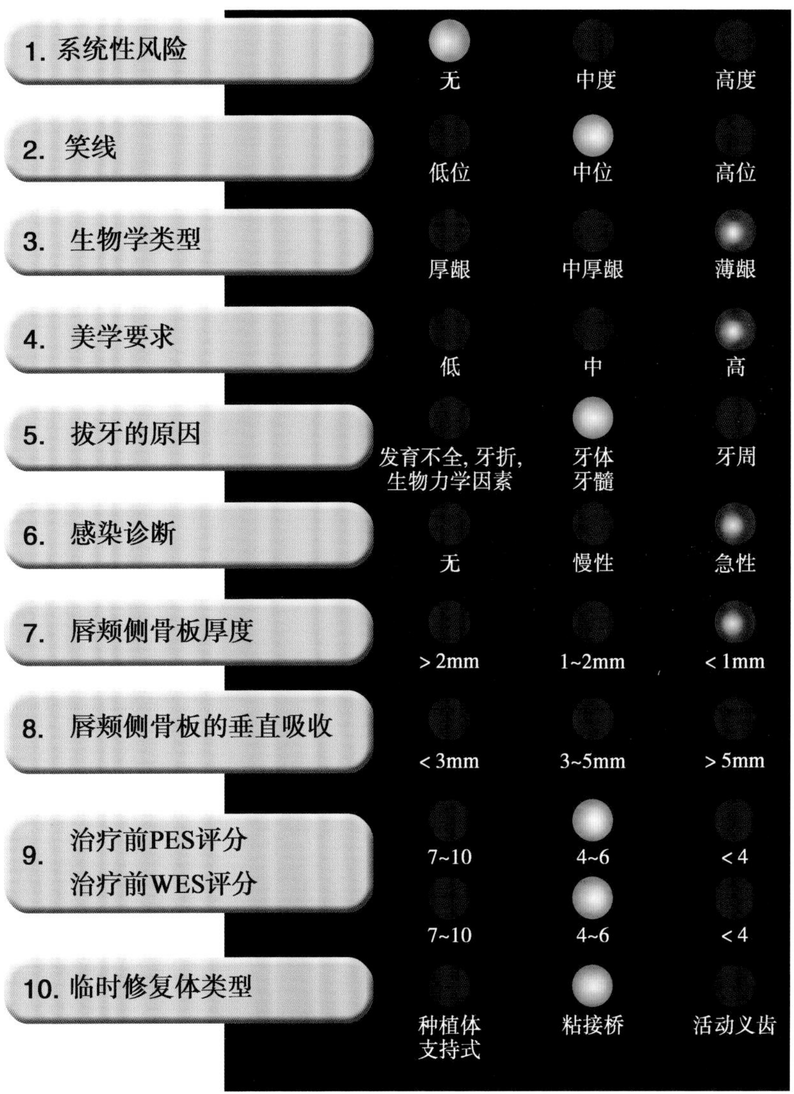

图 5-2　该病例的临床评估表（CAT）

也是中等◉，与对侧中切牙相比在牙冠形态、颜色和质地上有一定程度的差异。

临时修复体的类型（10）

该病例是即刻种植的禁忌证，因此只能采用牙支持式的 Rochette 型粘接桥。

治疗策略

每个节点的治疗策略如图 5-3 所示。

- 种植体植入时机（第 1、5、6、7、8 点）

根管治疗后感染和脓液的存在以及炎症导致唇颊侧骨板的吸收，导致种植治疗需要延期进行。

- 硬组织治疗程序（第 5、6、7、8 点）

拔牙后，需要进行牙槽嵴保存程序。待愈合完成后进行延期种植；极有可能需要进行轮廓扩增以保证唇颊侧骨宽度>2mm。

- 软组织治疗程序（第 1、2、3、4、9）

患者是薄龈生物型且远中龈乳头在微笑时不完整。因此一期软组织的处理可以获得足够的唇颊侧厚度和凸度。二期软组织处理的目的在于重建龈乳头。

治疗程序

治疗程序如下（图 5-3）：

- 在拔牙前先消除炎症。
- 微创拔除患牙并进行牙槽嵴保存。
- 采用邻牙支持式 Rochette 型粘接桥进行临时修复。
- 延期种植并同期进行颊侧骨增量（GBR）。
- 用粘接桥塑形软组织 6 个月后，制作常规的螺丝固位临时修复体。
- 2 个月后，制作最终的螺丝固位修复体并戴入患者口内。

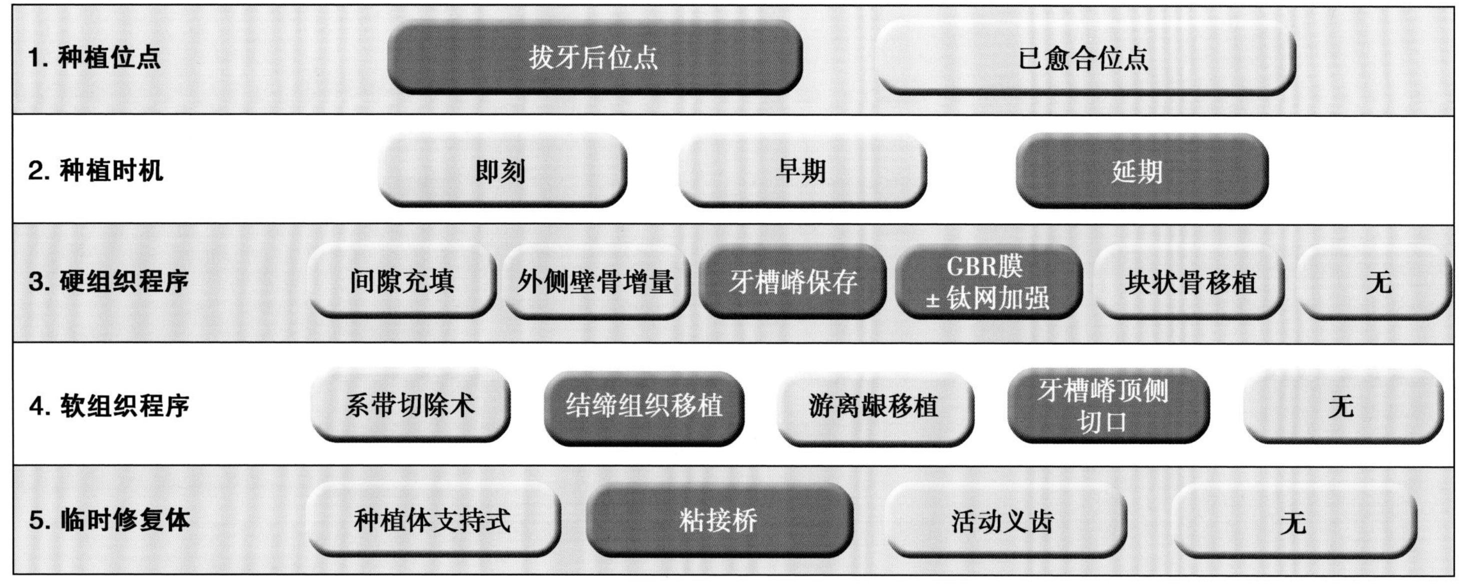

图 5-3　治疗决策树（DecTree）

病例治疗过程

一阶段手术和修复程序

局部使用抗生素凝胶（Ligosan，Heraeus Kulzer）治疗瘘管和感染。这可以停止脓液排出，降低急性炎症反应（图 5-4a）。采用微创不翻瓣的方法拔除患牙。用异种牛骨粉（Bio-Oss，Geistlich）填充拔牙窝；覆盖胶原海绵（CollaPlug，Zimmer），缝合（图 5-4b）。用玻璃离子粘接 Rochette 临时桥（图 5-4c，d）。

愈合 6 个月后，CBCT 矢状面显示牙槽嵴保存技术成功地保存了唇腭侧的骨量（图 5-5a）。但是，由于解剖原因整个唇颊侧宽度仍然不足。这意味着还需要进行骨增量程序为种植体提供足够的支持，并长期保持软组织的健康。3D 数字化种植软件（MGuide，MIS）显示植入直径为 3.9mm V3（MIS）种植体时唇颊侧不会被骨所包绕（图 5-5b）。因此考虑辅助使用导板进行以修复为导向的种植体（V3，Ø 3.9 × 13mm，MIS）植入，并同期进行骨增量。翻瓣，暴露牙槽嵴（图 5-5c）。在导板引导下进行种植窝预备（图 5-5d），种植体周围未被骨包绕，因此未获得足够的初期稳定性（图 5-5e，f）。用自体骨材料和牛骨异种骨粉（70%Mineross；BioHorizon and 30% BioOss，Geistlich）进行 GBR 程序（图 5-5g）。植骨区域用可吸收胶原膜（Ossix Plus；Dental Datum）覆盖，并缝合（图 5-5h）。缝合龈瓣，种植体进行潜入式愈合（图 5-5i）。用玻璃离子水门汀粘接 Rochette 桥（图 5-5j）。

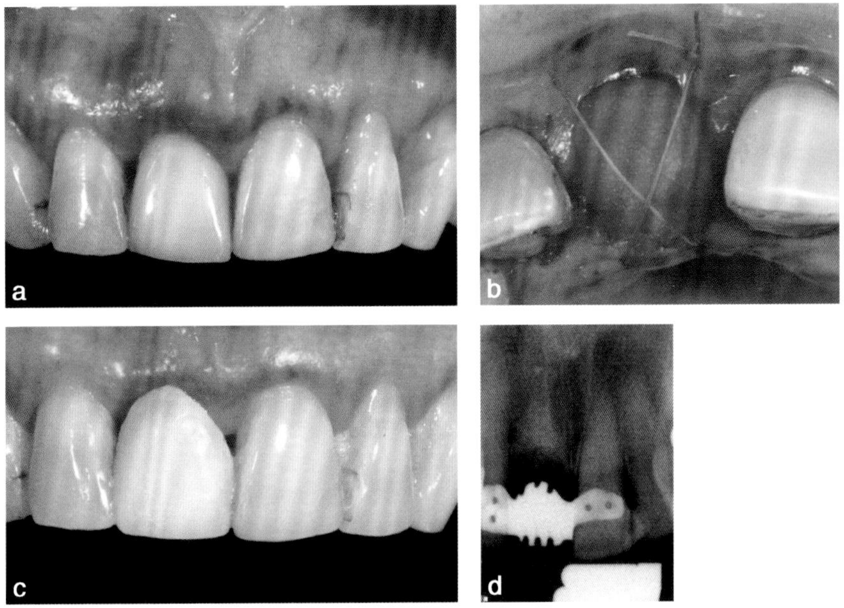

图 5-4　一阶段手术治疗

（a）炎症缓解以后的中切牙唇颊侧观。

（b）牙槽嵴保存术后的殆面观。

（c，d）Rochette 临时粘接桥以及种植位点的根尖片。

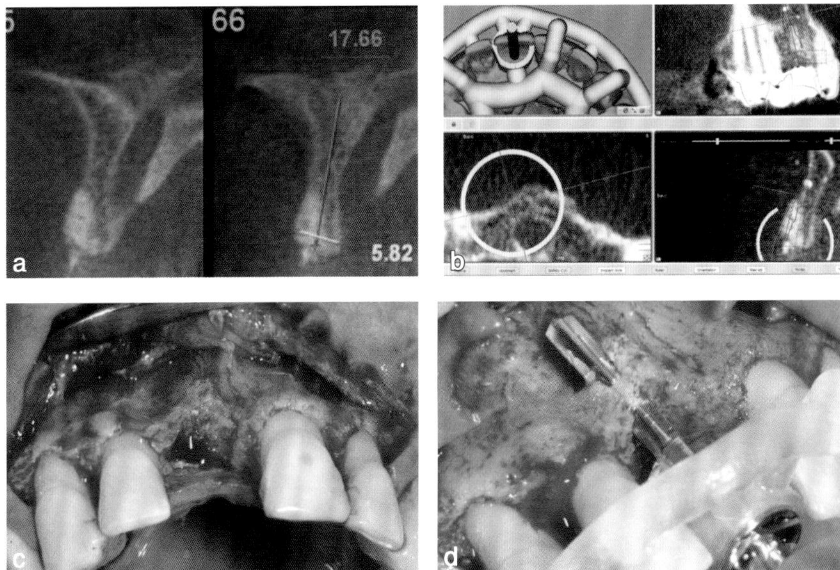

图 5-5　二阶段手术和临时修复

（a，b）CBCT 矢状面显示骨量不足以植入一枚标准直径种植体，用 MGuide 软件进行数字化种植体植入。

（c，d）牙槽嵴的形态和用手术导板辅助种植体植入。

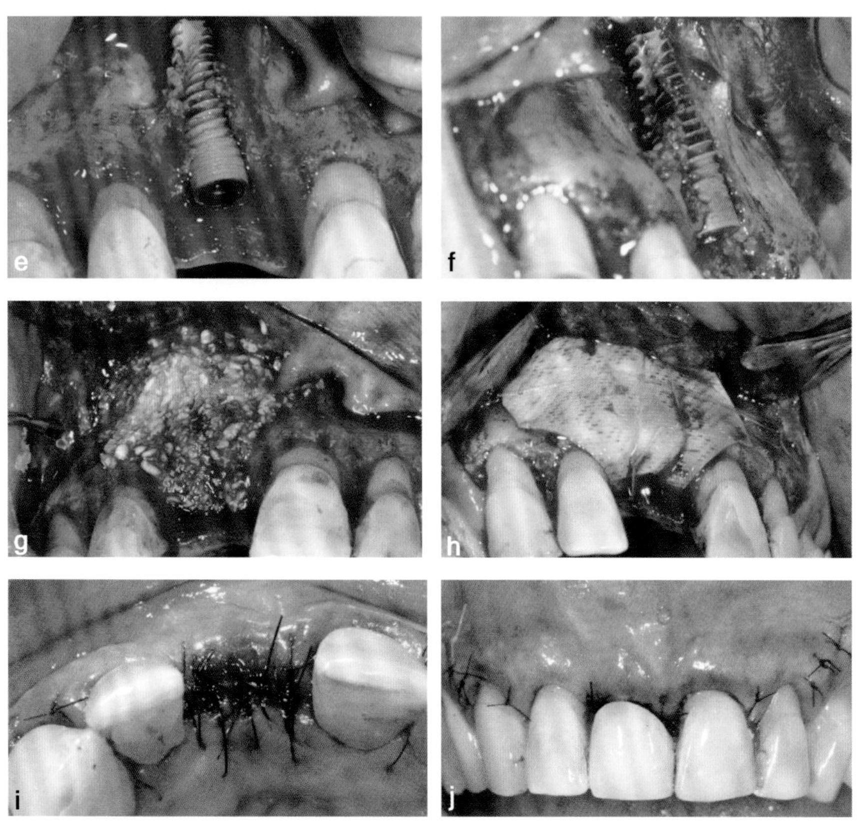

图 5-5 （续）
（e，f）种植体周围没有骨包绕导致种植体初期稳定性不足。（g，h）用自体骨和异种骨替代材料混合进行引导骨再生程序，用 5-0 Vicryl 缝线缝合 Ossix Plus 可吸收膜。（i，j）用 6-0 Ethilon 线缝合龈瓣，戴入原有的牙支持式粘接桥。

二期手术和临时修复

患者进行了长达 11 个月的愈合，确保植骨区域骨成熟。CBCT 矢状面显示唇颊侧骨板获得重建（图 5-6a）；但是天然的根样隆起消失（图 5-6b，c）。在二期进行软组织的修整。暴露种植体，行反折瓣增加唇颊侧软组织的量（图 5-6d）。这可以为修复体带来天然根样隆起的视觉效果。

在椅旁采用钛基底和丙烯酸树脂进行种植体支持式的临时冠和 21 牙位的贴面制作（图 5-6e，f）。软组织沿着修复体开始塑形（图 5-6f，g）。种植修复体远中的龈乳头仍不完整（图 5-6f）。该位点已经暴露且行使功能，因此未达到预期的美学效果。

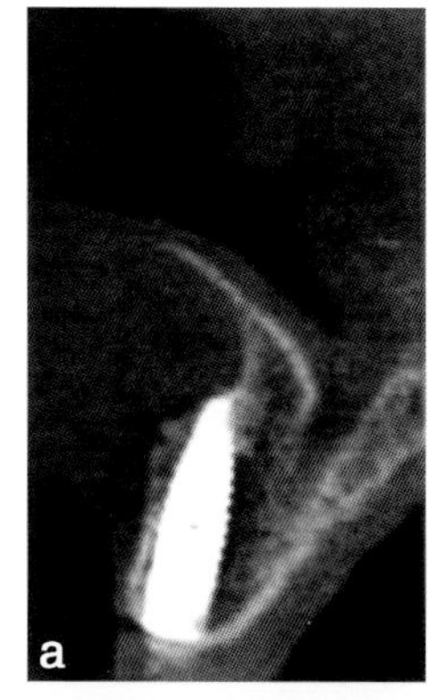

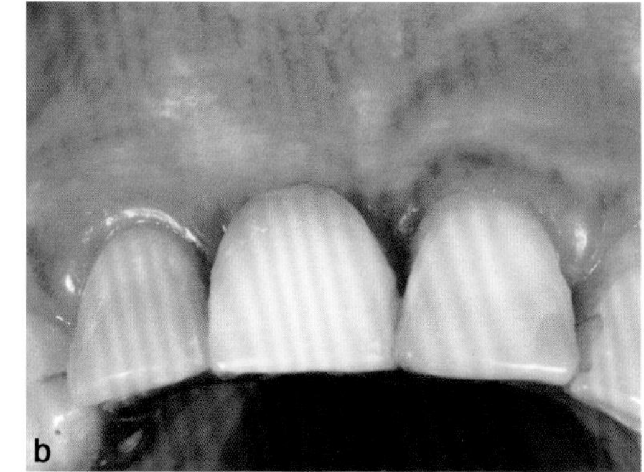

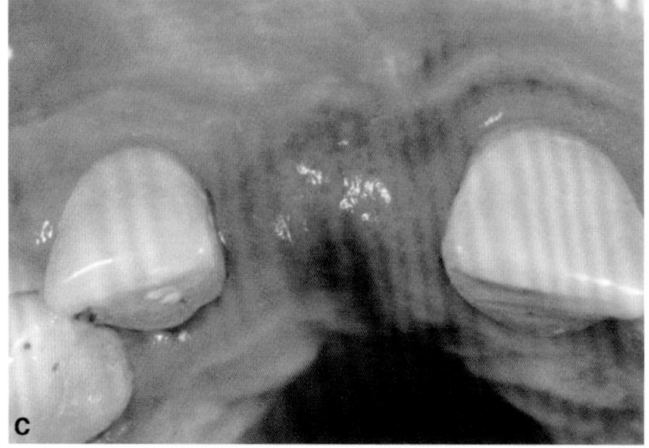

图 5-6 二期手术和螺丝固位的临时修复程序
（a）CBCT 矢状面显示唇颊侧骨板存在。
（b，c）戴入 Rochette 桥前后颊侧缺损的殆面观。

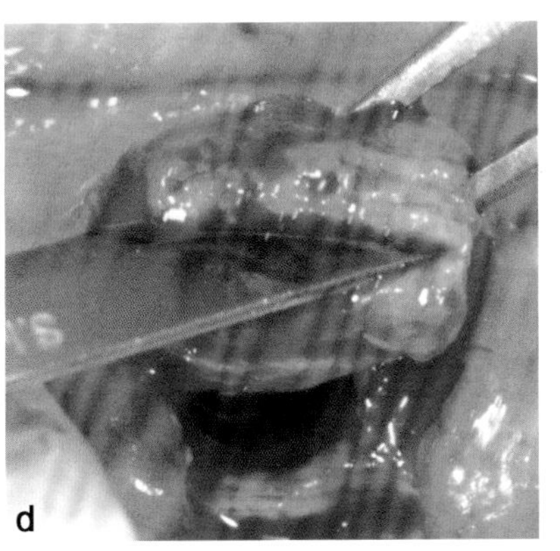
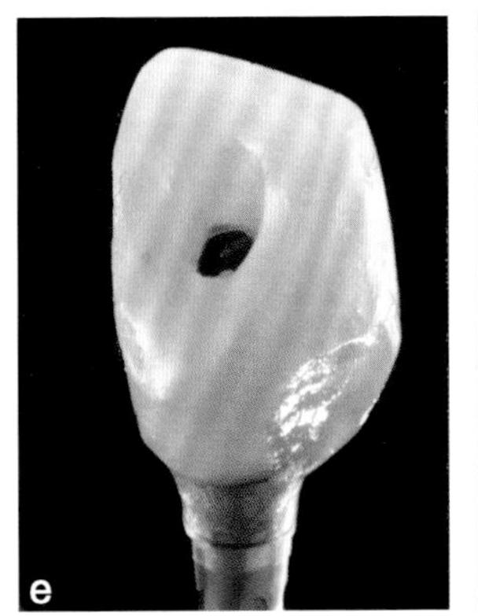
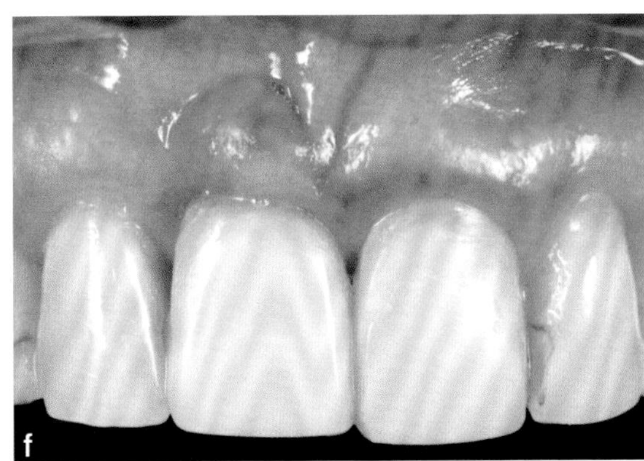
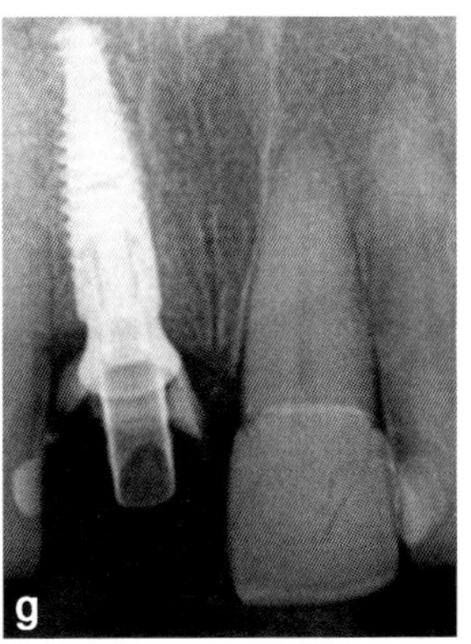

图 5-6 （续）
（d）暴露种植体的同时行反折瓣。
（e，f，g）在临时钛基台上制作丙烯酸树脂临时冠，采用螺丝固位，拍摄根尖片。

修复远中龈乳头的额外程序

需要额外的软组织程序以修复种植修复体远中的龈乳头。去除螺丝固位的临时修复体（图 5-7a），制取去上皮的游离龈（FGG）（图 5-7b），在唇颊侧采用隧道技术进行软组织增量（图 5-7c～e），缝合（图 5-7f），将临时修复体重新拧入种植体上（图 5-7g）。

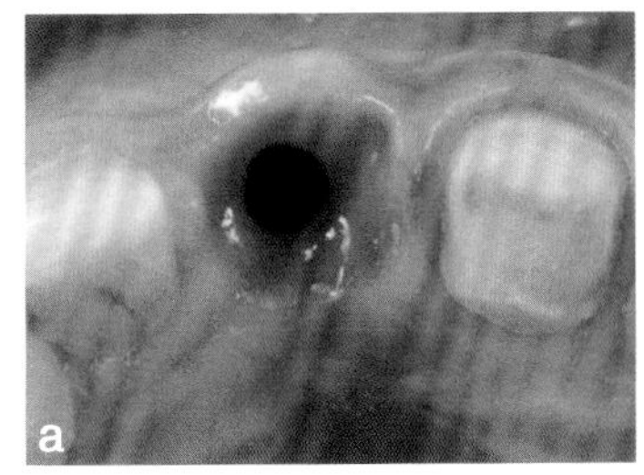
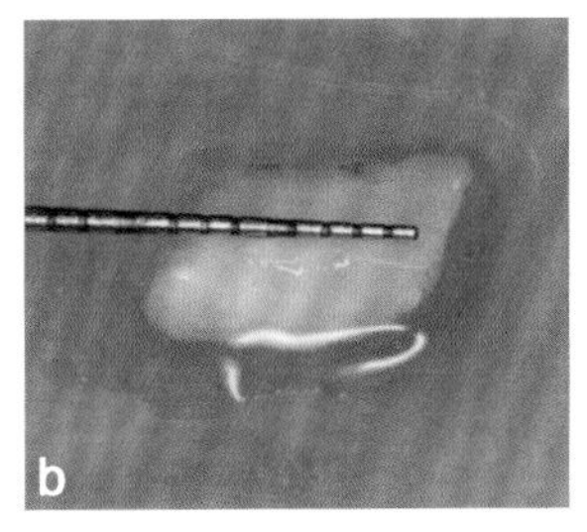
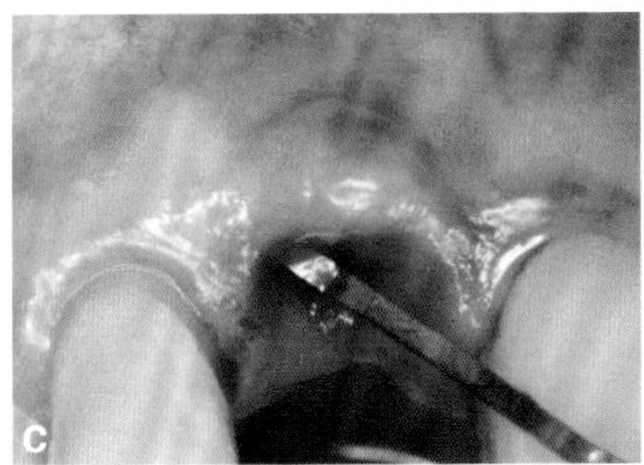
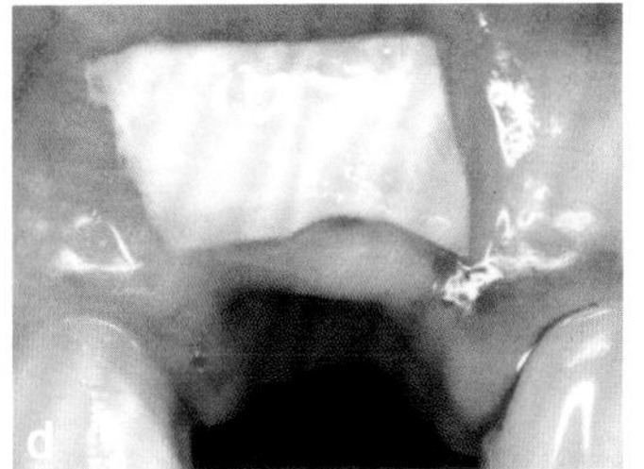
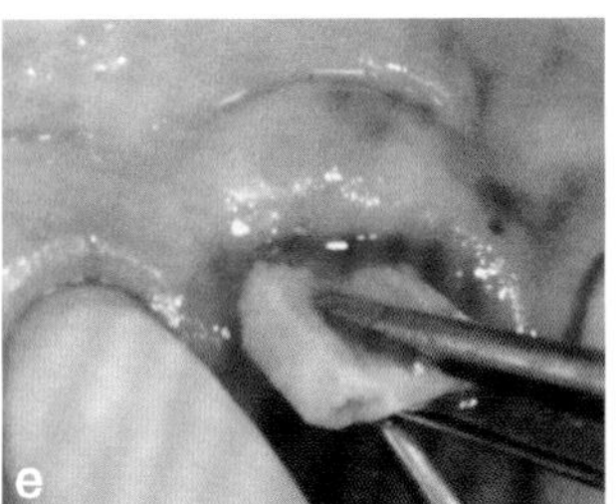
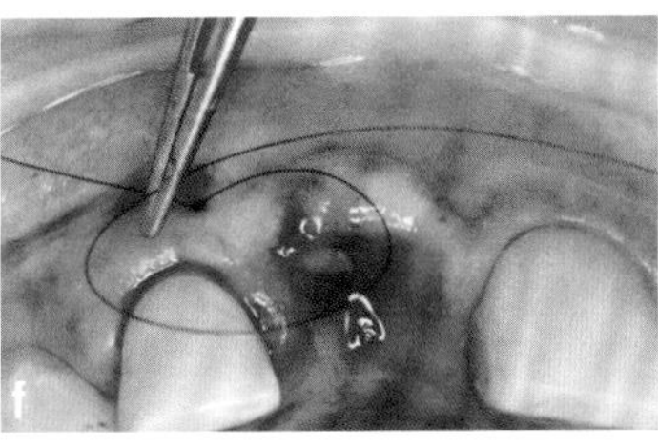
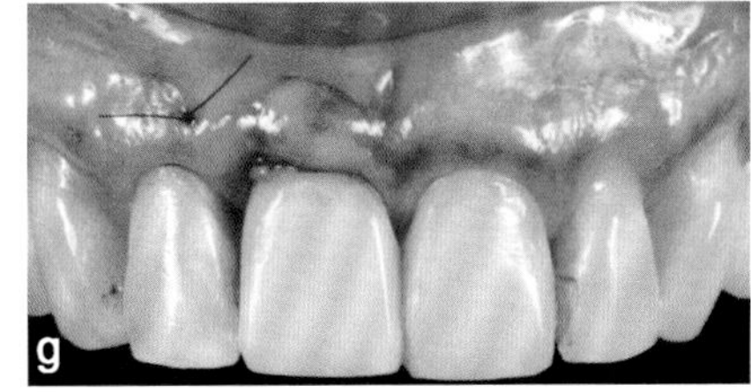

图 5-7　远中龈乳头的二期软组织程序
（a）去除临时修复体后软组织凸度的唇面观。
（b，c，d，e，f）取上腭的去上皮游离龈，采用隧道技术放入游离龈，缝合。
（g）缝合后的临床表现。

永久修复体的修复过程

软组织愈合后，启动制作最终修复体的程序。21 牙位进行 3/4 贴面预备，行 e.max 修复（Ivoclar，Vivadent）。取印模，制作两个前牙修复体的蜡型，即种植牙冠和贴面（图 5-8a）。螺丝固位的种植修复体的牙冠包含两部分：e-max 内冠粘接于 Ti 基底，外层为 e-max 全包绕型贴面，与邻牙的 3/4 贴面有相同的透光性（图 5-8b～f）。口内试戴后，将种植牙冠的部件粘接在一起，制作螺丝固位的单冠（图 5-8g～h）。最终，两个中切牙都获得了良好的美学效果（图 5-8i）；达到了较高的 PES 和 WES 评分。侧切牙进行了树脂充填。

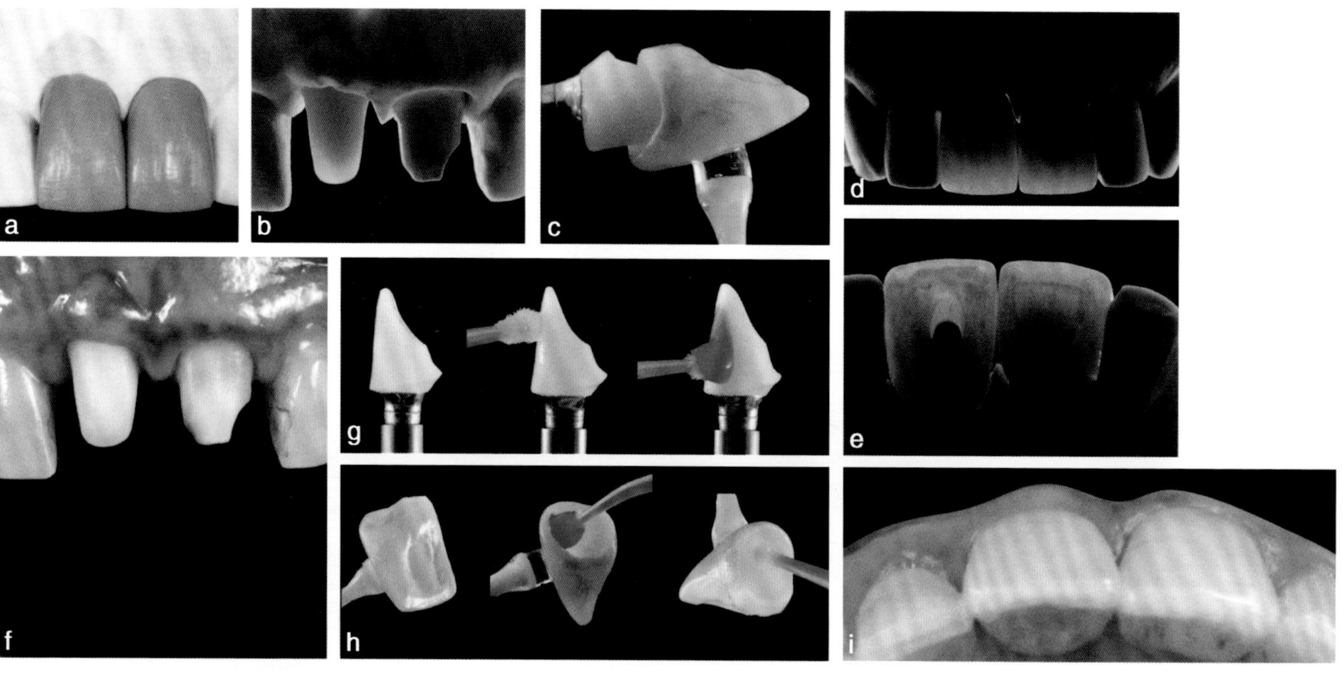

图 5-8　**永久修复过程和临床随访**

（a）两个中切牙的蜡型。

（b）左侧中切牙制作贴面，在石膏模型上用钛基台和 e-max 牙冠制作修复体。

（c）用 e.max 和钛基底制作螺丝固位的修复体，制作全包绕型 e.max 贴面。

（d，e）石膏模型上的修复部件。

（f）粘接 e.max 贴面之前的中切牙前面观。

（g，h）粘接前预处理 e.max 种植基台和 e.max 贴面。

（i）戴入修复体 1 年后唇颊侧黏膜的切面观。

临床随访

患者在 2 年(图 5-9a～c)和 3 年(图 5-9d～e)后分别进行了随访，可见软硬组织愈合良好，修复体很好地融入了天然牙列。

结论

本章描述了一个具有美学挑战性的病例的治疗过程。薄龈生物型，由于根管治疗失败继发感染引起的唇颊侧骨吸收和高美学要求，采用了 2 个硬组织治疗程序：牙槽嵴保存和 GBR；和 2 个软组织治疗程序：一个是针对唇颊侧黏膜，另一个是针对远中龈乳头。3 年的随访显示在生物和功能方面均表现出了良好的美学效果。

病例：

Nitzan Bichacho, Mirela Feraru, Galit Talmor, Vincenzo Musella.

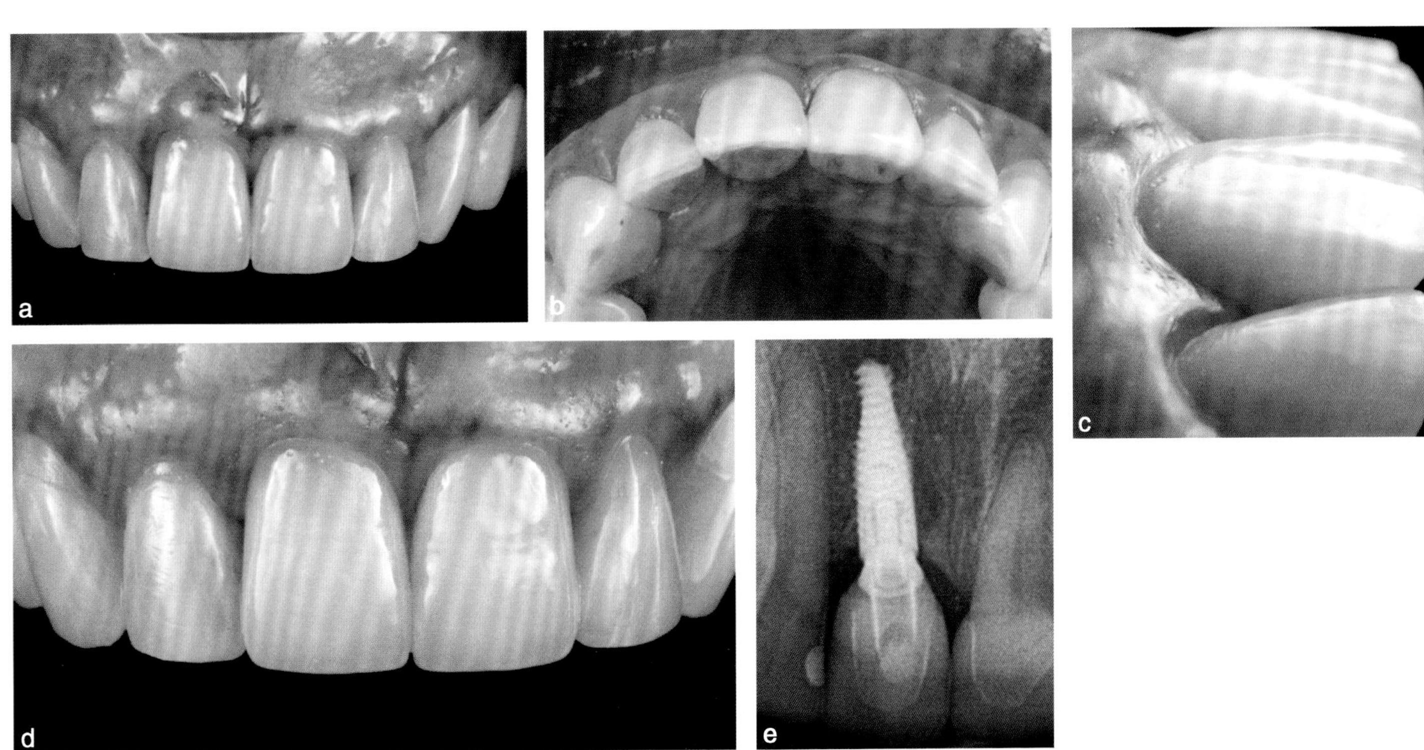

图 5-9 临床随访

(a, b, c) 戴入修复体 2 年后的种植体周围组织。

(d, e) 戴入修复体 3 年后种植修复体和软组织的前面观以及种植体的根尖片。

技工室：Dr Vincenzo Musella, Modena

第六章　前上颌部分牙列缺失(病例4)

45 岁女性患者，要求治疗她松动的 4 颗上颌切牙，并且对牙齿的外观不满意。临床检查发现患者存在牙支持式四单元固定桥。患者为高位笑线，伴有中切牙移位；患者的临床情况显示美学效果不令人满意(图 6-1a，b)。相比于尖牙，由于牙齿的移位，4 颗切牙的穿龈袖口偏向冠方。12 牙位可见唇颊侧瘘管(图 6-1b)，由根尖炎症所致(图 6-1c)。龋坏范围大，累及已经冠修复的牙根；这些牙齿已经保留无望(图 6-1c)。根据不同位点，唇颊侧骨板的垂直吸收程度不一(图 6-1d～k)。CBCT 矢状面显示牙齿的修复轴向与牙槽骨的方向相匹配。

该病例可以用 10 分的临床评估表(CAT)进行分析(图 6-2)。因为涉及美学，所有的因素都应该进行分析；它们都具有一定的重要性。

系统性风险(1)

患者的全身情况提示没有任何身体缺陷。也没有可能影响愈合的习惯例如吸烟或酗酒●。

笑线(2)，生物学类型(3)，美学要求(4)

患者是高位笑线●(图 6-1a)，美学期望值高●且是中厚龈生物型●(图 6-1b)。

因此我们面临的情况是高位笑线(高风险)，美学期望值高(高风险)且是中厚龈生物型(中等风险)。影响最大的因素是生物学类型；虽然不是厚龈型，但幸好不是薄龈生物型。因此，该患者的情况不理想，没有治疗失误的余地，需要特殊的关注，以获得良好的美学效果。

拔牙的病因(5)和感染的诊断(6)

牙根的生物力学弱点使得牙齿无法承受修复体的负荷(图 6-1d)；这意味着一个有利的局部条件。但是 12 牙位是根管治疗失败的牙齿，因此该位点是中度风险。另一颗牙没有明显感染，但是整体的美学效果主要取决于风险最高的位点。因此，局部风险评估主要由最不利的局部条件所决定。就目前的情况而言，拔牙的病因所决定的风险是中等●；这同样适用于第 6 条因素，即感染的诊断●。

骨皮质厚度(7)和唇颊侧骨板的吸收(8)

CBCT 矢状面显示可用骨量足以在中切牙位点植入直径为 3.9mm 的种植体，在侧切牙位点植入直径为 3.3mm 的种植体(图 6-1h～k)。唇颊侧骨板的厚度是 1～2mm ●；因此需要进行外侧壁骨增量。目的是能够在手术最后获得厚度>2mm 的唇颊侧骨板。垂直方向上，12 牙位的垂直骨吸

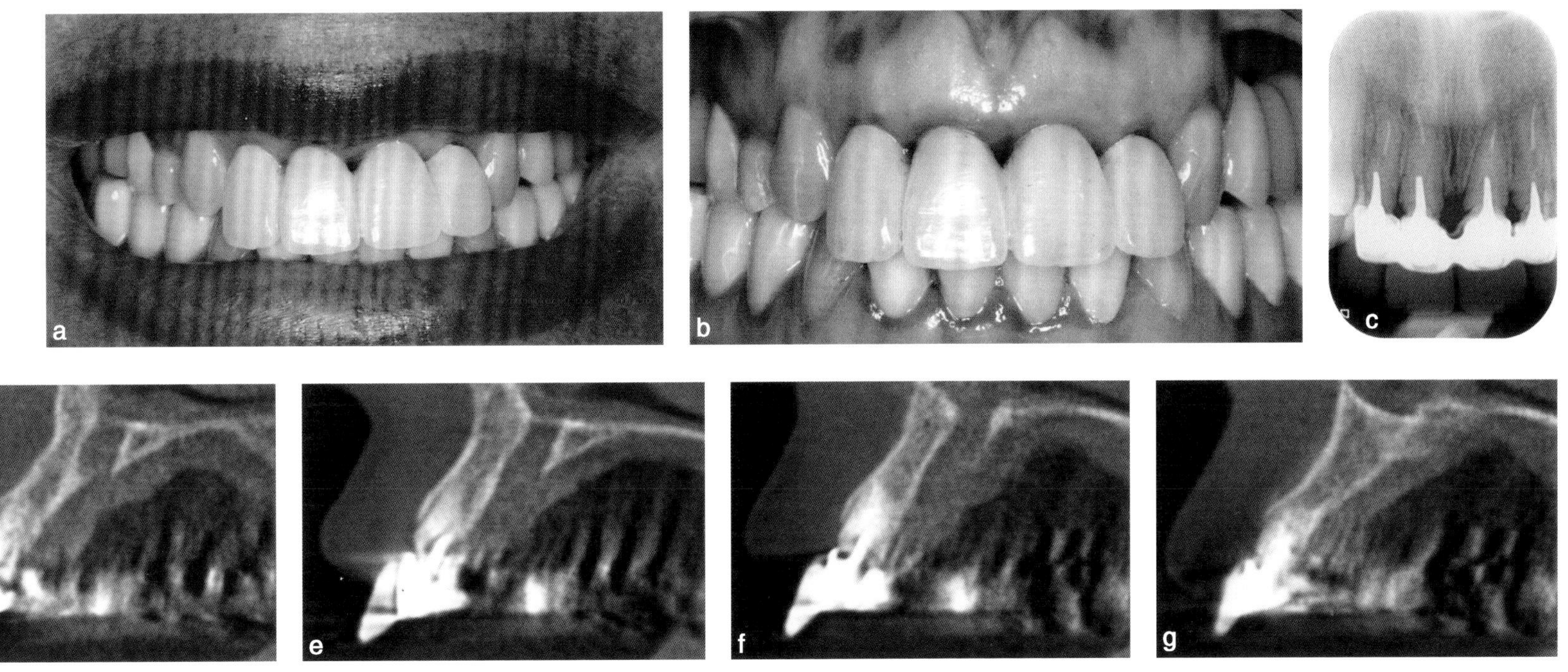

图 6-1　初始的情况

（a，b）露龈笑和需要被治疗的前牙区。

（c，d～g）切牙的根尖片显示龋坏的侵蚀，CBCT 矢状面显示唇颊侧骨板有不同程度的垂直吸收。

（h～k）用 MGuide 软件进行虚拟种植体植入以确定种植体的轴向。

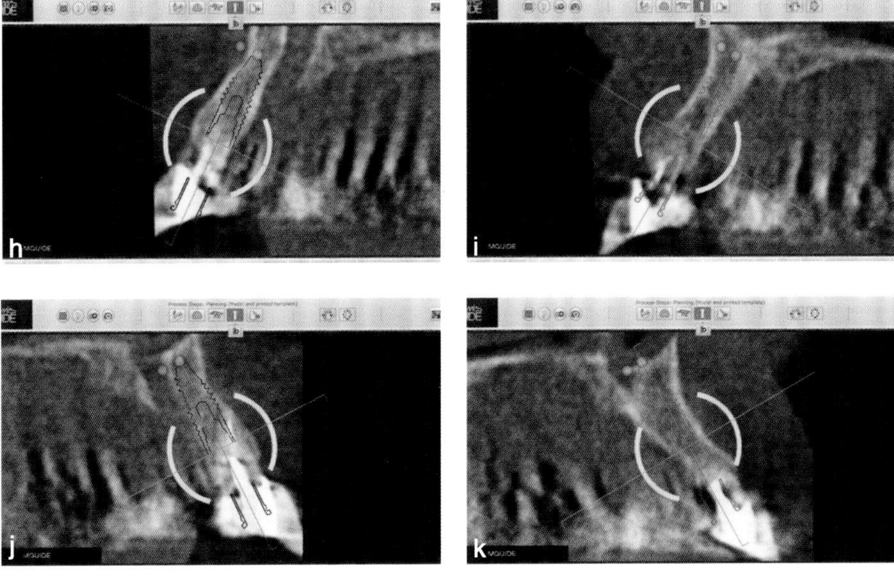

1. 系统性风险
无
中度
高度
2. 笑线
低位
中位
高位
3. 生物学类型
厚龈
中厚龈
薄龈
4. 美学要求
低
中
高
5. 拔牙的原因
发育不全，牙折，生物力学因素
牙体牙髓
牙周
6. 感染诊断
无
慢性
急性
7. 唇颊侧骨板厚度
> 2mm
1~2mm
< 1mm
8. 唇颊侧骨板的垂直吸收
< 3mm
3~5mm
> 5mm
9. 治疗前PES评分
治疗前WES评分
7~10
4~6
< 4
7~10
4~6
< 4
10. 临时修复体类型
种植体支持式
粘接桥
活动义齿

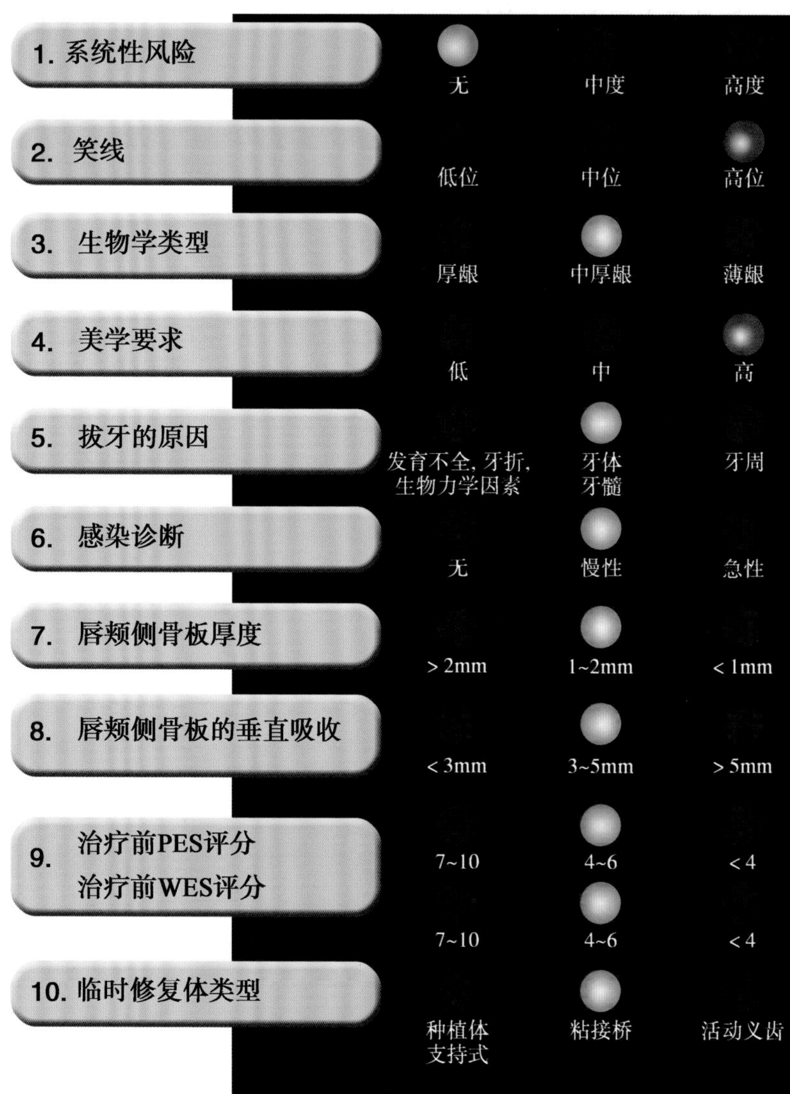

图 6-2　临床评估表(CAT)

收超过 3～4mm (图 6-1e)。并且，数字化种植模拟显示种植体可以位于牙槽窝内，因此情况更为有利。因为患者是中厚龈生物型而不是薄龈生物型，因此种植同期的外侧壁骨增量足够重建局部骨量，为达到美学效果提供有利的条件。

初始的 PES 和 WES(9)

获得理想的软组织外形和牙龈乳头的重建似乎很难实现，因为治疗前患者前上颌的龈乳头已经缺如。通常而言，当种植体相邻时牙龈乳头很难获得。但是，切牙的被动萌出在冠方增加了额外的骨量和软组织量。获得的这些组织量类似于正畸牵引的情况。

为了保存这些组织，尤其是保存种植体之间的牙槽嵴的骨量，这个位置的骨量对龈乳头的重建至关重要，我们倾向于植入锥形连接和平台转移的种植体。平台转移的优势在单冠修复时能得到保留。对于多颗牙缺失，传统的方法是进行桥体修复。对于锥形连接的种植体，单个基台不能用于桥修复，因为这需要种植体达到非常完美的平行度；否则修复体无法达到基台锥形连接就位。由于种植体平行度很难获得，因此我们提出了一个更灵活的方案。有两种方式可以实现(Daas et al. 2008，Dada et al. 2011，Rajzbaum et al. 2012)。首先，制作铸造或研磨的支架，可以直接就位于种植体颈部，不用完全锥形连接就位。但是这个治疗方案丧失了平台转移及锥形连接边缘封闭和稳定性的优势。第二个治疗选择是使用多单元基台。这个方案依然利用了平台转移和锥形连接的优势；但是，它们体积较大且技师很难加工出令人满意的穿龈轮廓。为了获得平台转移保存骨量的优势，以及创造理想穿龈轮廓的要求，治疗团队选择了 4 个单冠的修复。因此，我们植入了 4 颗种植体而不是 2 颗；这是一个少见的治疗方案，但是可被用于此类临床情况(Wöhrle 2014)。初始的 PES 和 WES 评分不高但是不重要；中等的 PES 和 WES 评分即可以带来令人满意的治疗结果。

临时修复体的类型(10)

推荐使用粘接桥临时修复。避免使用种植体支持的临时即刻修复，目的是保护重建的硬组织免受有害的机械力量的破坏。

治疗策略

每个节点的治疗策略如图 6-3 所示。

- 种植体植入时机（第 1、5、6、7、8 点）

该病例的种植位点都是拔牙窝。没有即刻种植的全身或局部禁忌证。基于上述的动机，将种植体植入每个拔牙窝内，以便获得平台转移和锥度连接的优势。

- 硬组织治疗程序（第 5、6、7、8 点）

需要考虑切牙的移位，因为这是中切牙和侧切牙的牙冠偏向冠方的原因。重建美学效果需要对照尖牙将单冠的穿龈轮廓向根方移动。目的是让中切牙的穿龈轮廓与尖牙在一个水平上；侧切牙的穿龈轮廓会更偏向冠方。

基于这个目的，需要行牙槽嵴修整术以便将种植体植入更偏根方的位置。

水平方向上，拔牙窝的尺寸提示了在中切牙和侧切牙需要植入特定直径的种植体。在遵从种植体植入的 3D 原则的同时，需要确保种植体在各个方向被骨包绕，尤其是唇颊侧。所有位点的骨板厚度＞1mm。种植体和唇颊侧骨板之间需要填充骨替代材料。术中同期进行侧壁骨增量，将唇颊侧骨壁增加至≥2mm。

12 位点也需要进行同样的治疗，因为其垂直骨吸收达到 3～4mm。种植体的位置位于牙槽窝内可以获得良好的美学效果。

- 软组织治疗程序（第 1、2、3、4、9）

患者是中厚龈生物型，因此不需要进行软组织移植程序来增厚局部的生物型。可以用缓慢吸收的骨替代材料增加牙龈厚度。

治疗程序

治疗程序如下（图 6-3）：

- 在每个拔牙窝内即刻植入种植体。
- 在种植体和唇颊侧骨板之间填充骨粉。
- 用 Bio-Oss 骨粉进行外侧壁骨增量，不伴有同期软组织移植。
- 将牙支持式临时桥粘接于双侧尖牙上和第一前磨牙上。

手术结束后，戴入粘接桥。它将会在软硬组织愈合的过程中保留在口内。经过 6 个月的软组织成形，可以开始制作 4 个临时单冠。2 个月

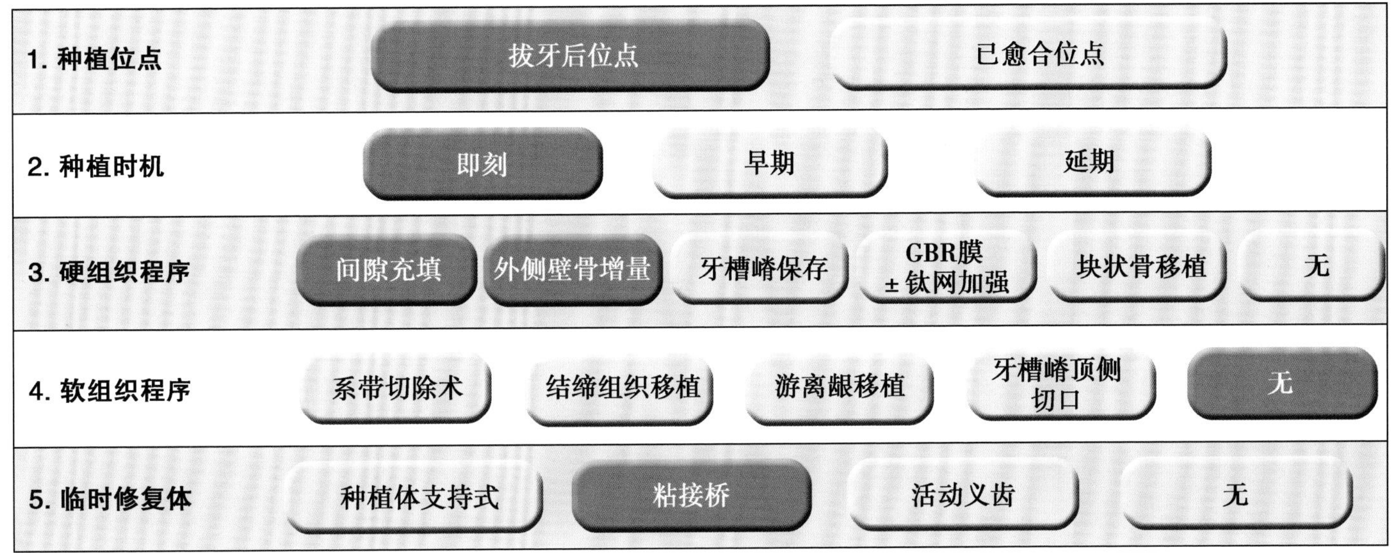

图 6-3　治疗决策树（DecTree）

后，可以制作永久修复体并戴入患者口内。

治疗过程——手术流程

在术前制作了临时粘接桥（图 6-4a，b）。去除粘接桥（图 6-4c，d）后，拔除四颗切牙（图 6-4e，f）。翻瓣后，顺利拔除 4 颗牙中的 3 颗，并对牙槽嵴进行了轻微修整。随后拔除 11 牙位的残根（图 6-4f）。12 牙位的瘘管进行彻底搔刮。根据种植体植入的 3D 原则在左侧植入种植体（Ø 3.3 × 11.5；Ø 3.9 × 11.5；V3，MIS）；根据厂家推荐的植入程序进行种植窝预备。种植体的位置少量位于骨面以下；目的是将种植体颈部向根尖方向移动（图 6-4g，h）。种植体植入时要根据种植体携带器的指示，将其中一个平面正对唇颊侧骨板（图 6-4g）。在对侧，拔除牙根后以同样的方式植入种植体（图 6-4i，j）。将愈合基台拧入种植体颈部（图 6-4k），随后将间隙内填满骨粉，并行外侧壁骨增量（图 6-4k，l）。最后将黏膜瓣缝合至愈合基台周围（图 6-4m）。根尖片显示种植体位于正确的位置。将患者转诊给修复医生。

修复程序

修复医生（图 6-5a）粘接了牙支持式的临时桥（图 6-5b，c），获得了临时的美学效果（图 6-5c）。

临床随访

1 周后，牙龈仍然肿胀；几乎充满了与牙冠之间的间隙（图 6-6a，b）。3 个

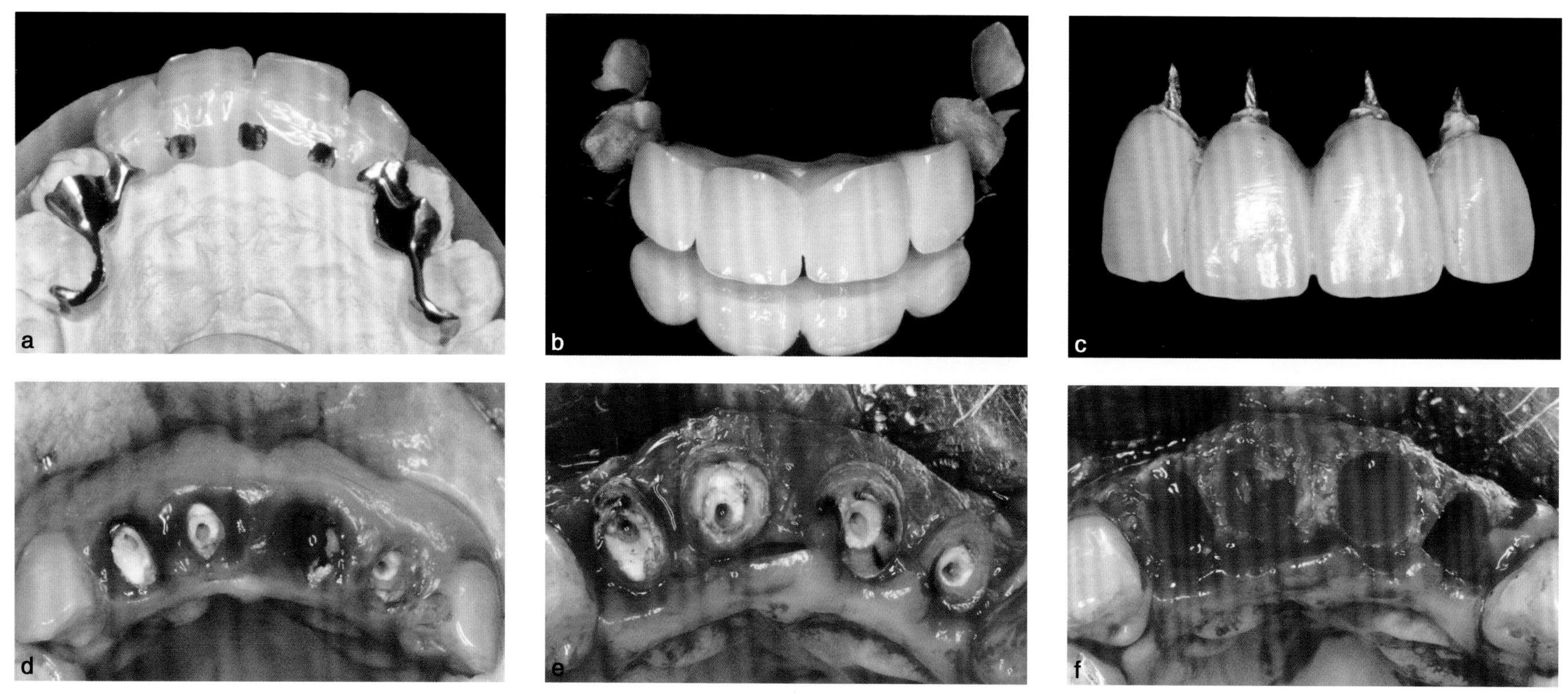

图 6-4　手术流程

（a，b）制作临时粘接桥，粘接于尖牙和前磨牙上。桥体部分根据邻牙龈缘的位置进行了重建。（c，d，e）取出粘接桥后的情况：可见根面龋坏的程度。（f）拔牙窝的殆面观。

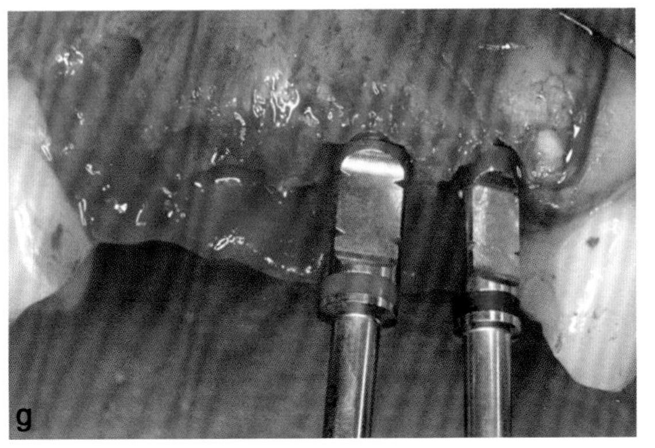
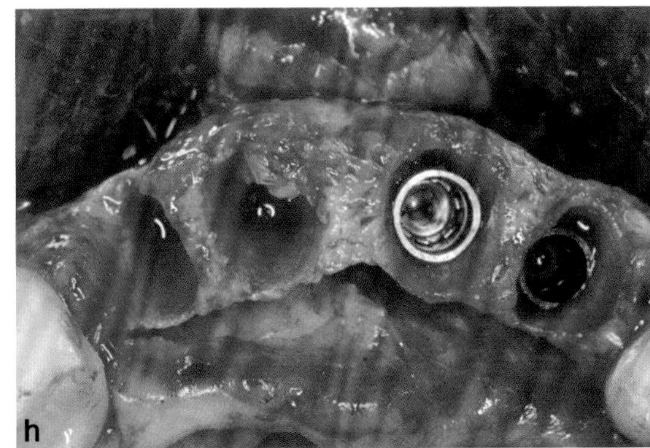
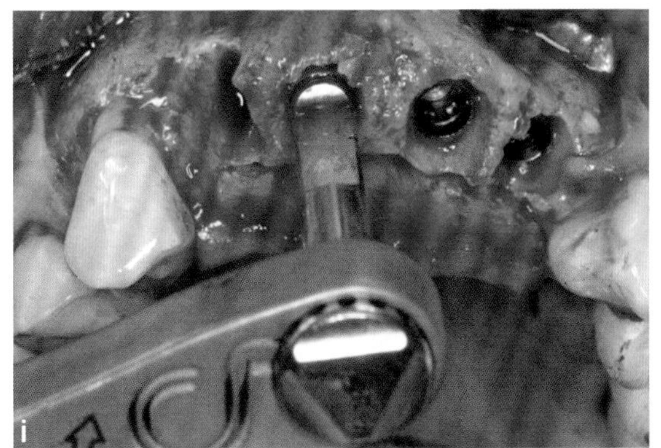
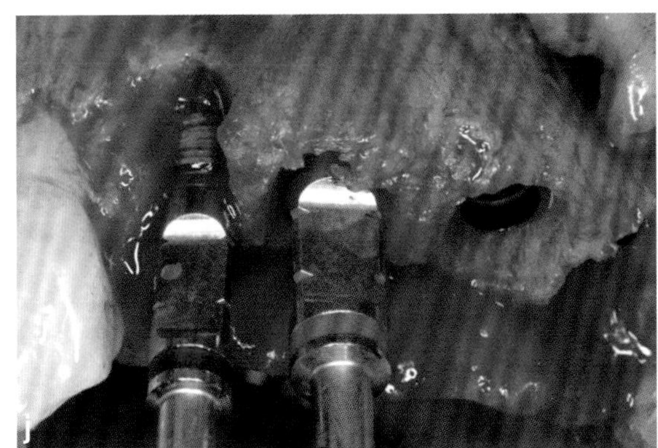
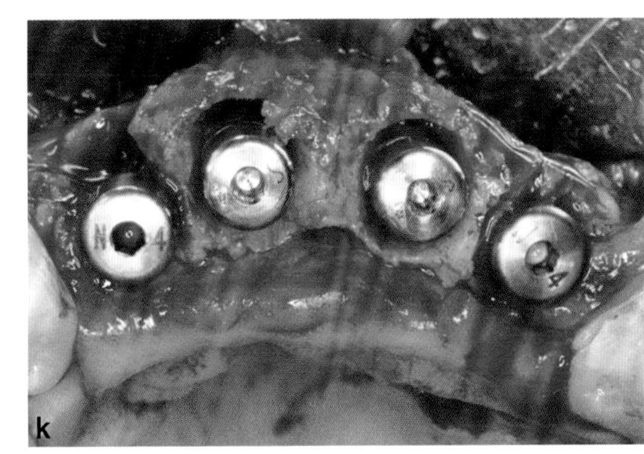
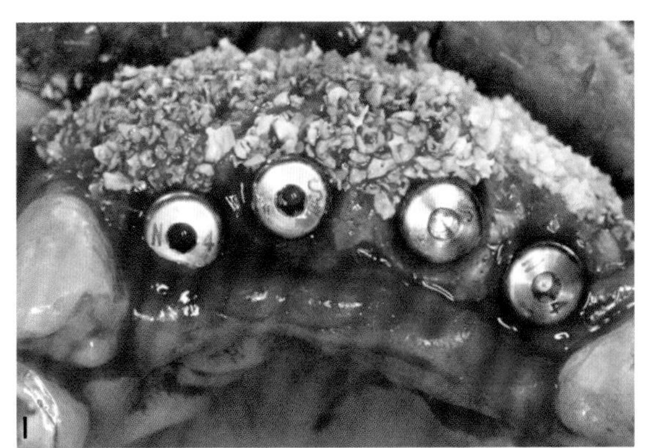

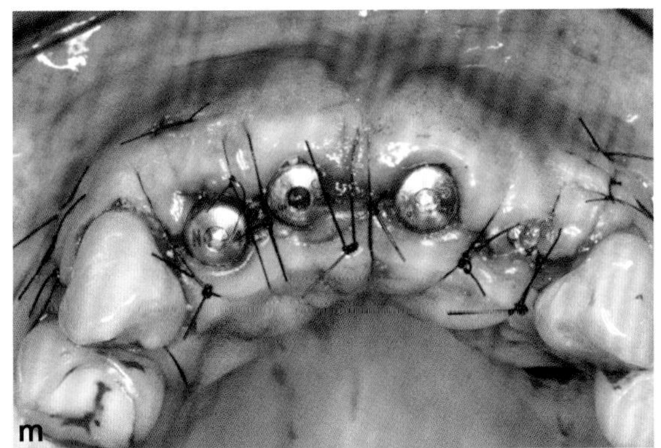

图6-4 （续）

（g，h）左侧植入种植体，带或不带有携带器，其平面与唇颊侧骨板平行。V3标准种植体的平台是紫色的，窄直径种植体的平台是蓝色的。

（i，j）在右侧中切牙用棘轮扳手植入种植体。注意12位点唇颊侧骨板的吸收。

（k，l，m）愈合基台就位，在间隙内填充骨粉，并在所有位点行外侧壁骨增量，将黏膜瓣复位、缝合。

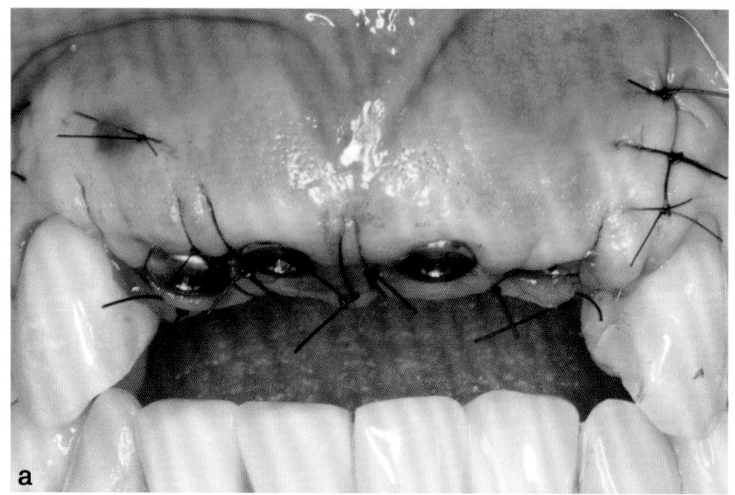

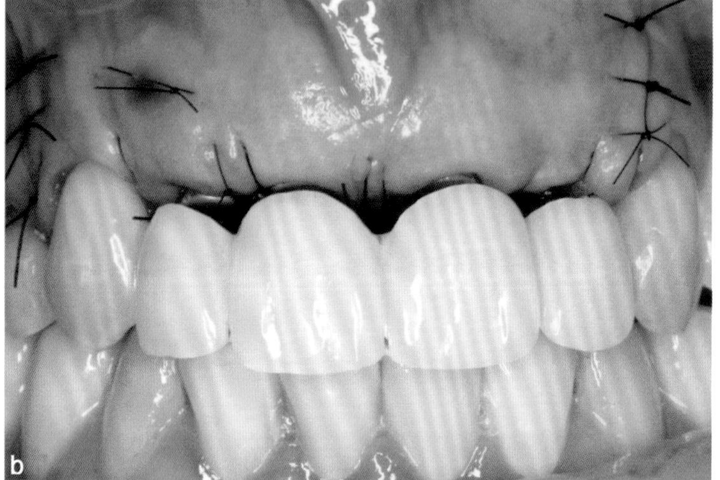

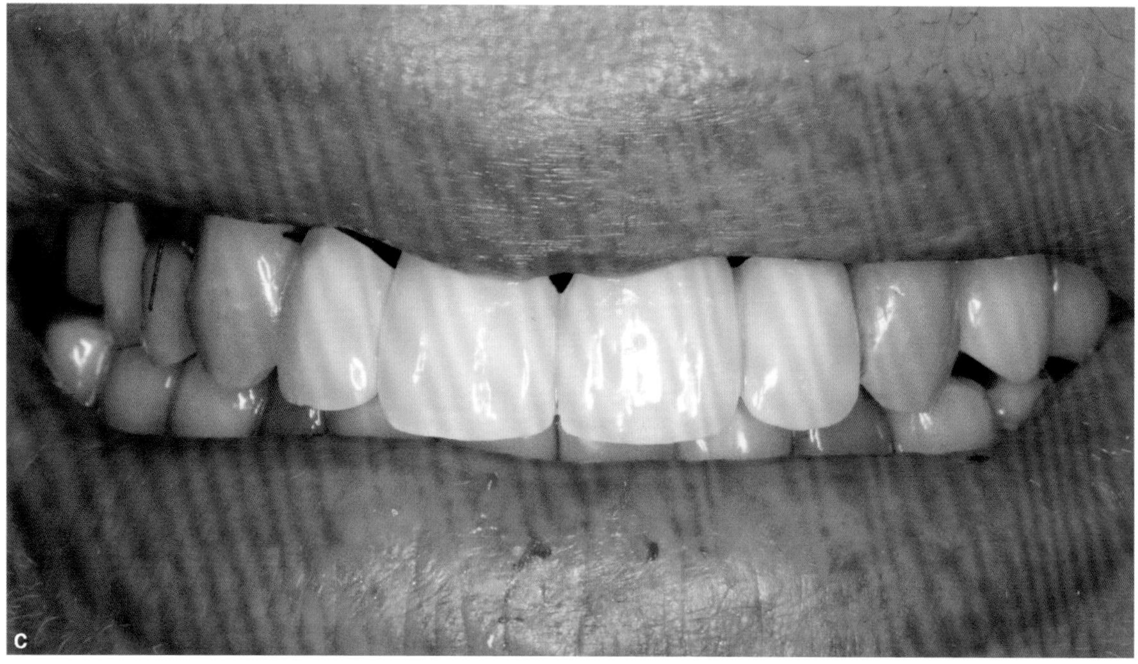

图 6-5　临时修复程序

（a）临时修复阶段的临床情况。（b）粘接桥的前面观。桥体距牙槽嵴顶有一定的距离，避免在牙龈肿胀期对牙槽嵴过度压迫。（c）带有粘接桥的微笑相。

月随访后，可见牙龈退缩明显（图 6-6c，d）。将树脂添加在袖口位置以充填牙龈退缩以后产生的间隙（图 6-6e，f）。软组织的情况在 6 个月的临时修复阶段保持稳定。

临时修复程序

经过 6 个月骨结合和软组织塑形后，开始进行种植临时修复体的制作。去除粘接桥；牙龈的凸度得到保持，软组织的穿龈轮廓很健康（图 6-7a，b）。取出愈合基台，安放愈合帽，拍摄根尖片，成对地进行夹板式固定（图 6-7c～h）。

制取印模后（图 6-7f），送至技工室；技工室在钛基台上制作了 4 个螺丝固位单冠（图 6-7i，j）。确保牙冠就位（图 6-7k，l），患者微笑时露出美学效果令人满意的临时种植牙冠（图 6-7m）。

戴入临时牙冠 2 个月后（图 6-8a），开始制作最终的种植牙冠。去除临时冠后可见健康的种植体周围组织，牙龈凸度良好（图 6-8b，c）。使用开窗式取模法，将开窗式取模柱拧入种植体颈部。将流动树脂注入取模柱周围，光固化，将每个种植体的穿龈轮廓转移到印模上（图 6-8d）。在将取模柱夹板式固定之前（图 6-8e），拍摄根尖片显示取模柱就位良好（图 6-8f）。

将带有取模柱的硅橡胶模型送往技工室（图 6-8g）；技师将制作 4 个烤瓷单冠（图 6-8h）。较高的邻面接触点意味着牙龈乳头还有生长的可能（图 6-8i）。牙冠

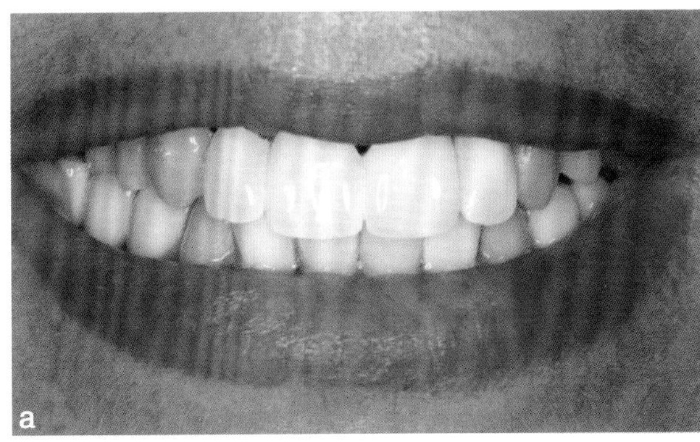
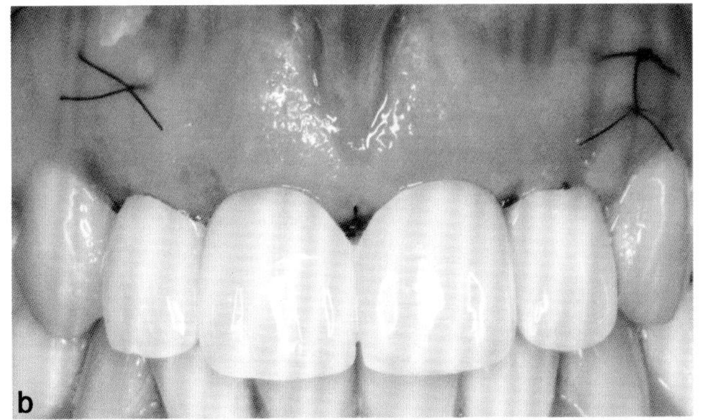
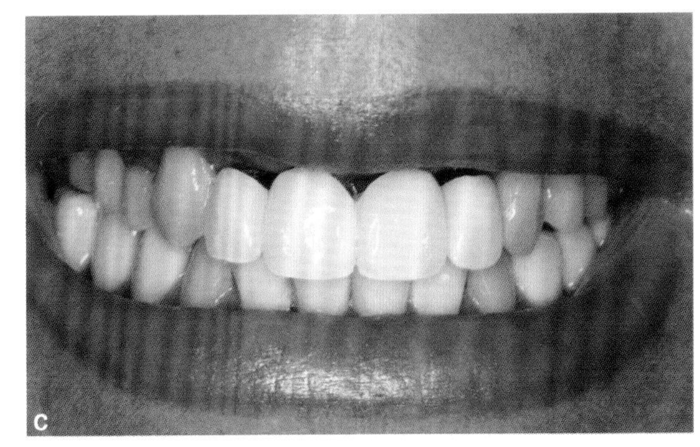
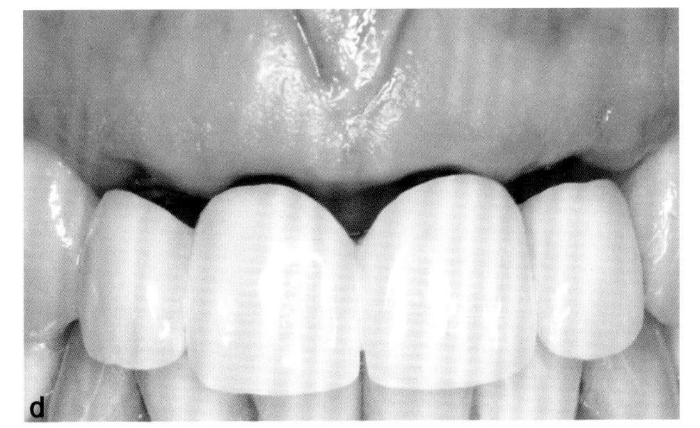
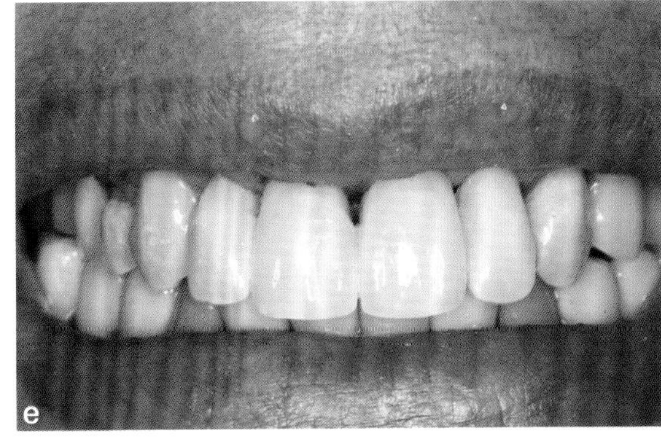
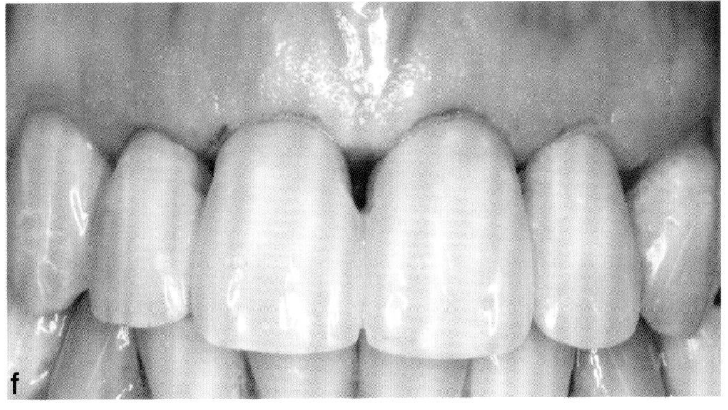

图 6-6　软组织的观察

（a，b）1 周后的微笑相和软组织情况。（c，d）3 个月后的软组织退缩情况。（e，f）将树脂添加到由于牙龈退缩产生的空间里。

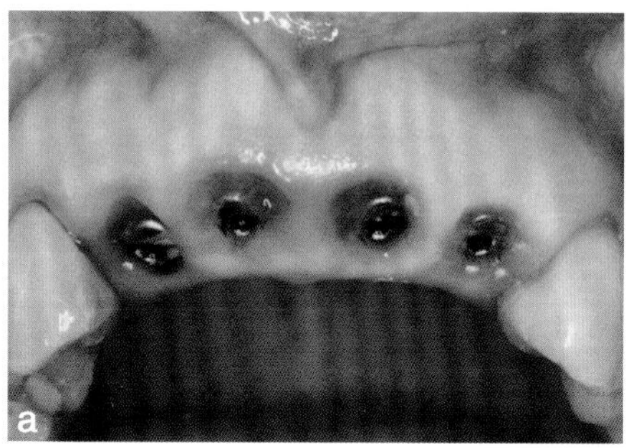

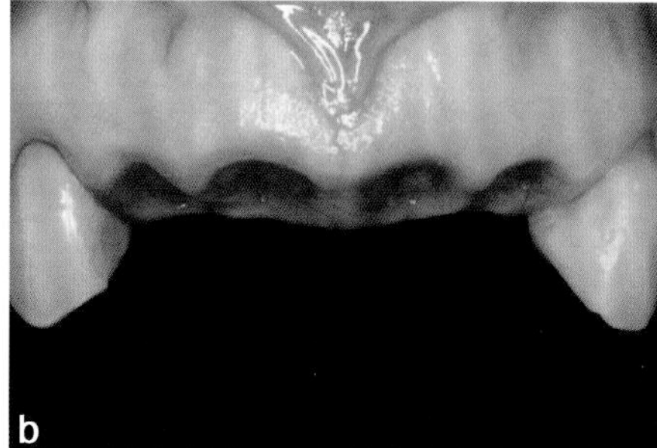

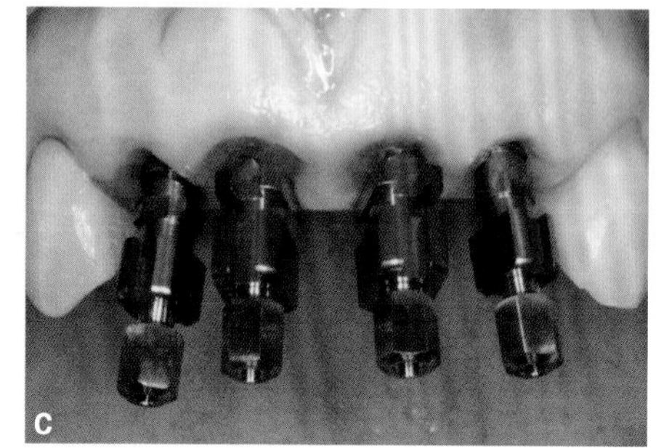

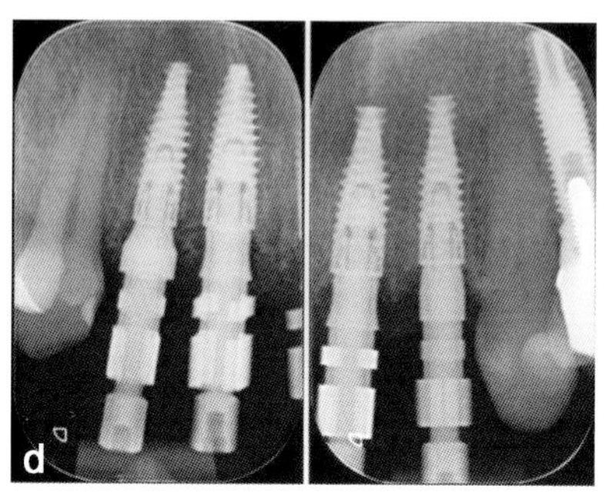

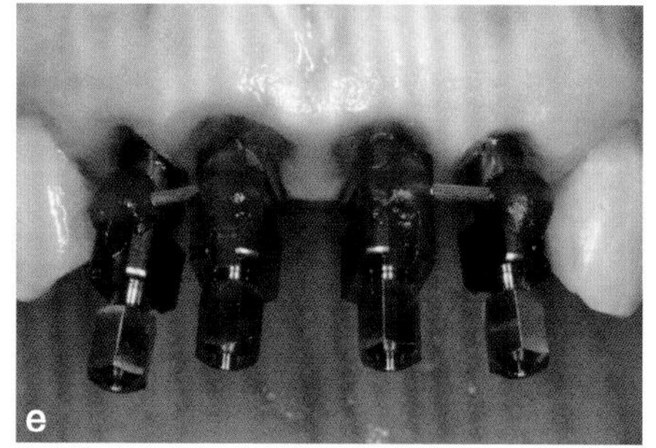

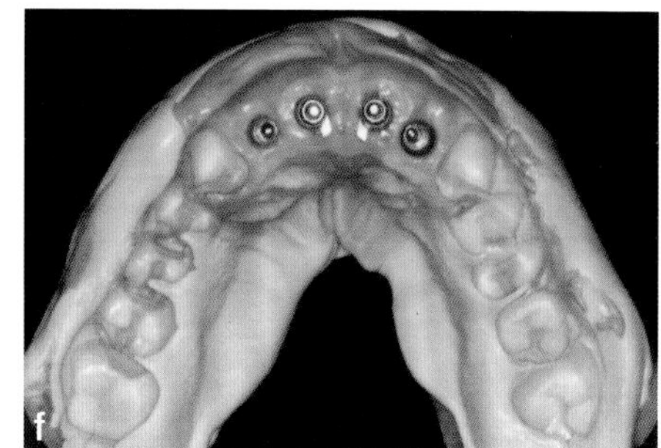

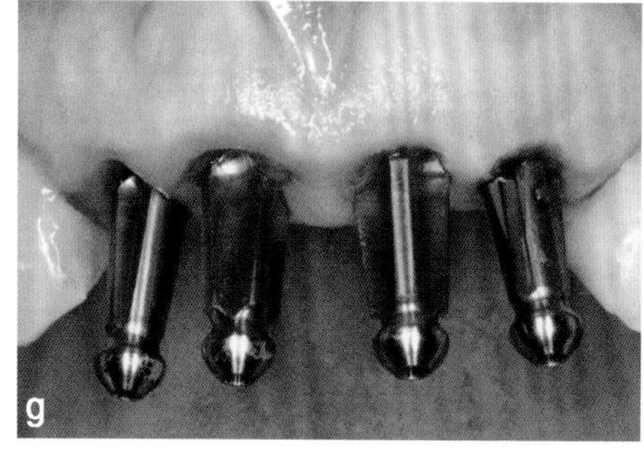

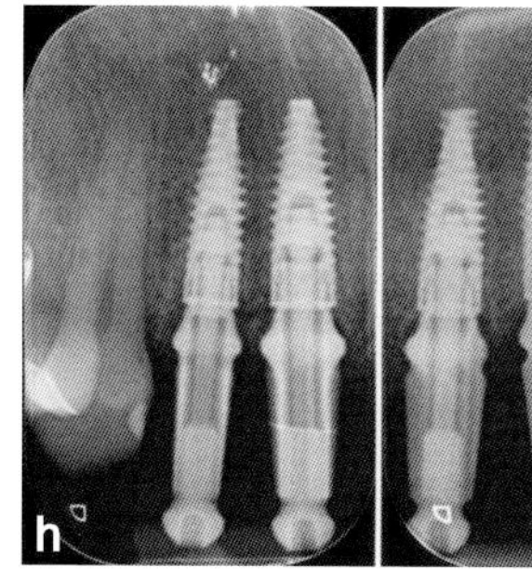

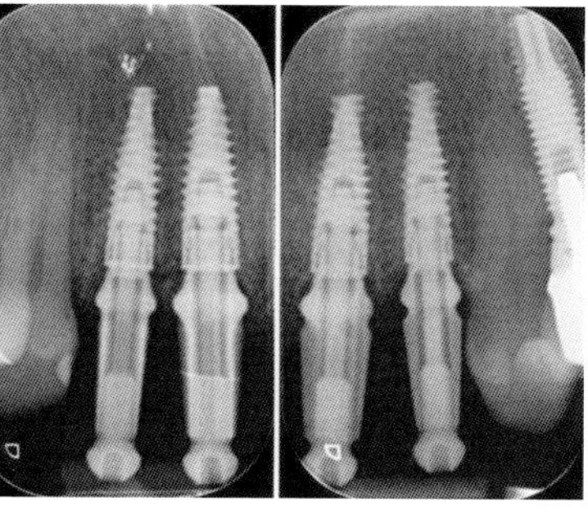

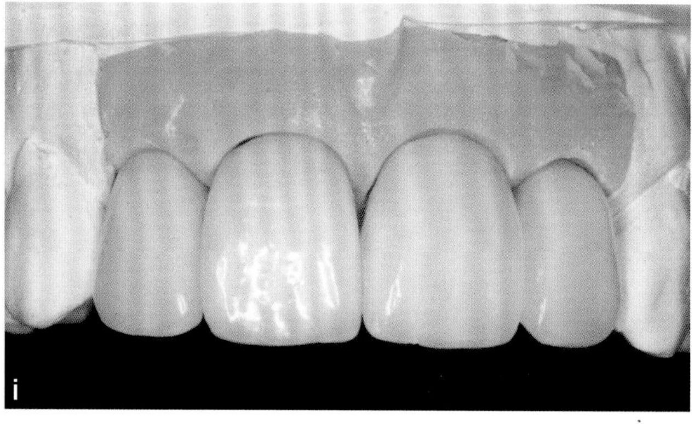

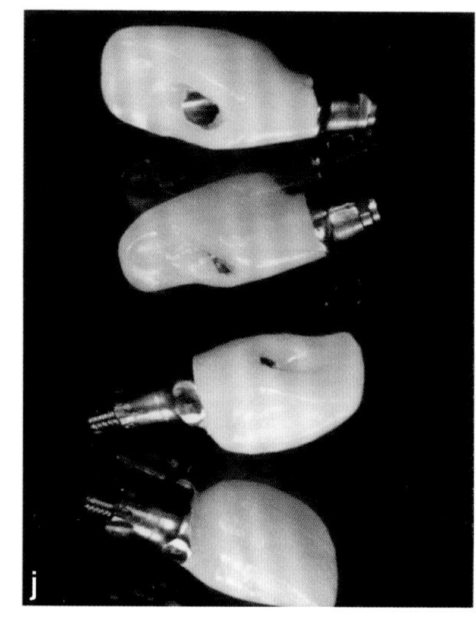

图 6-7　临时修复程序

（a，b）经过粘接桥 6 个月的软组织塑形后的软组织临床照片。

（c，d）在种植体颈部进行开窗式取模，拍摄根尖片确认取模柱就位。

（e，f）用金属丝和树脂夹板式连接取模柱，取模柱及印模材料被埋入硅橡胶重体内。

（g，h）为了避免误差，又进行了闭窗式取模，并拍摄根尖片。

（i，j）带有假牙龈和 4 个临时单冠的石膏模型：末端为蓝色的基台对应侧切牙，紫色的基台对应中切牙。

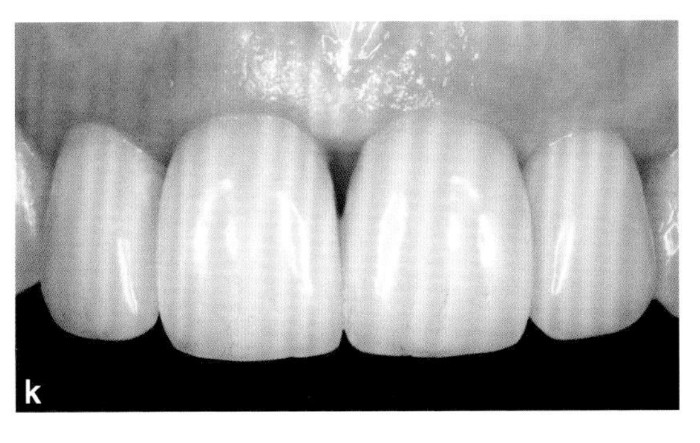

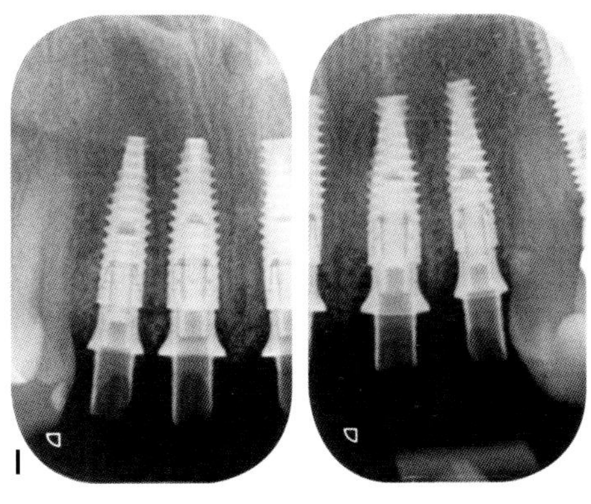

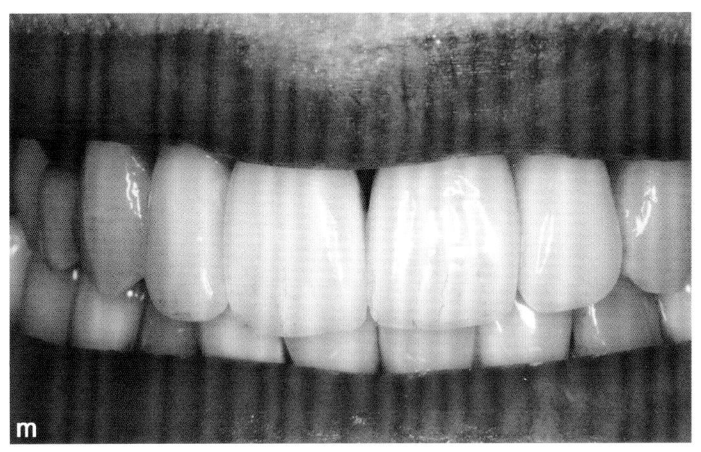

图 6-7 （续）
（k，l）戴入单冠的情况，根尖片显示种植体之间的骨高度稳定。（m）患者戴入临时修复体的微笑相。

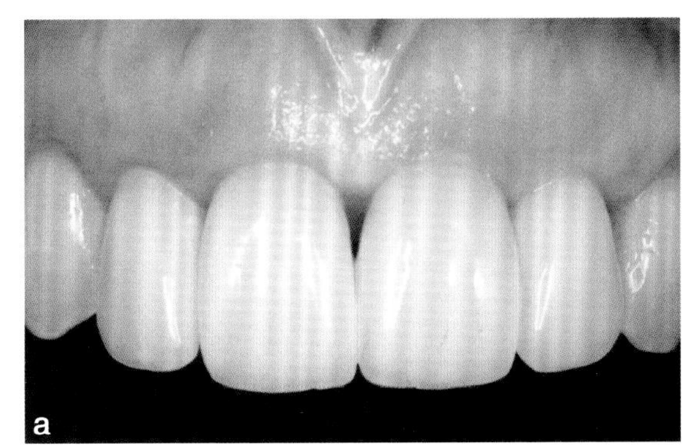

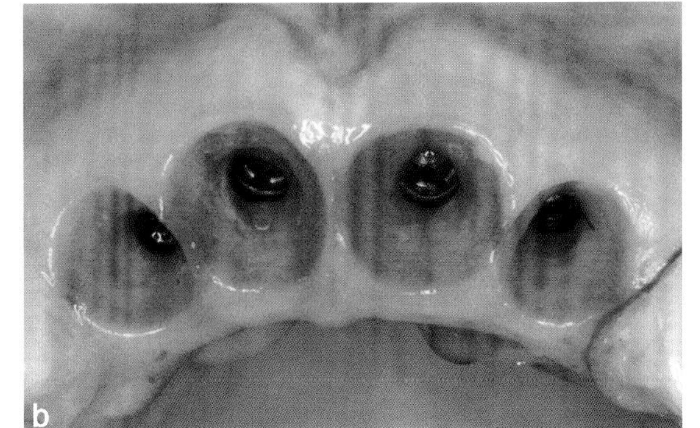

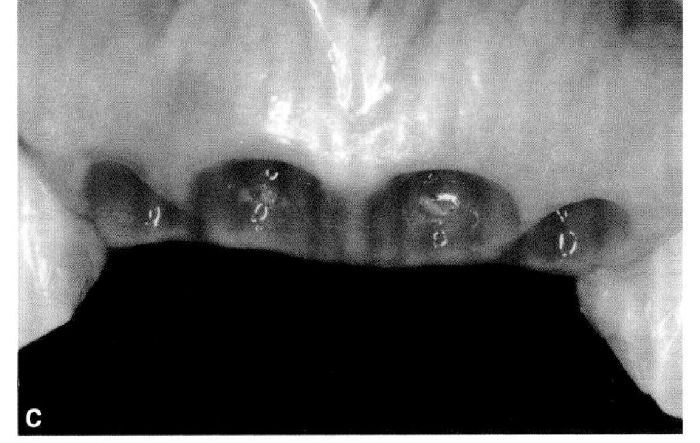

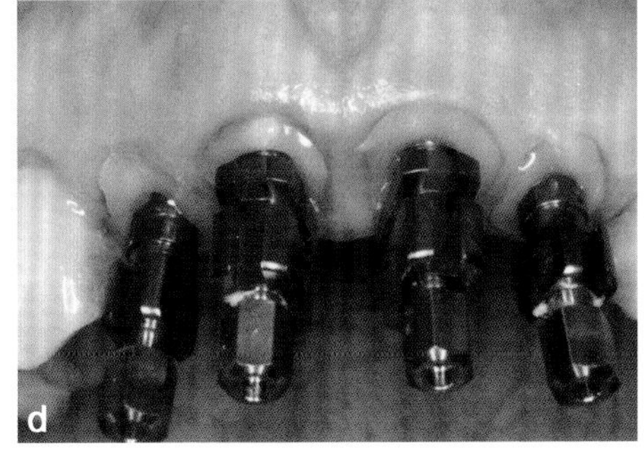

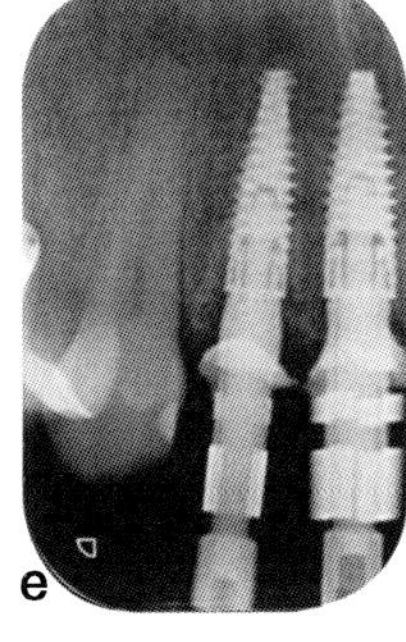

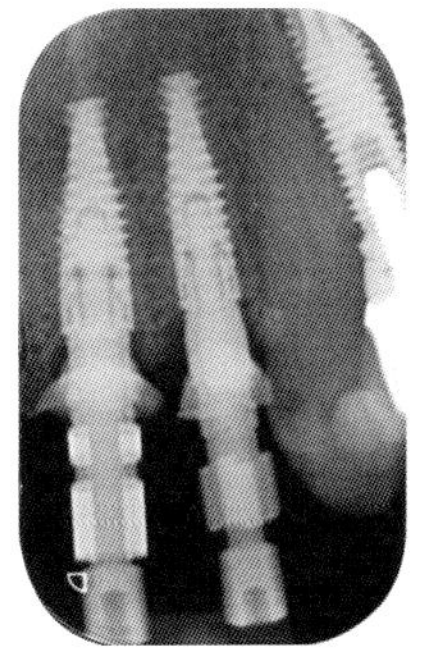

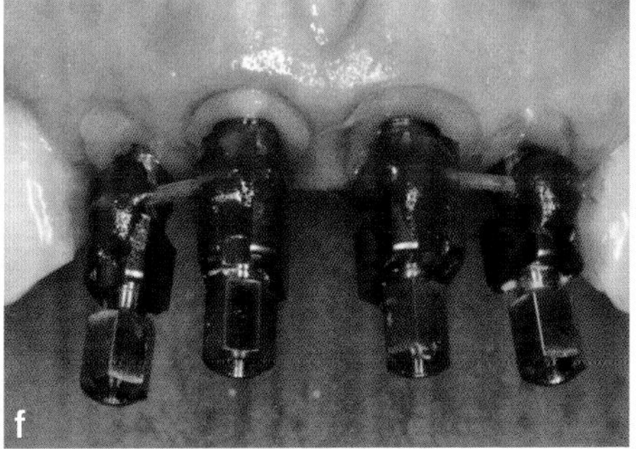

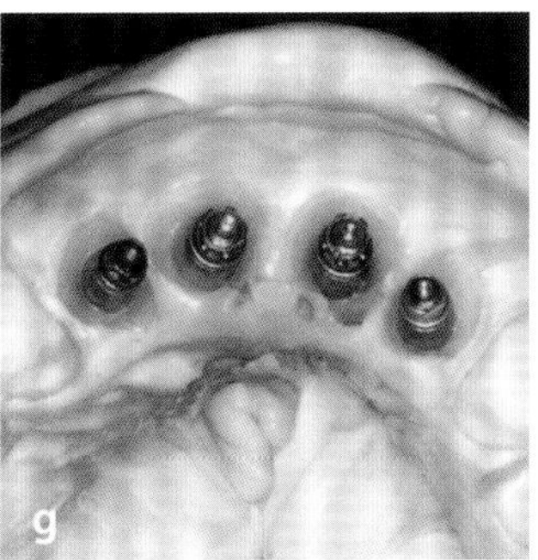

图 6-8　**制作最终修复体的程序**
（a）制作最终修复体前，临时修复体的唇面观。（b，c）去除临时修复体后的牙龈轮廓和软组织形态。（d，e）在开窗式取模柱周围注入流动树脂，复制穿龈轮廓形态，根尖片确认取模柱就位。（f，g）夹板式固定取模柱，将取模柱固定在硅橡胶印模上。

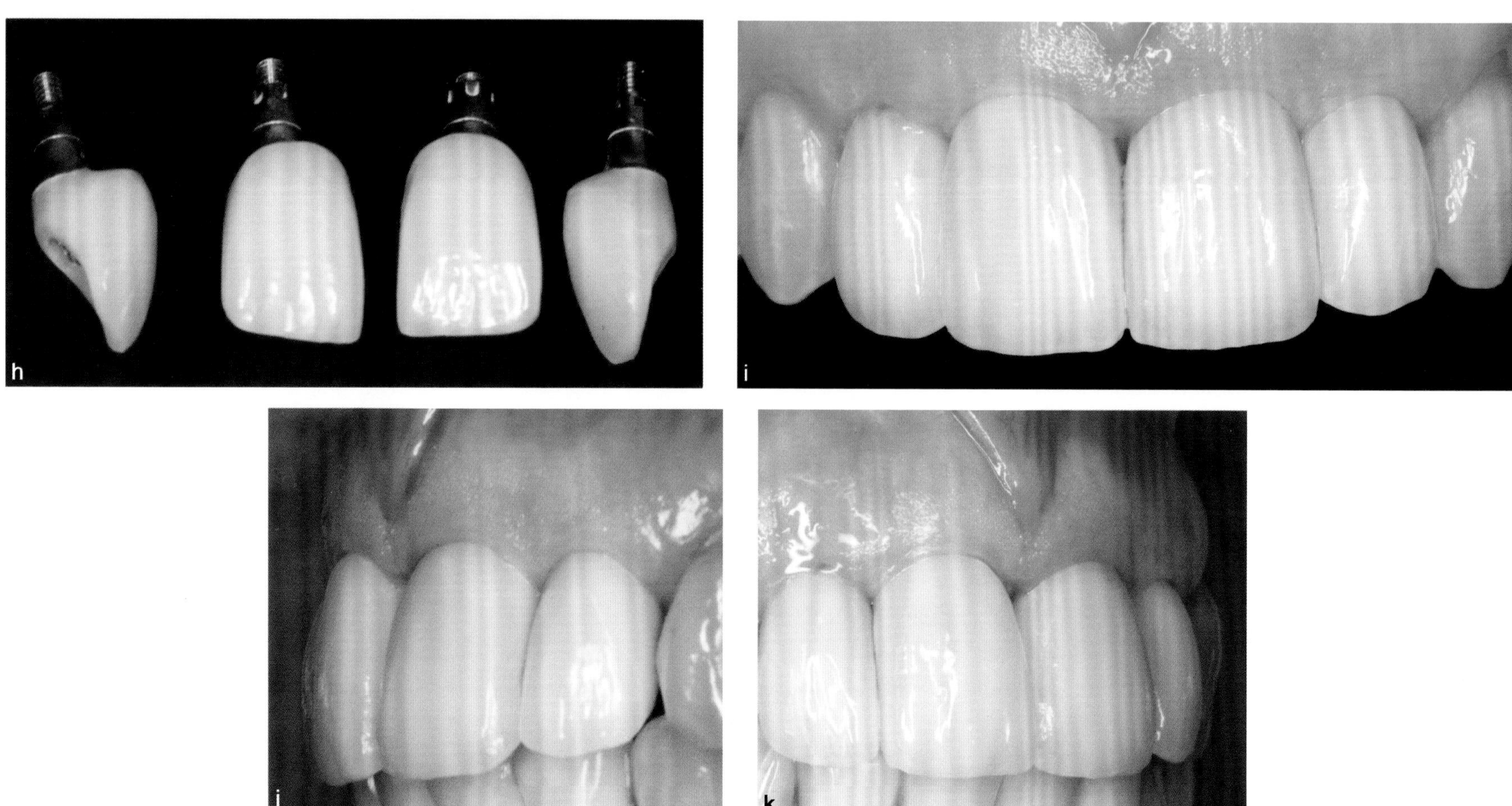

图 6-8 （续）
（h）永久修复体。
（i）螺丝固位的修复体的前面观。过量植入缓慢吸收的骨替代品，改善了生物学类型。
（j，k）穿龈轮廓的侧面闭口照。

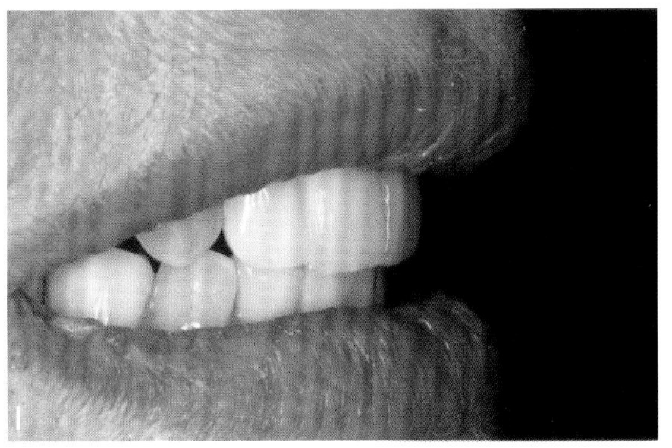

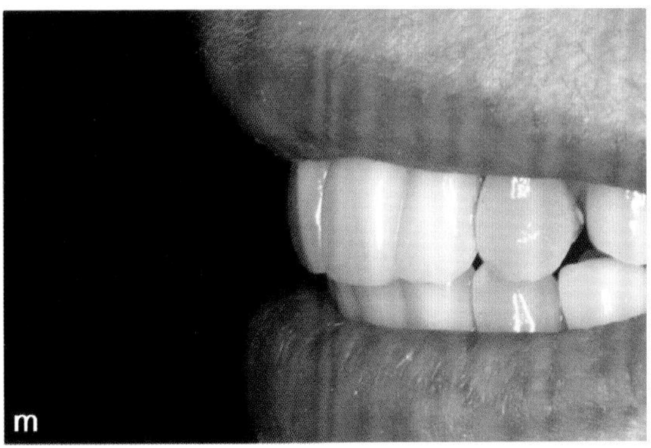

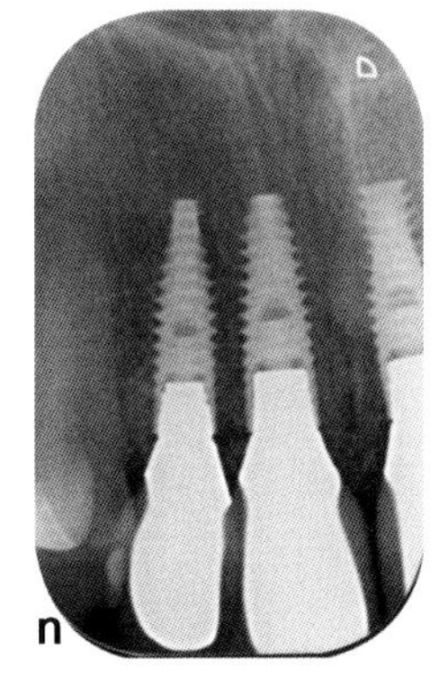

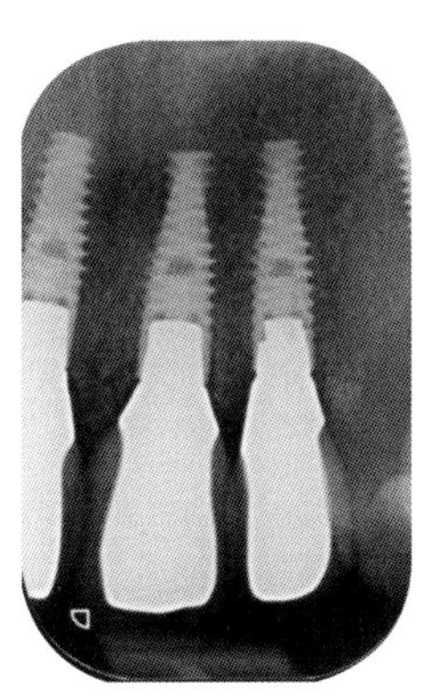

图 6-8 （续）
（l，m，n，o）患者微笑的侧面和前面观，根尖片记录了邻面骨高度的基线水平。
技工室：Nicolas Millière，Paris

的穿龈轮廓令人满意且外观自然（图 6-8j～n）。根尖片显示即使种植体相连，但是种植体之间的骨高度稳定（图 6-8o）。

结论

本章展示了临床评估表（CAT）和决策树（DecTree）在前上颌部分牙列缺失病例的使用。在植入多颗种植体的病例中，对于多个指标的评估不局限于每个种植位点而是在全局上。病例的难度取决于最复杂的位点。治疗决策树通常是基于 CAT 的结果以及第二章和之前的病例所描述的原则。

本病例需要强调的点以及它的特殊性在于：

1）制作了 4 个单冠而不是植入两颗种植体做 4 单元的桥体（Wöhrle 2014）。

2）与尖牙相比，将种植体颈部向根尖方向移动。

3）选择了牙支持式的临时粘接桥修复而不是即刻种植修复。

选择了非常规植入的种植体数目是为了保存平台转移的优势，为了获得足够的修复高度以获得理想的穿龈轮廓并行螺丝固位的修复。

治疗的首要目的是保存牙槽嵴骨量以及获得软组织的效果；所以放弃了桥体修复的选择。

采用粘接桥临时修复的目的是保存 12 位点重建的骨量以及整体的过量植骨。粘接桥能够缓解术区的生物力学压力。达到该目的的唯一方法是采用牙支持的修复体保护植骨区域。

总之，该病例的软组织增厚了，穿龈轮廓很协调，整体的治疗效果令人满意。牙冠的袖口向根尖方向移动，但中切牙和侧切牙的颈部袖口之间存在一定距离。最终的修复体比原来的修复体更长，原来的高位笑线会暴露牙冠的颈圈，但是治疗后这种情况已经消失，修复体的邻面接触点提升了，牙龈乳头也重新生长了。

参考文献

1. Daas M, Dada K, Postaire M, Vicaud F, Raux D, Brutus V. Les traitements implantaires avec Nobel Guide. Paris, Quintessence International 2008.
2. Dada K, Daas M, Malò P. Esthétique et implants pour l'édenté complet maxillaire. Paris, Quintessence International. 2011.
3. Rajzbaum P, Davarpanah M, Szmukler-Moncler S, Demurashvili G, Capelle-Ouadah N, Montenero J. Traitement de l'édentement plural. in : Davarpanah M, Szmukler-Moncler S, Rajzbaum P, Davarpanah K, Demurashvili G. Manuel d'Implantologie clinique, 3e éd. Concepts, intégration des concepts et esquisse de nouveaux paradigmes, 2012, éd. CdP, Paris.
4. Wöhrle PS. Predictably replacing maxillary incisors with implants using 3-D planning and guided implant surgery. Compend Contin Educ Dent 2014;35: 758-762.

第三部分 后牙区的修复

第七章　下颌后牙部分缺失（病例 5）

一位 42 岁的女性患者就诊，要求修复右下颌后部缺失牙。临床检查显示下颌后部缺失两颗牙（图 7-1a，b）。低位笑线，但微笑时能看到缺牙区；需要行种植修复（图 7-1a）。中厚龈生物学类型且角化龈的量是有限的（图 7-1b，c）。牙槽嵴顶在垂直向和水平向上丧失了其原有尺寸（图 7-1d～f），但是颊舌向的厚度足以容纳一颗标准直径为 3.75mm 的种植体（图 7-1e，f）。

CBCT 的矢状位视野显示下颌管上方有 15mm 可用骨高度；种植位点的牙槽嵴顶宽度分别为 8.1mm 和 8.6mm（图 7-1e，f）。

使用 CAT（临床评估表）对病例进行分析（图 7-2）。由于在后牙区不需要处理美学问题，因此不需要临时修复体。

本章的目的是显示一个简单病例的常规治疗。

系统风险（1）

患者是一位健康的中年女性。患者的病史显示没有任何的一般损伤、吸烟或酗酒●。

笑线（2），生物学类型（3），美学要求（4）

患者为低位笑线●（图 7-1a）。在此区域美学要求是中等的，仅仅是冠部的可视部分，●而重要的是功能。中厚龈生物学类型●（图 7-1b）。

拔牙病因（5）和感染诊断（6）

晚期的龋坏感染导致了此位点牙齿缺失。●愈合的位点不存在感染●。

皮质骨的厚度（7）和唇颊侧骨板的垂直吸收（8）

CBCT 矢状位视野显示此位点的可用骨轮廓，足以植入标准直径为 3.75mm 的种植体（图 7-1e～f）。植入种植体后，预期颊侧骨板的厚度为 1～2mm ●。

初始 PES 和 WES（9）

缺牙区的状况不需要考虑初始 WES。由于颈部凸起的丧失和牙龈乳头的塌陷，因此软组织的 PES 是中等的●。

临时修复体类型（10）

在下颌后牙区不需要临时修复体，没有相应的临时修复阶段，这在美学要求高的前牙区是至关重要的。因此在愈合阶段结束时就开始制作永久修复体。

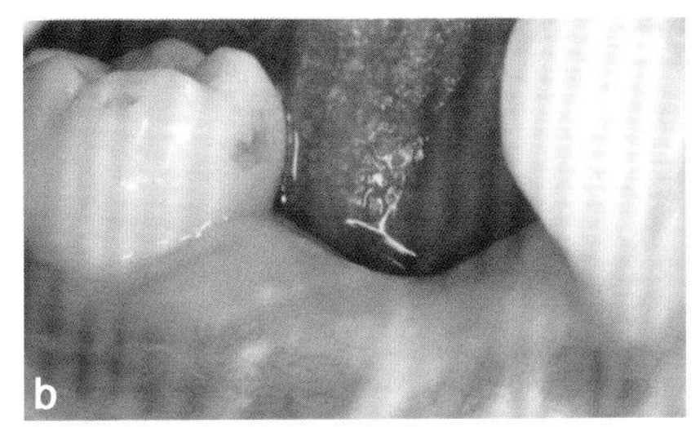

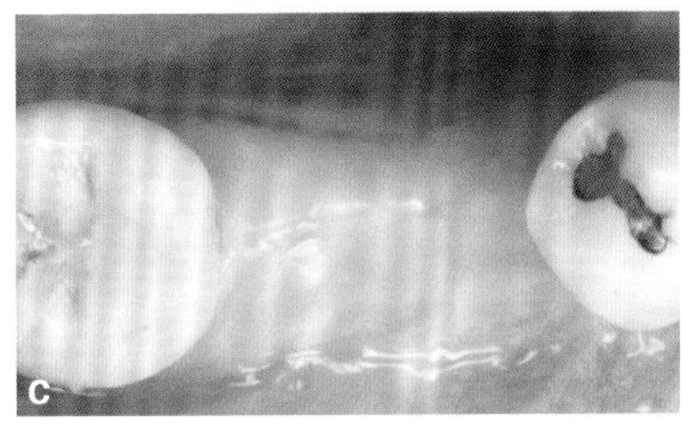

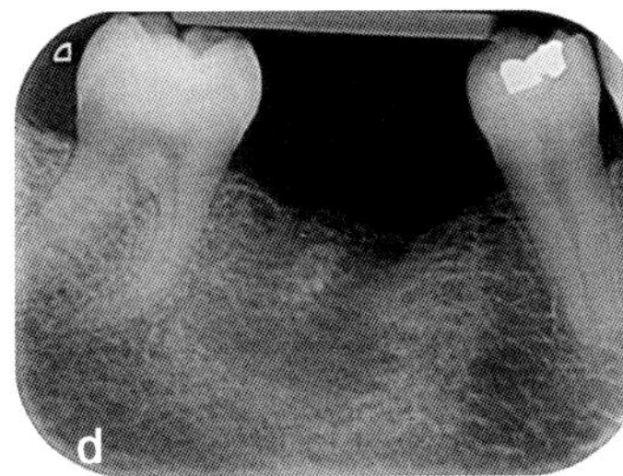

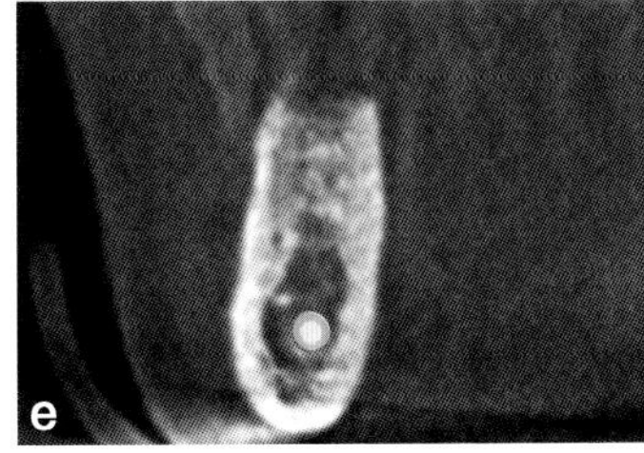

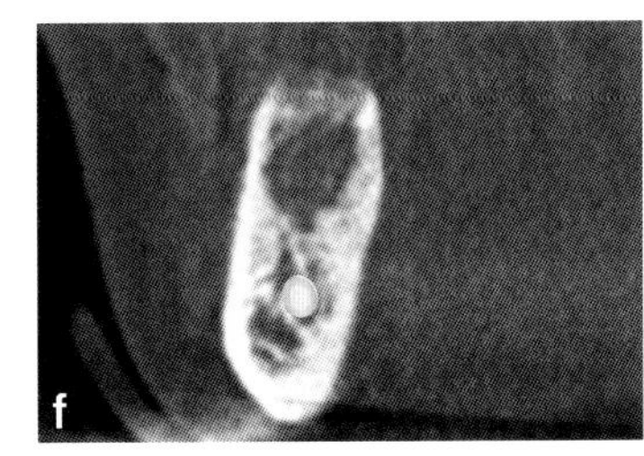

图 7-1　初始状况

(a) 常规微笑像；显示下颌后牙缺失。

(b, c) 缺牙区的颊侧和𬌗面观显示牙龈组织和垂直向骨丧失的状况。

(d, e, f) 后牙区种植位点的根尖片和 CBCT 矢状位视野；此尺寸足以植入标准直径种植体。

临床评估表(CAT)

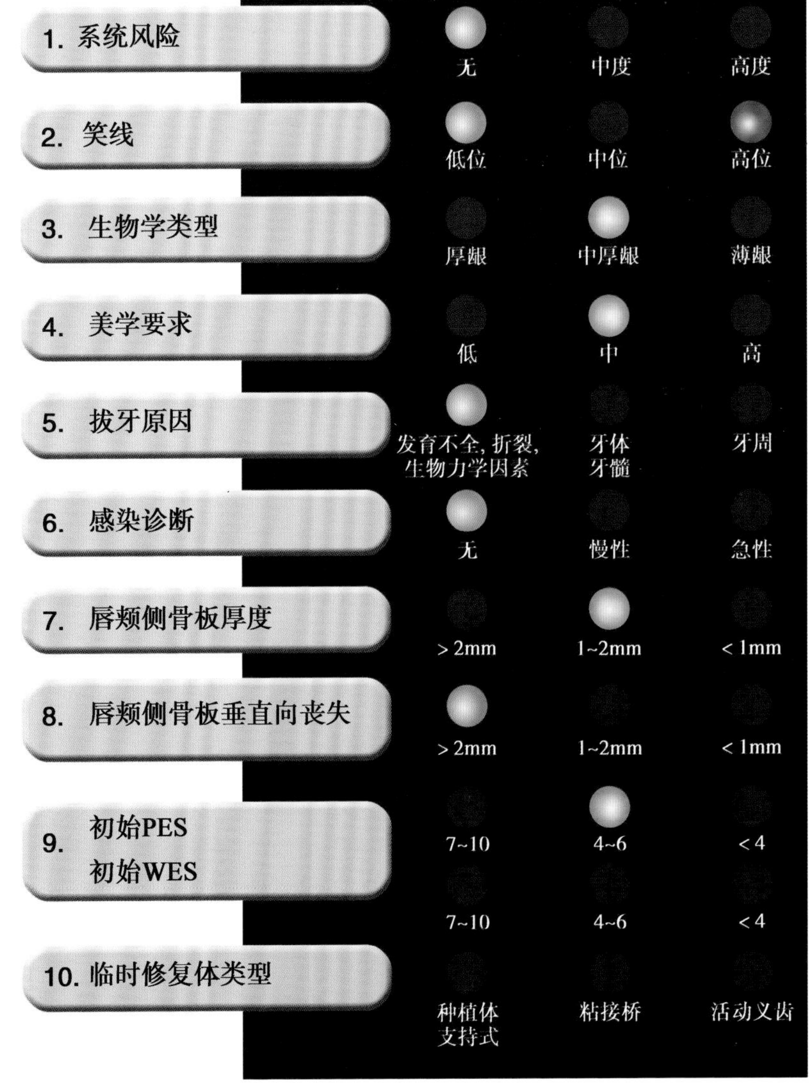

图 7-2　临床评估表(CAT)

治疗决策

在图 7-3 的决策树中呈现了治疗决策中的每一个决策节点。

- 种植体植入时机（第 1、5、6、7 和 8 点）

  位点是痊愈的。不存在全身或局部因素禁忌种植体的即刻植入。

- 硬组织程序（第 5、6、7 和 8 点）

  水平方向上，牙槽嵴顶的尺寸容许植入标准直径为 3.75mm 的种植体，同时遗留唇颊侧骨板厚度为 1～2mm。因此不需要侧壁骨增量程序。

- 软组织程序（第 1、2、3、4 和 9 点）

  生物学类型为中厚龈。因此，不需要软组织移植来改变局部的生物学类型。偏向舌侧的牙槽嵴顶切口，这样牙龈愈合结束时可以在局部产生更多的角化组织。

- 临时修复体类型（第 10 点）

  在低美学风险的后牙区不需要临时修复体。在骨结合阶段结束时制作最终的粘接桥。

治疗程序

治疗程序如下所示（图 7-3）：

- 在愈合位点植入两颗种植体，不伴有侧壁骨增量和软组织移植。
- 偏舌侧的牙槽嵴顶切口可获得一个良好的结果，类似于偏向颊侧的带蒂移植。
- 不伴有临时修复体的穿龈愈合。

在愈合阶段结束时，修复医生开始取印模并制作种植体支持的永久桥，由粘接在钛基台上的两颗金属烤瓷冠组成。

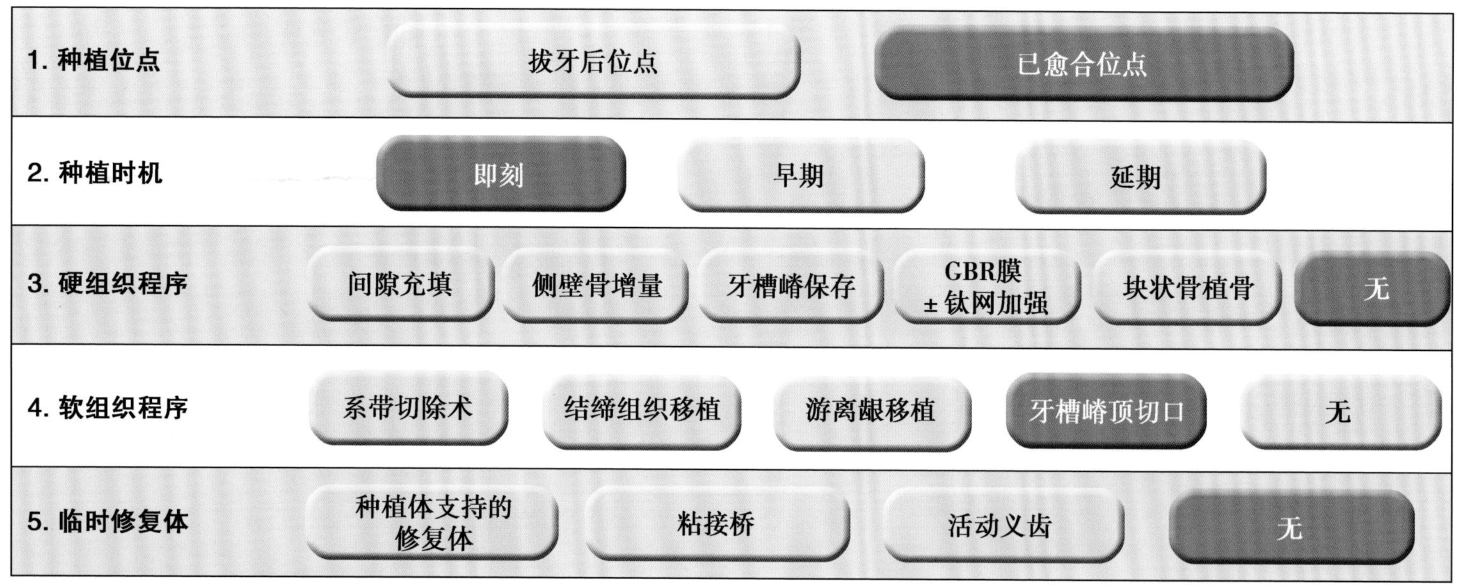

图 7-3 治疗方案的决策树（DecTree）

病例的治疗—外科程序

作一偏舌侧的牙槽嵴顶切口，翻开全厚瓣（图 7-4a）。根据种植体三维位置的规则，植入两颗种植体（Ø 3.75 × 11.5；Ø 3.75 × 10；C1，MIS）；要注意种植体和邻近天然牙之间的最小间距。两颗种植体之间的距离要>3mm，这也是两相邻种植体间所能保持的最小距离（图 7-4b，c）。缝合组织瓣之前在种植体上拧入愈合基台，不需要一期关闭创口。图 7-4d 显示了偏舌侧嵴顶切口的效果，目的是产生更多的角化组织。

修复程序

3 个月骨结合阶段结束时（图 7-5a），开始进入永久桥修复步骤。使用

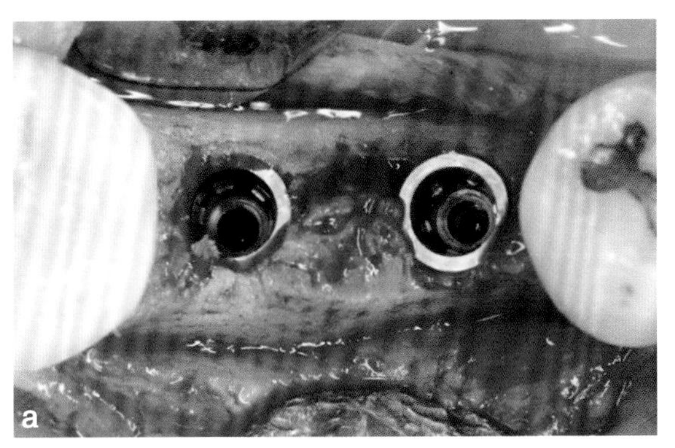

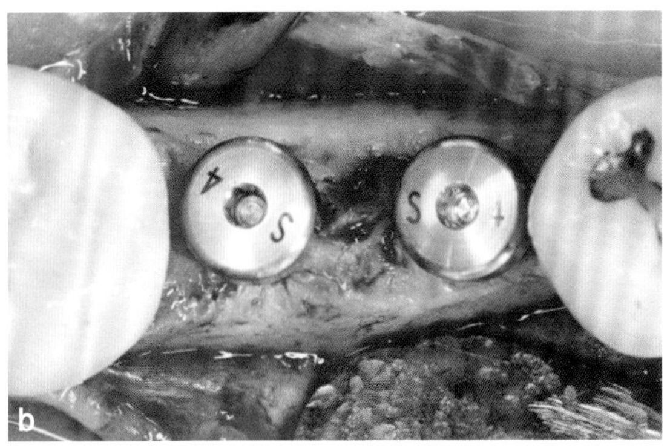

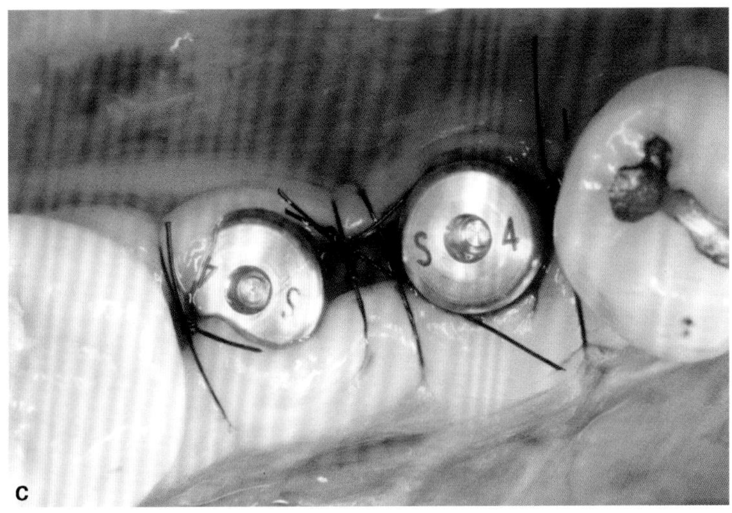

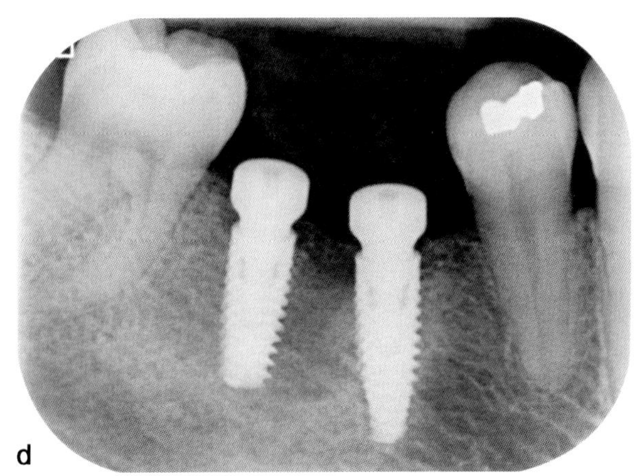

图 7-4　外科程序

（a）在缺牙区植入两颗 C1 种植体（MIS）。（b，c）位点殆面观，拧入愈合基台并在其周围缝合，一期不关闭创口。（d）术后放射线片显示正确的种植体位置，且存在平台转移。

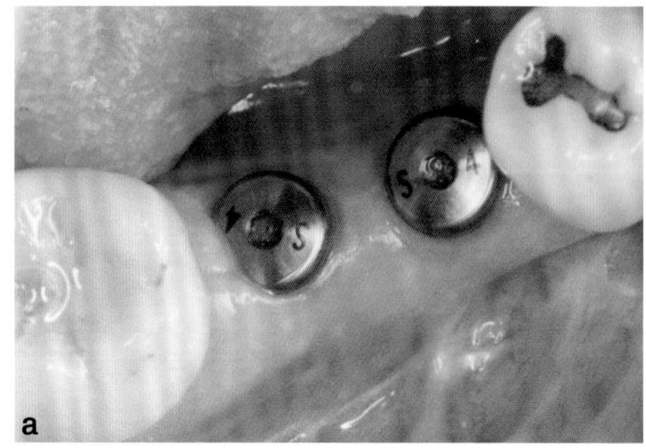
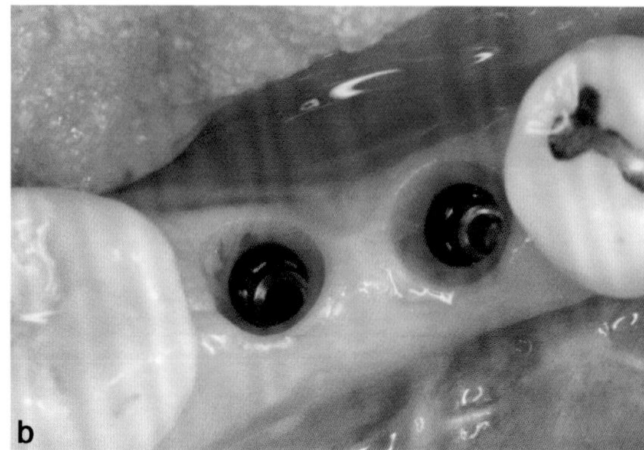
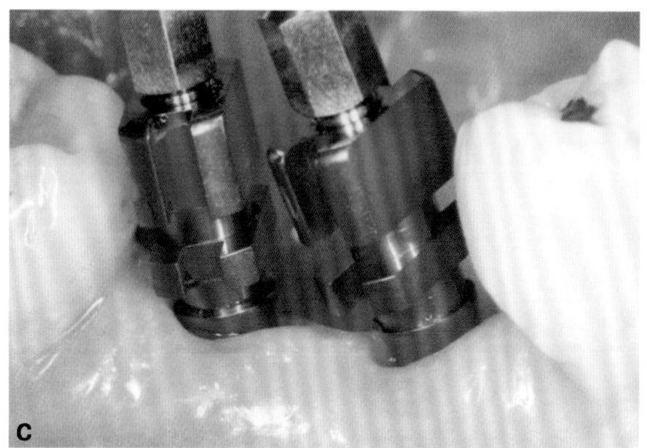

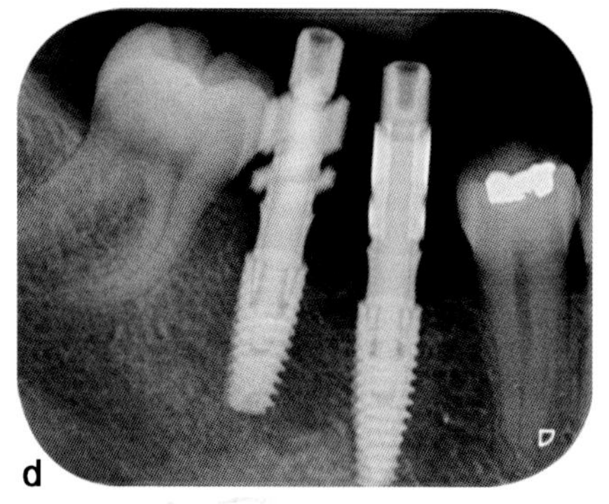
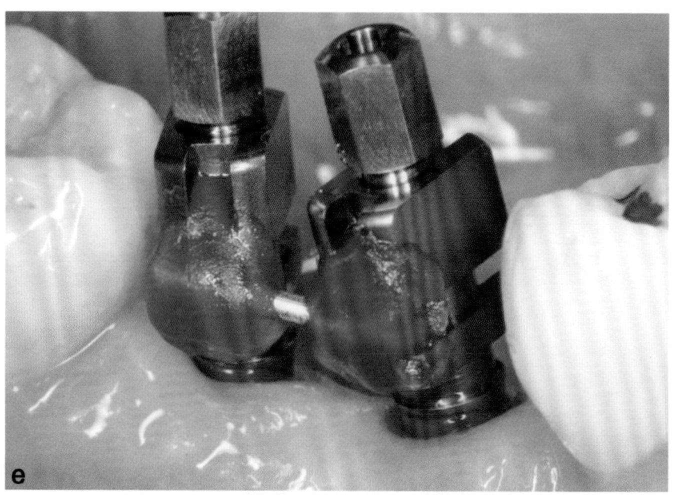

图 7-5 **永久修复程序**
(a, b) 3 个月愈合期后，愈合基台拧除前后显示组织健康和牙龈结构。
(c, d, e) 为取印模而安装的开窗转移印模帽，取印模前检查就位和夹板固定印模帽。

个性化托盘取开窗式印模(图 7-5b～e)。开窗转移印模帽拧入种植体颈部(图 7-5c)；常规拍摄根尖片检查就位(图 7-5d)。使用金属杆和树脂夹板固定印模帽(图 7-5e)，然后取印模。

印模模型传递到加工厂；技师用人工牙龈预备模型。研磨钛修复基台(图 7-5f～h)；基台边缘舌侧稍在龈上且颊侧稍在龈下(图 7-5g)。

基台被引导到定位钥匙上(图 7-5i)；传递给修复医生以便在患者口内检测基台的就位(图 7-5j)。基台的就位由放射线片确认。

加工厂生产了两单位粘接金属烤瓷桥，适配已预备好的基台(图 7-5k, l)。修复医生拧入基台并加力至 30N•cm。然后小心地粘接修复体；谨慎检查不要遗留任何粘接剂(图 7-5m～o)。

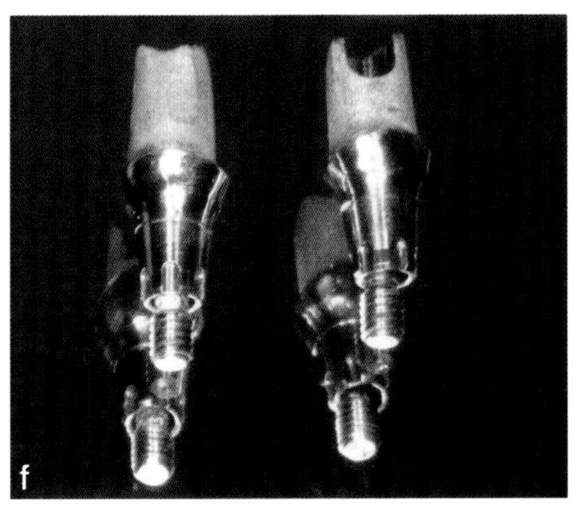

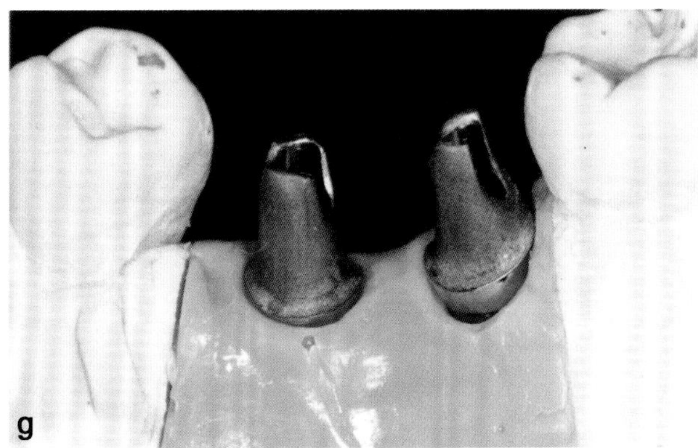

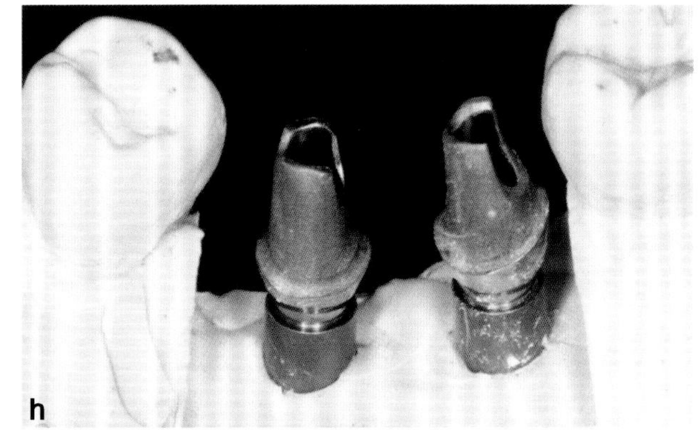

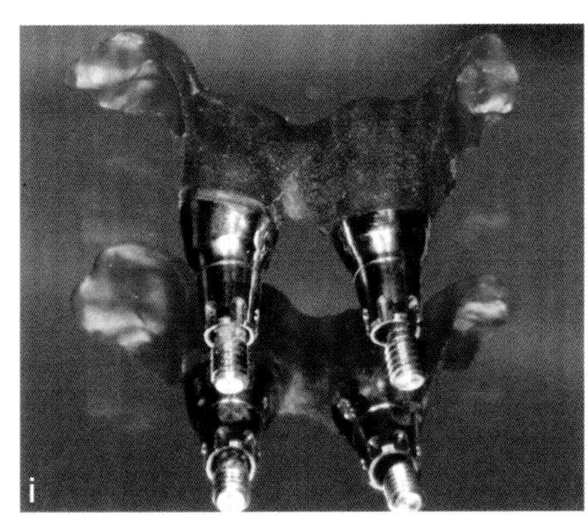

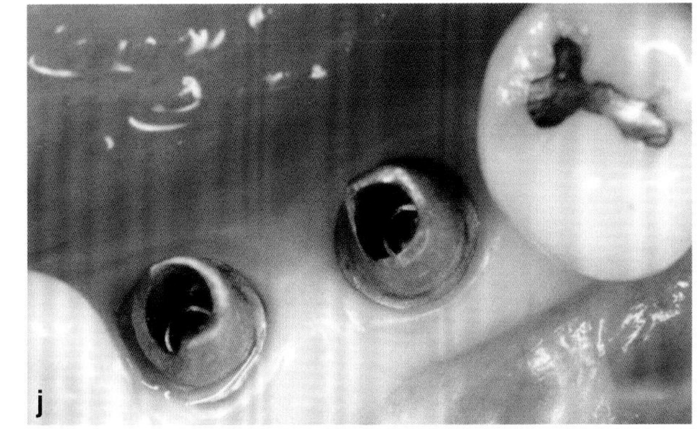

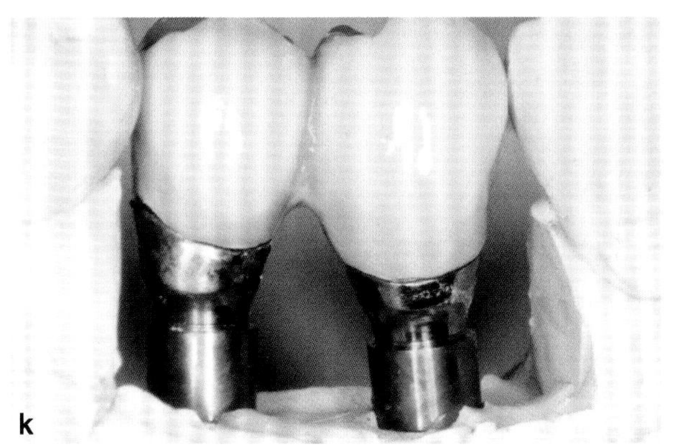

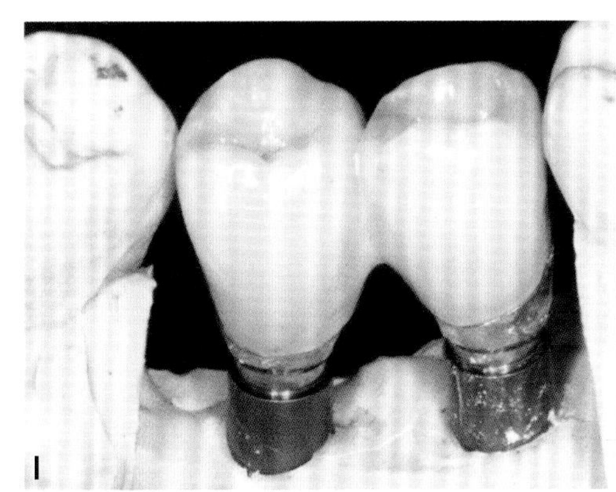

图 7-5 （续）

（f，g，h）使用铣床预备固体钛基台以使基台相互平行；基台就位于模型内的替代体上，伴或不伴有人工牙龈。

（i，j）带有定位钥匙的基台呈递给修复医生，临床试戴基台。

（k，l）模型上烤瓷冠的颊舌侧面观。

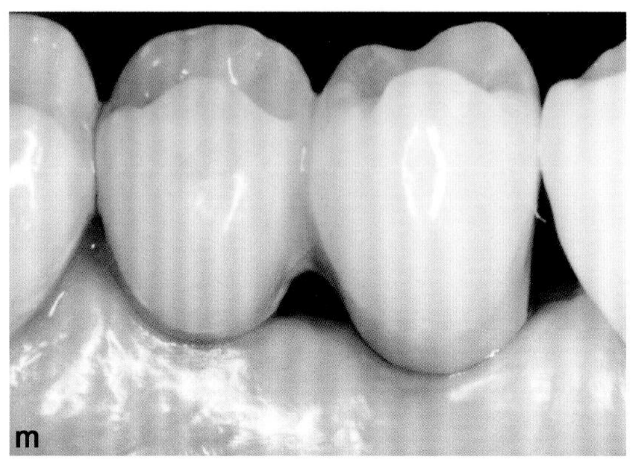

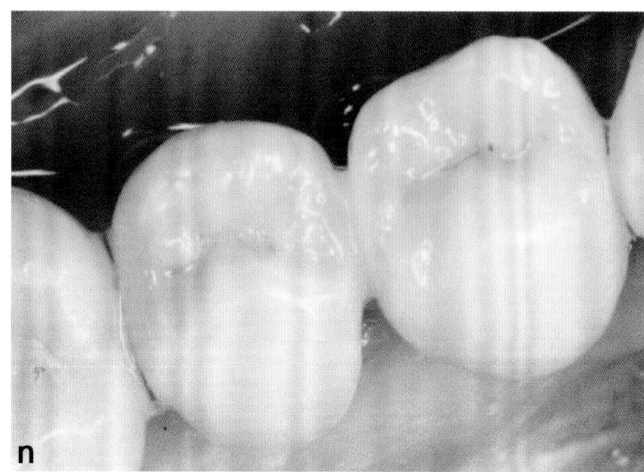

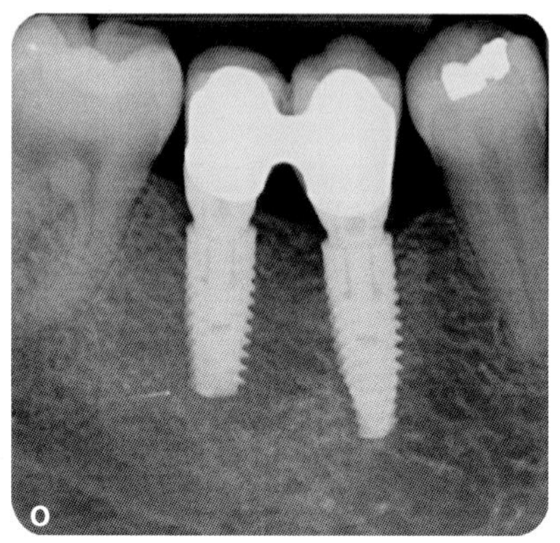

图 7-5 （续）
（m，n，o）粘接到口内的修复体颊舌侧面观，放射线片检查修复体就位和粘接剂残留。
牙科技工室：技工室 PHP，Philippe Almayrac，Montrouge

结论

此章节展示了一个简单病例的治疗，即后牙局部缺失。CAT 强调了后牙区的穿龈轮廓缺乏美学预期且参考了治疗方案的决策树。特定的围术期程序被简化为偏舌侧的牙槽嵴顶切口。这个简单的措施不能忽视，因为其可以改善软组织的质量。联合平台转移，可以帮助维持骨水平靠近其初始位置，以结果为导向的治疗计划是简单且可靠的。在此区域，美学要求是很低的。因此可以直接进行永久修复，不需要制作在前牙区至关重要的临时修复体。

第八章　上颌后牙部分缺失（病例 6）

一位 61 岁女性患者就诊，要求修复缺失的两颗右上后牙（图 8-1a～d）。临床检查显示为低位笑线，但是微笑时可以看到后部缺失的牙冠（图 8-1a）。薄龈生物学类型，且角化龈不足（图 8-1c）。根尖片显示剩余骨高度已经由上颌窦底提升术所纠正（图 8-1e）。目前垂直向骨量对于容纳标准直径种植体来说是足够的（图 8-1f，g）。

使用临床评估表（CAT）分析了此病例（图 8-2）。此区域不在美学区，因此不需要临时修复体。所以，此病例更专注于种植治疗的修复体方面；更准确地说，是用于支架的不同材料，如将会比较金、氧化锆和钴铬合金。

系统风险（1）

患者积极专业，配合良好。患者的用药史没有反映出任何特殊的常见损害、吸烟或酗酒●。

笑线（2），生物学类型（3），美学要求（4）

患者为低位笑线●（图 8-1a），生物学类型为薄龈●（图 8-1c）。在此区域美学要求中等●，仅仅是可以看到的牙冠部分，而功能是最重要的。

拔牙病因（5）和感染诊断（6）

此位点已经愈合●且没有感染●。

皮质骨的厚度（7）和颊侧骨板的垂直丧失（8）

CBCT 矢状位视野显示此位点的可用骨高度足以植入一颗标准直径为 3.9mm 的种植体（图 8-1e～f）。种植体植入后，剩余皮质骨宽度有 1～2mm●。

初始 PES 和 WES（9）

在此缺牙状况下，考虑初始 WES 是没有意义的。对于软组织，由于颈部凸起和牙龈乳头的塌陷导致 PES 较低●。

临时修复体类型（10）

在上颌后牙区，不涉及美学时一般不建议制作临时修复体，除非患者表达了特殊的诉求。在愈合阶段结束时，开启修复程序后直接制作并戴入永久修复体。

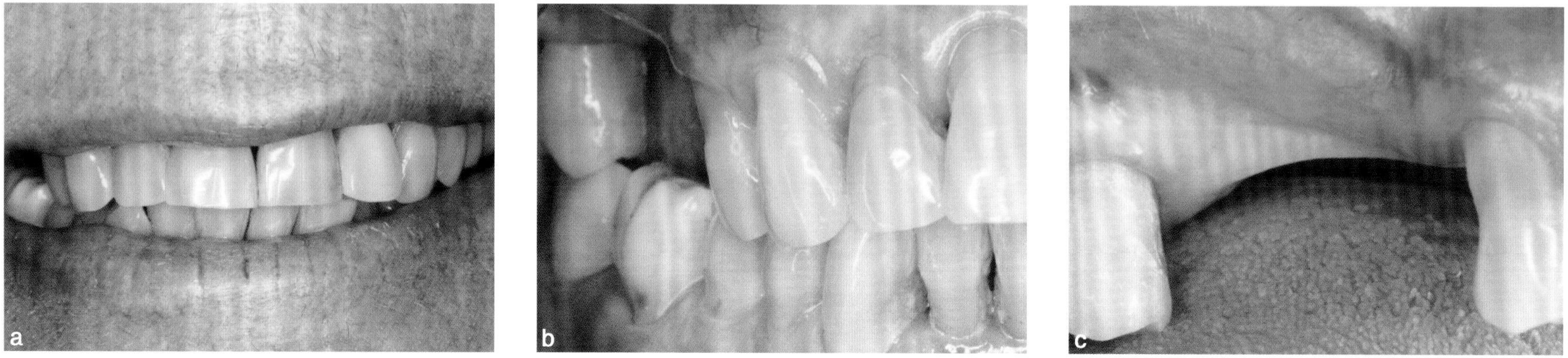

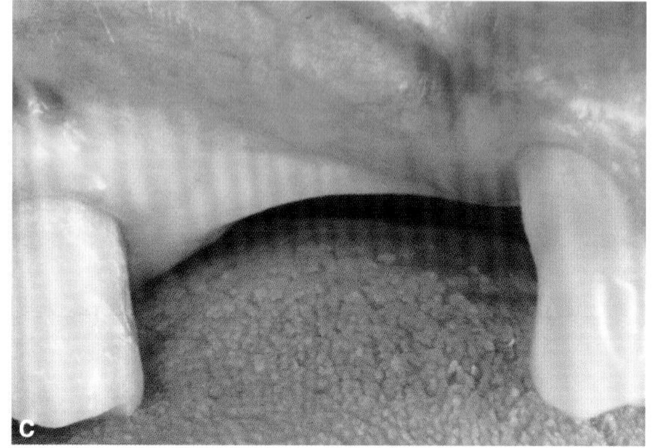

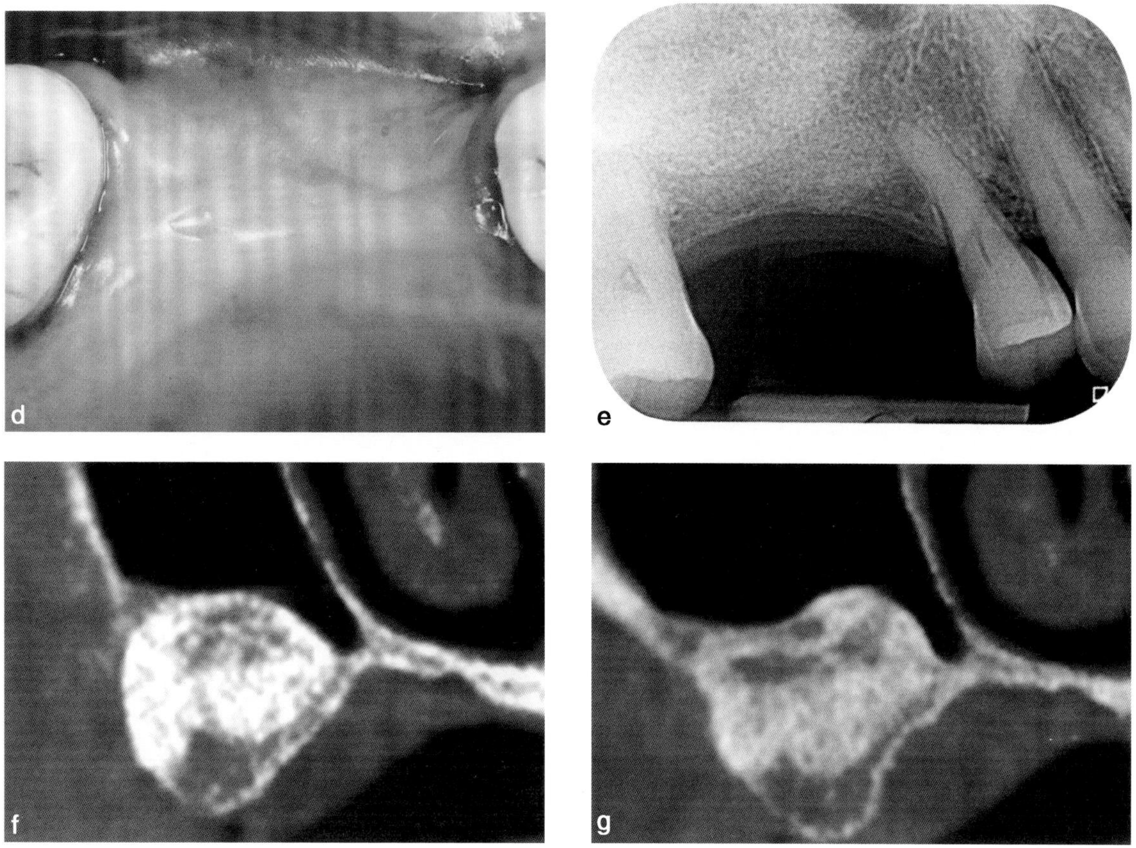

图 8-1　初始条件

(a, b) 患者微笑咬合时显露上颌后牙缺失区。

(c, d) 需修复区的颊侧和殆面观，显示了牙龈的状态、垂直骨缺损的大小和牙槽嵴顶的宽度。

(e, f, g) 窦底提升术后需行种植的后牙区根尖片以及相应的 CBCT 矢状位视野。

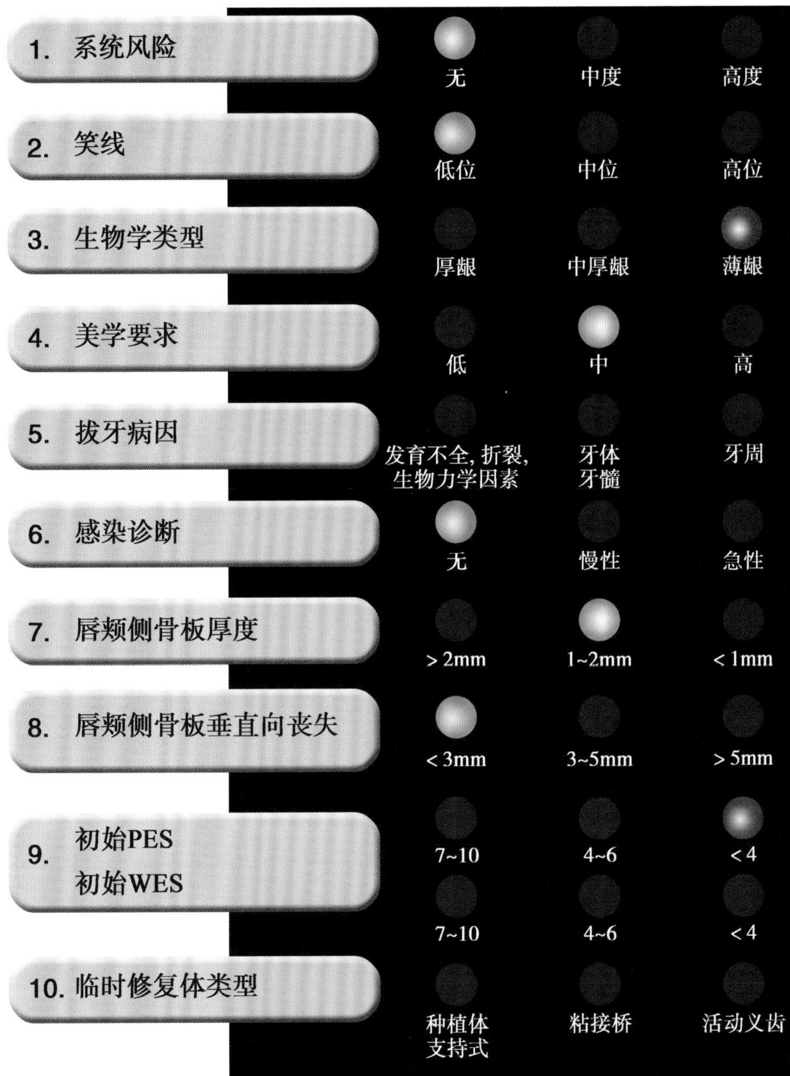

图 8-2　临床评估表（CAT）

治疗决策

图 8-3 决策树中揭示了治疗决策中的每一个节点。

- 种植体植入时机（第 1、5、6、7、8 点）

位点已经愈合。没有种植体植入禁忌，无论是全身或是局部。

- 硬组织程序（第 5、6、7、8 点）

水平方向上，牙槽嵴顶的尺寸容许植入标准直径（Ø 3.9mm）的种植体，同时遗留唇颊侧骨板厚度为 1～2mm。选择颈部特征为三角形的 V3（MIS）种植体；其中一个平面定位正对颊侧；这将会增加颊侧骨板的皮质骨厚度。

- 软组织程序（第 1、2、3、4、9 点）

生物学类型为薄龈；为了在软组织愈合结束时产生更多的角化组织，牙槽嵴顶切口需偏颚侧。

- 临时修复体类型（第 10 点）

在后牙区不需要临时修复体，因为此区域美学风险低。骨结合期结束时，将会制作螺丝固位的固定桥。

治疗顺序

治疗顺序如下（图 8-3）：

- 在愈合位点植入两颗种植体，不伴有侧壁骨增量。
- 偏腭侧的嵴顶切口，结果类似于带蒂移植。
- 穿龈愈合 3 个月，不带有临时修复体。

愈合阶段结束时，开始进行常规印模并制作永久修复体。两单位固定局部义齿将会是螺丝固位的。

为了教学目的，支架将分别设计为金、氧化锆和钴铬合金。其中两种支架将会制作烤瓷冠，治疗团队会选择最美观的修复体。

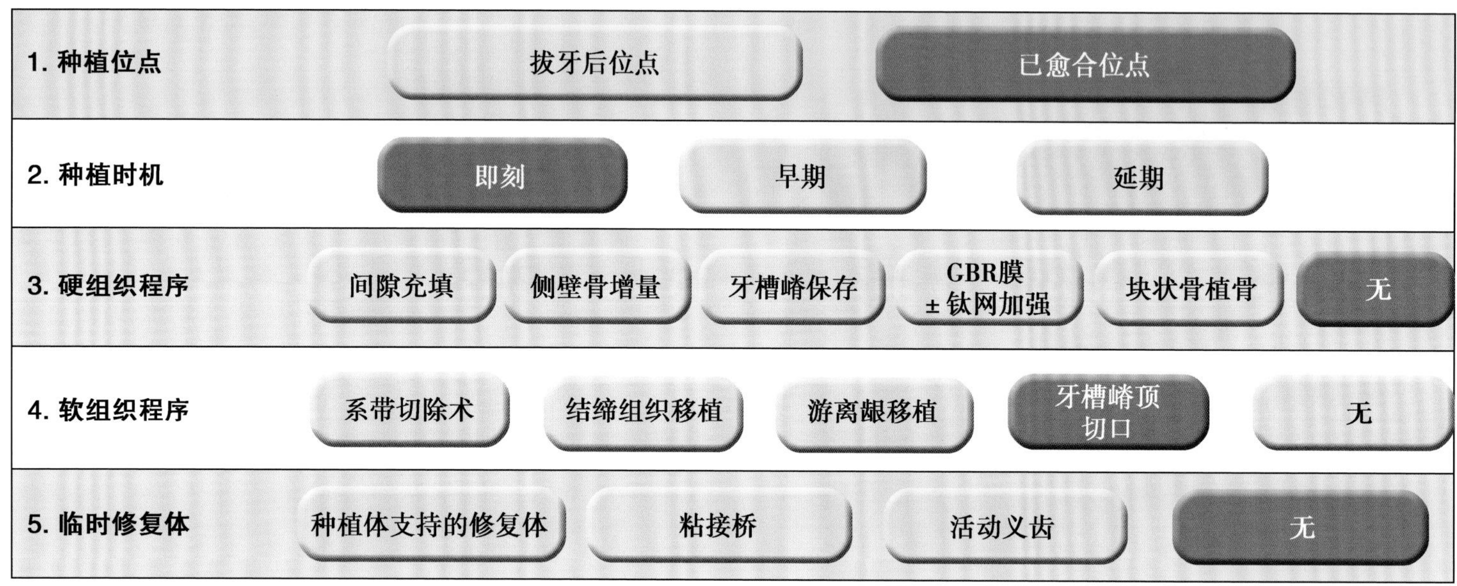

图 8-3　治疗方案的决策树（DecTree）

病例治疗——外科程序

偏腭侧的牙槽嵴顶切口，伴随近远中松弛切口。翻起全厚瓣；提供到达牙槽嵴顶的通道。植入两颗种植体，直径 Ø 为 3.9 × 11.5mm（V3，MIS），相邻种植体间以及种植体与相邻天然牙之间的最小间距都满足理想的种植体 3D 位置原则。为种植体植入所设计的一套校正工具，用于维持牙齿与种植体间至少 2mm 间距，以及相邻两种植体间至少 3mm 间距（图 8-4a～c）。拥有三角形颈部的 V3 种植体被植入预备好的种植窝内；最终定位平面与唇颊侧骨板平行（图 8-4d～g）。预备种植窝的最后一钻总是使用锋利的工具（图 8-4e）。种植携带体上的平面标志协助定位种植体颈部的平面部分与唇颊侧骨板平行（图 8-4d～g）。缝合组织瓣前，在种植体上拧入愈合基台（图 8-4h），不需要一期关闭创口。图 8-4i 显示了偏腭侧切口的转移效果，意在产生更多的角化组织。术后根尖片显示带有平台转移特征的两颗种植体获得了满意的植入效果（图 8-4j）。

在后牙区，不需要制作任何临时修复体。软硬组织愈合 6 个月后，下一步是准备最终修复体。

牙龈是健康的，且偏腭侧的嵴顶切口增加了角化组织的厚度（图 8-5a）。拧下愈合基台，可以看到最终软组织的质量和结构（图 8-5b）。愈合基台替换为修复的复合基台（multi-unit abutments，MUA）（图 8-5c，d）；取印模前把特定的印模帽拧在 MUA 上（图 8-5e）。在夹板固定之前，一般拍摄放射线片确认印模帽的就位（图 8-5f，g）。印模帽被嵌入印模材料中，然后把印模发送到技工室（图 8-5h）。把相应的 MUA 替代体拧到印模帽上（图 8-5i～k），然后用人工牙龈完成模型（图 8-5l～n）。

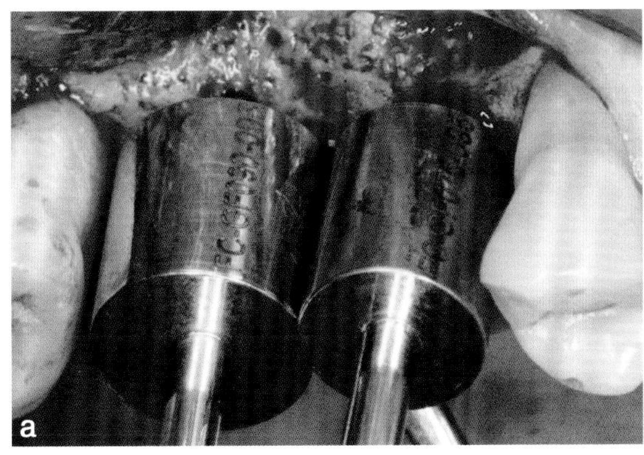

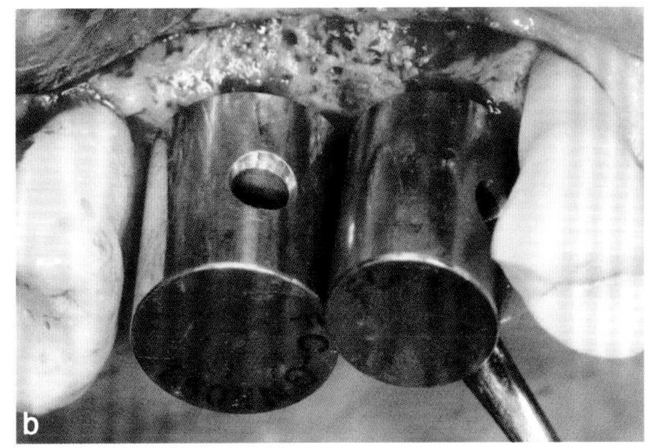

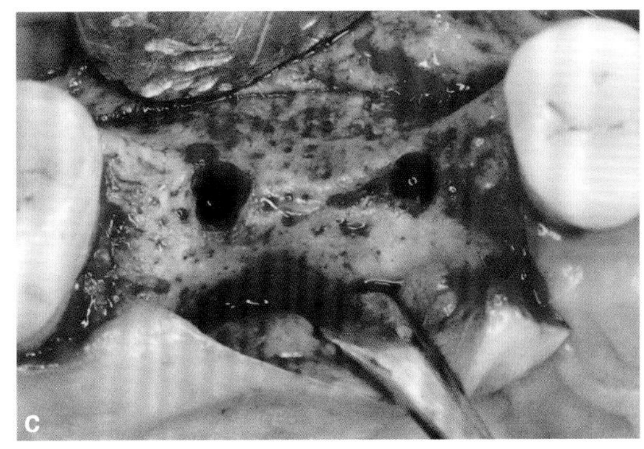

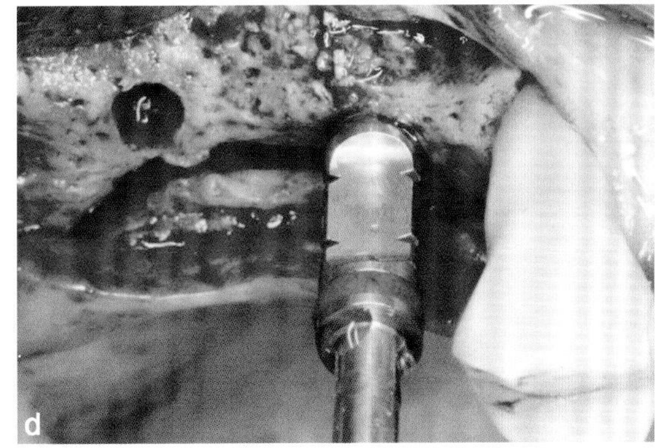

图 8-4　外科程序

（a，b，c，d）适应现有种植体直径的特定手术引导套件，决定了相应种植体与牙齿之间的距离。套件包括钻和方向指示器，协助维持两颗种植窝之间以及种植窝与牙齿之间的预期距离。

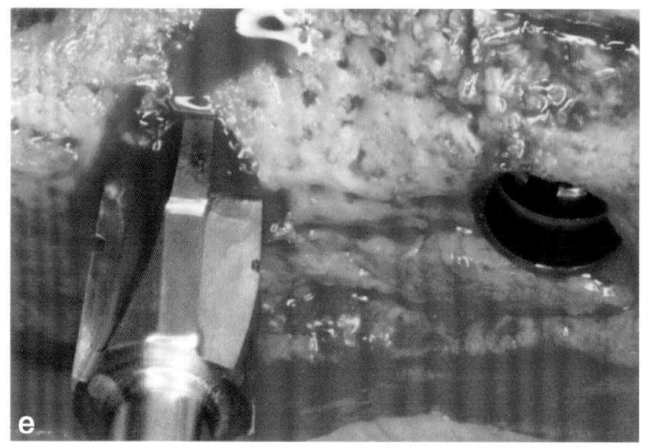

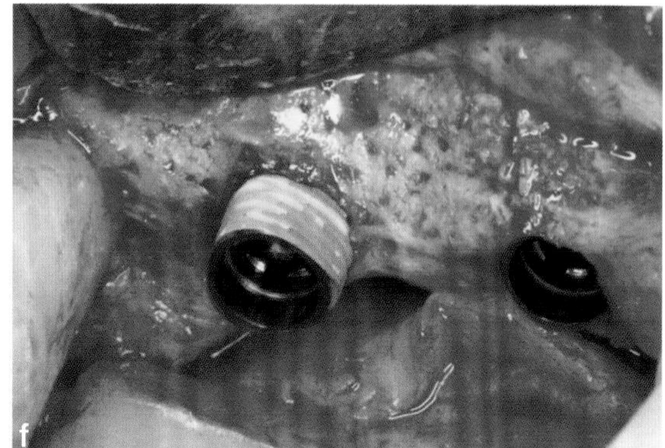

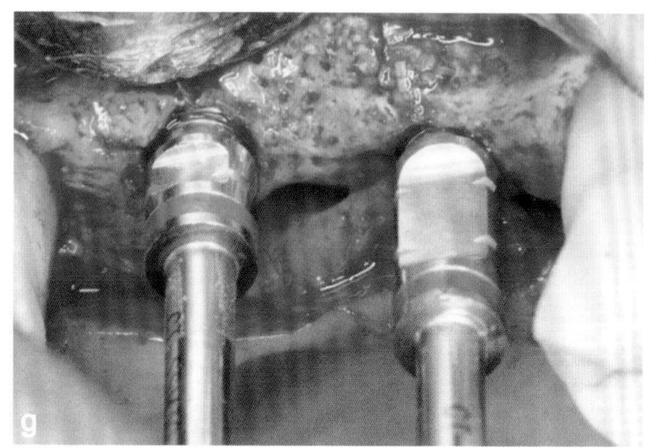

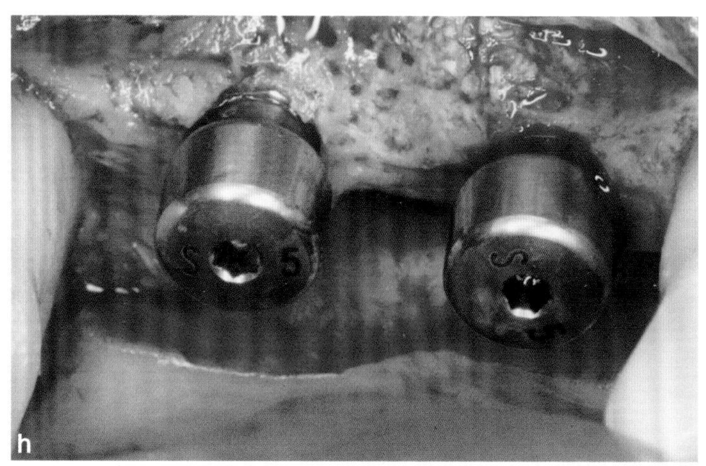

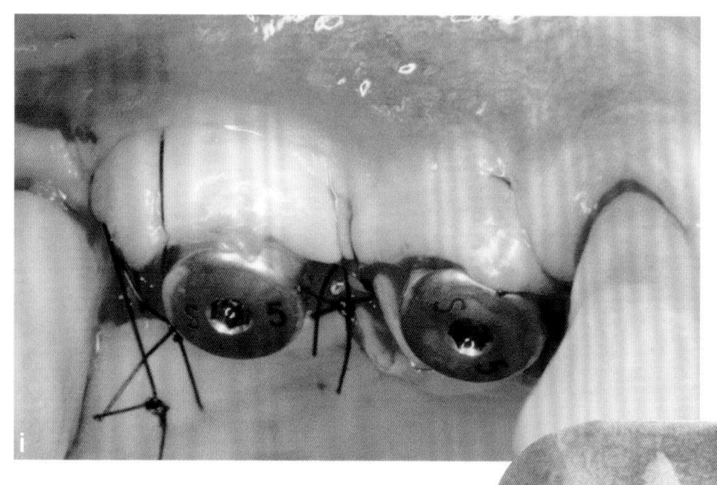

j

图8-4 （续）

(e, f, g) 近中种植体已经植入，同时用最终钻再预备远中种植窝；植入了拥有紫色颈部和 3 个颈部平点的 V3 标准种植体，种植携带体上的平面标志证实了颈部平点的正确位置，与颊侧骨板平行。

(h, i) 在种植体颈部拧上愈合基台并缝合组织瓣，不寻求一期关闭创口。

(j) 术后放射线检查。

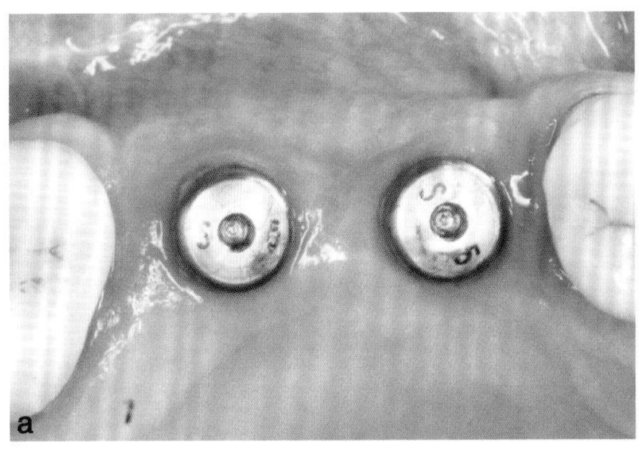
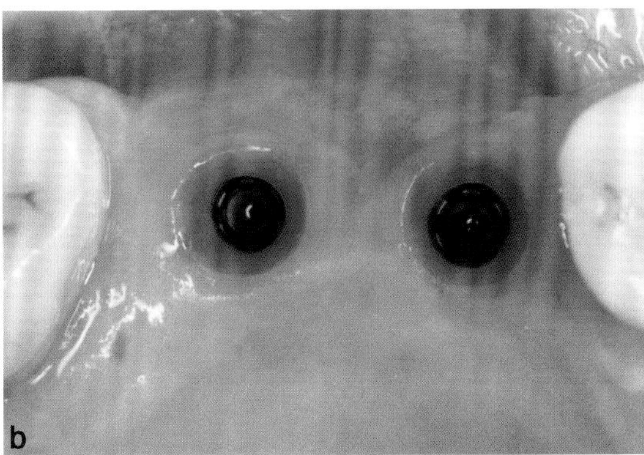
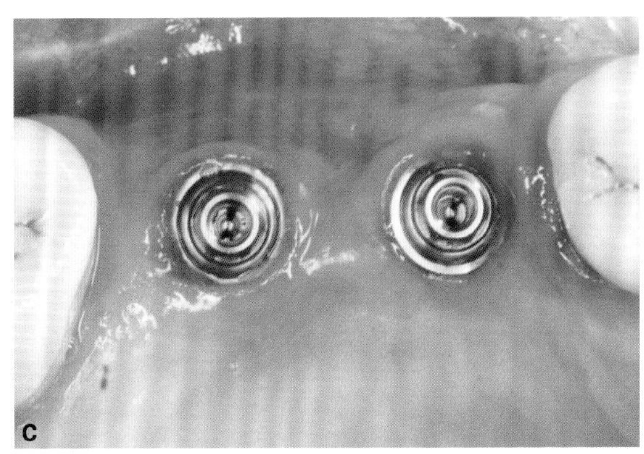

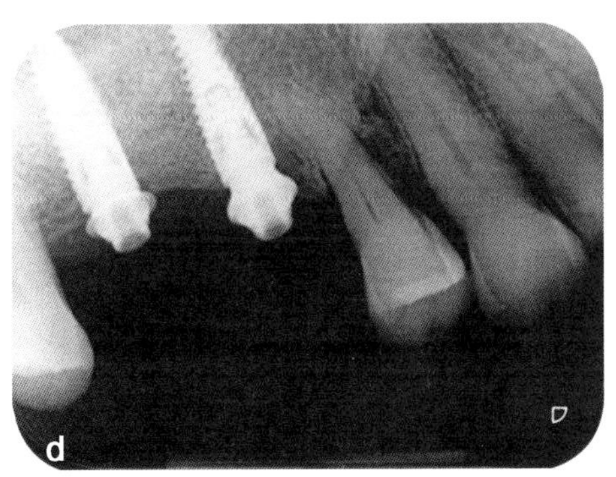
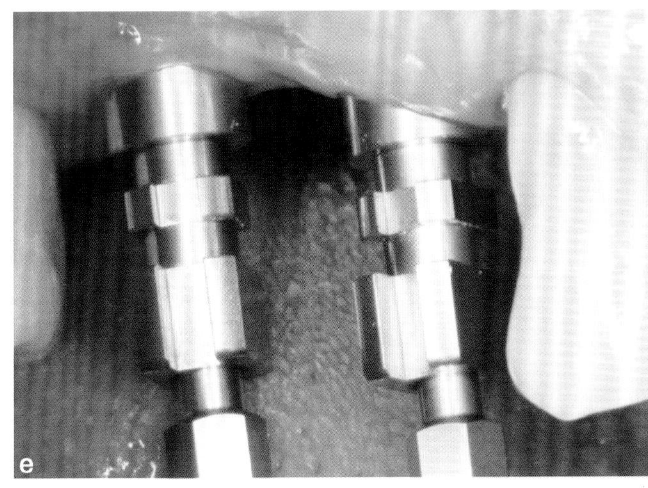
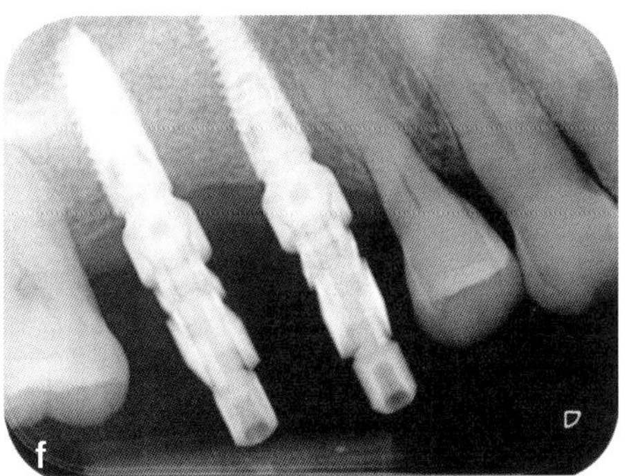

图 8-5 印模制作最终修复体

（a，b）愈合 6 个月后可以看到愈合基台和健康的牙龈。
（c，d）把复合基台拧到种植体上并拍摄放射线片确认就位。
（e，f）在 MUA 上拧入开窗印模帽并拍片确认合适的就位。

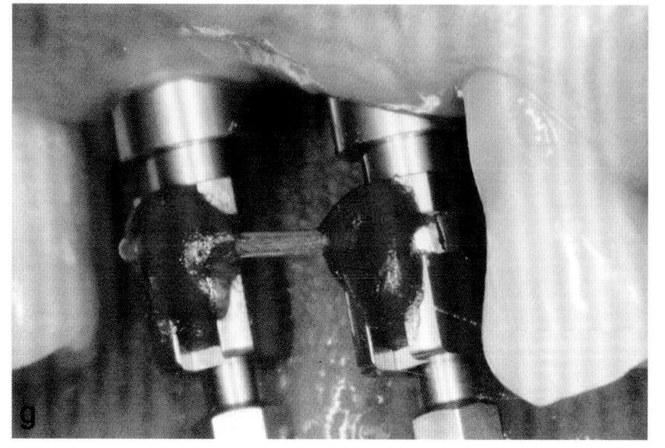

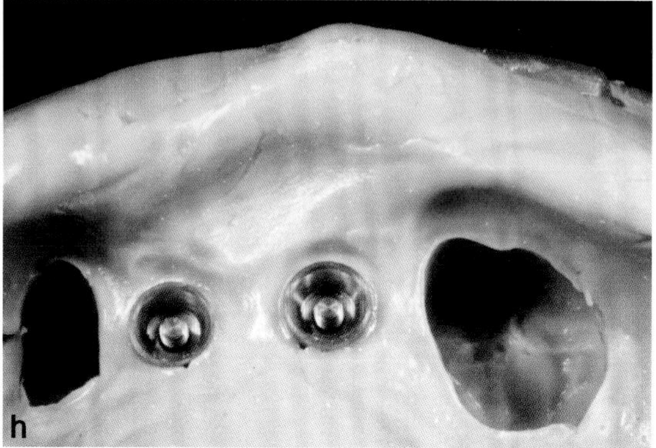

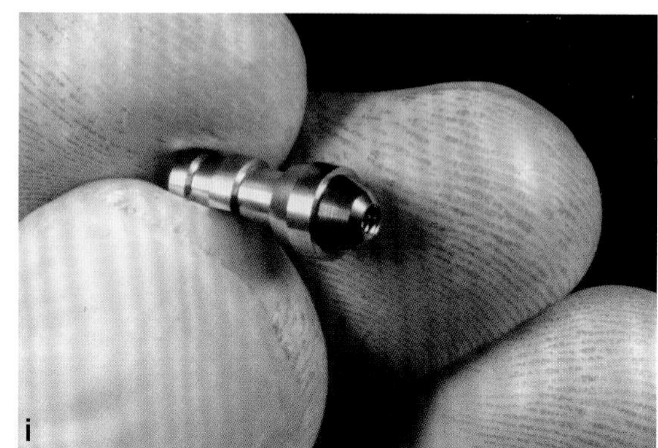

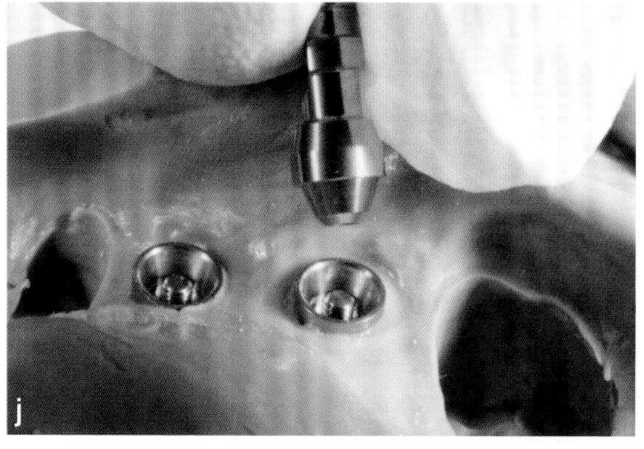

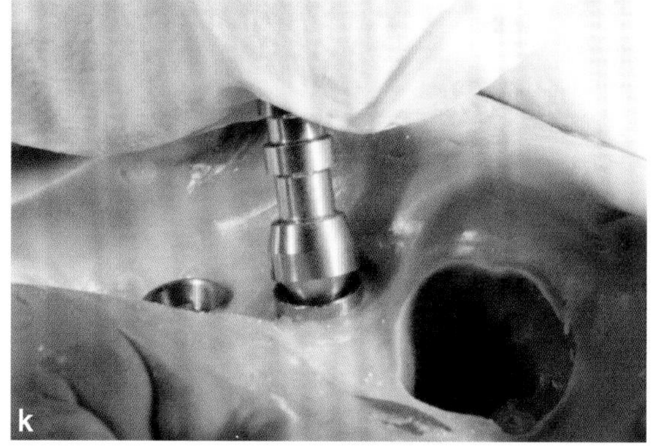

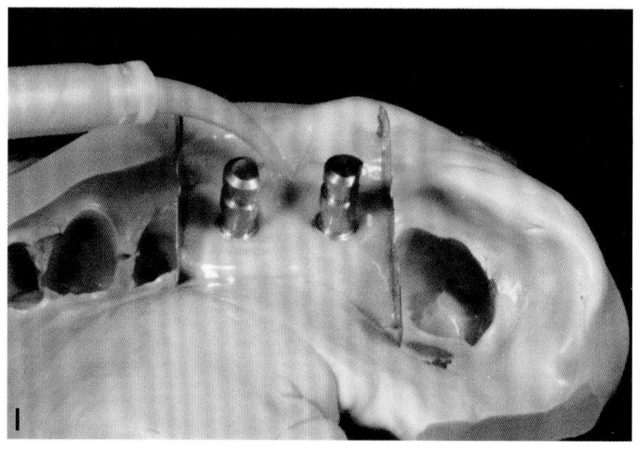

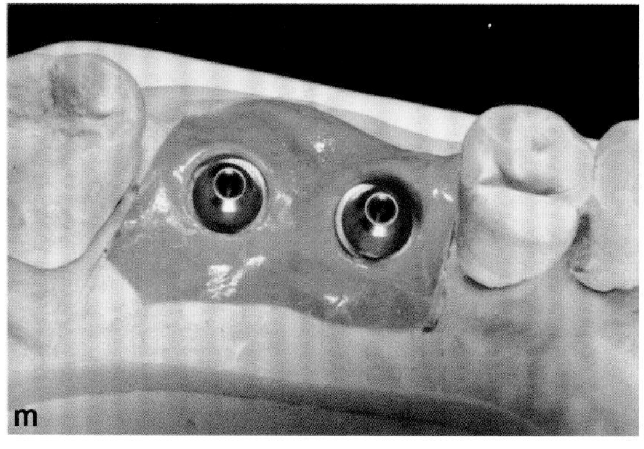

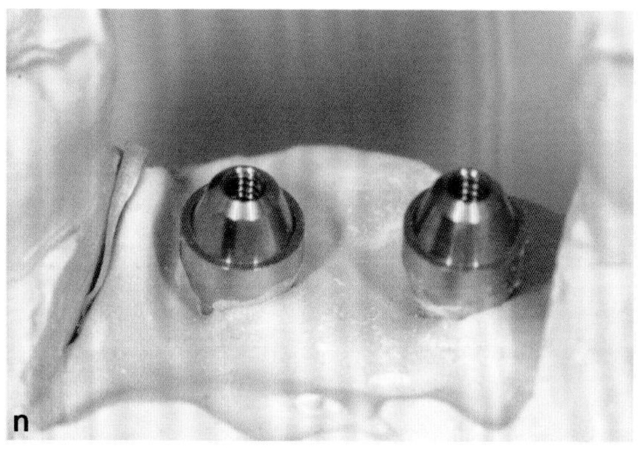

图 8-5 （续）
(g, h) 夹板固定印模帽，印模时印模帽完全嵌入印模材料中。
(i, j, k) 把 MUA 替代体拧到印模帽上。
(l, m, n) 在印模内挤入人工牙龈，伴或不伴有人工牙龈的模型，已经准备好连接钛基台附件。

通过不同的制造技术制备支架

为了教学目的，准备了 3 种不同的支架，氧化锆（图 8-6a～k）、金（图 8-7a～h）和钴铬合金（图 8-8a～o）；每种都包含了特殊的制作工艺。其中两种准备制作全瓷冠；然后在患者口内试戴和评估（图 8-9a，b，图 8-10a～c，图 8-11a～c）。选择美学效果最好的修复体作为最终修复体（图 10a～c）。

数字化铣床制作的氧化锆支架

在高度调改后的临时钛基台上，技工室开始预备支架蜡型（图 8-6a～c）。为了在技工室激光扫面仪中形成更好的对比，使用粉末喷涂蜡型（图 8-6d，e）。扫描文件被传送到铣床中心（Simeda，Luxembourg）；基于蜡型，从一个预烧结氧化锆块中预备出氧化锆支架（图 8-6f）。一周后收到支架；成功地在模型上（图 8-6g，h）和患者口内（图 8-6i～k）试戴。

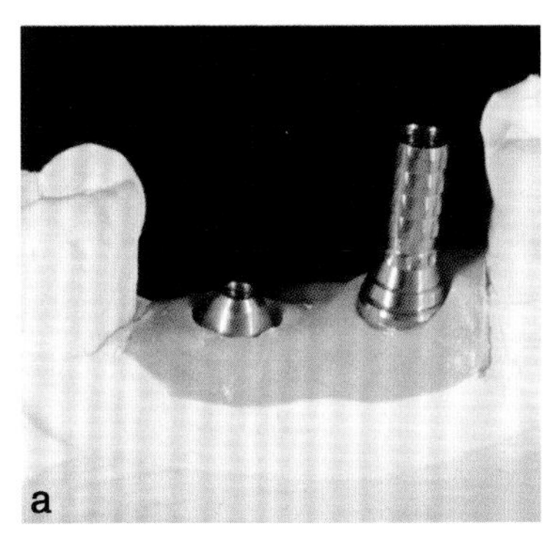

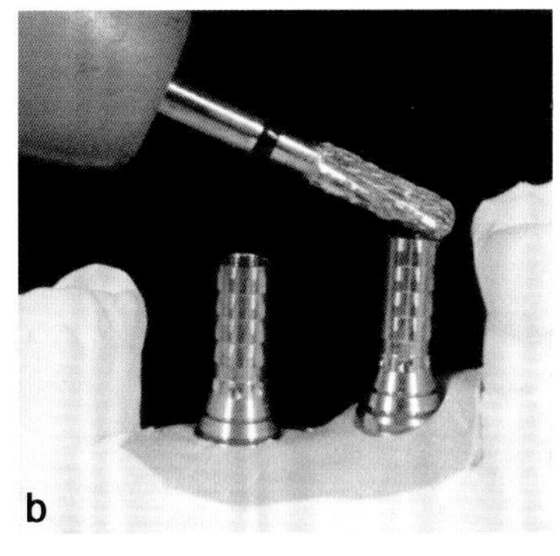

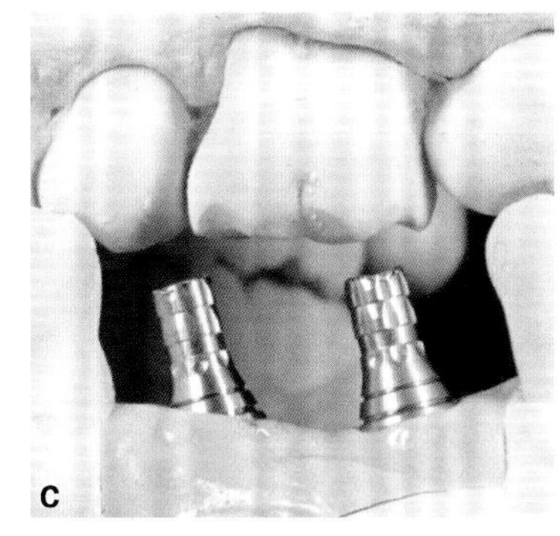

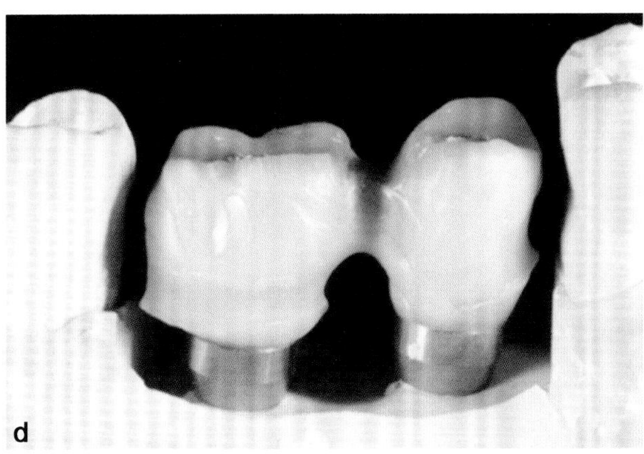

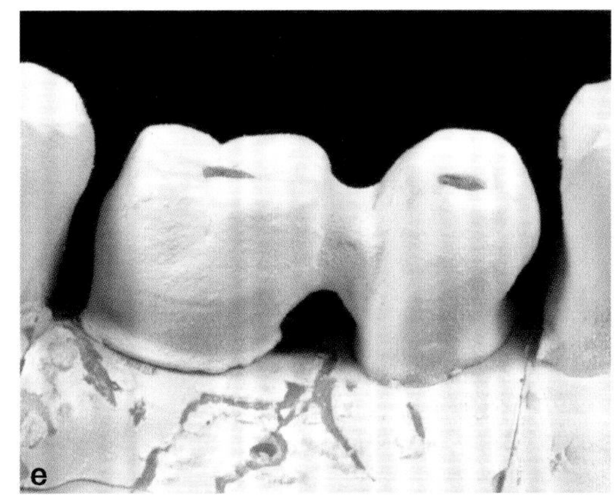

图 8-6　氧化锆支架的制作

（a，b，c）钛基台拧在 MUA 替代体上，通过调整咬合预备钛基台至合适的高度。

（d，e）未来氧化锆支架外形的蜡型，为了在技工室扫描仪上获得最佳的效果，喷涂显影剂。

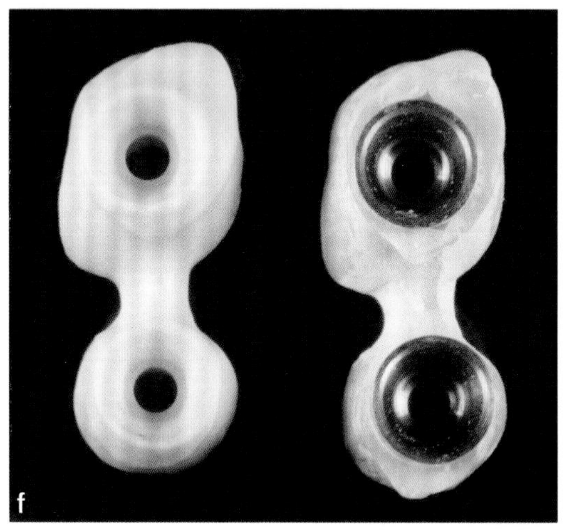
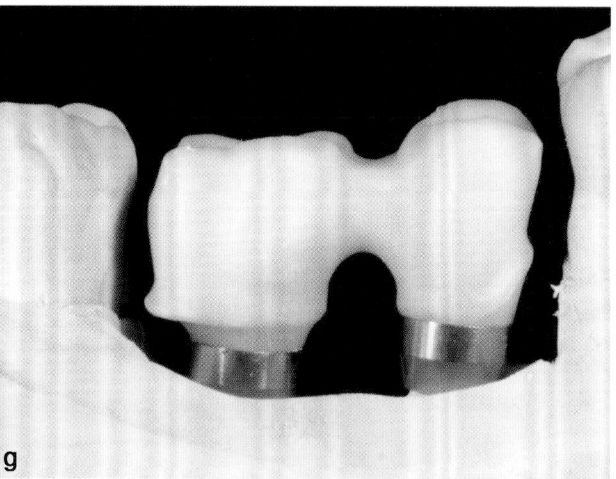
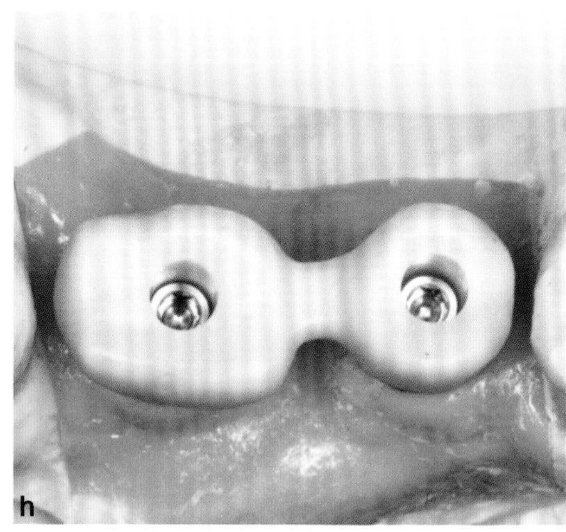

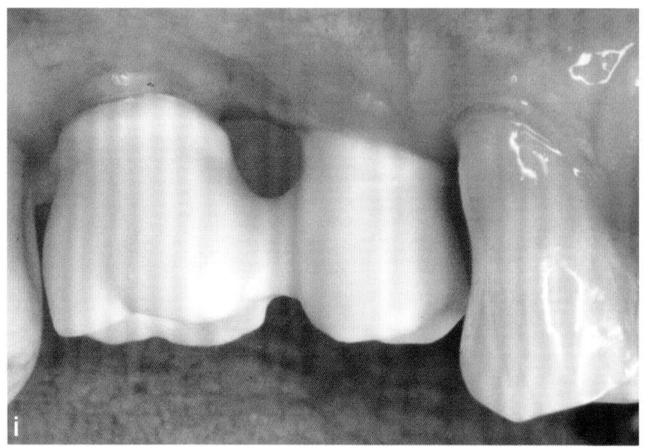
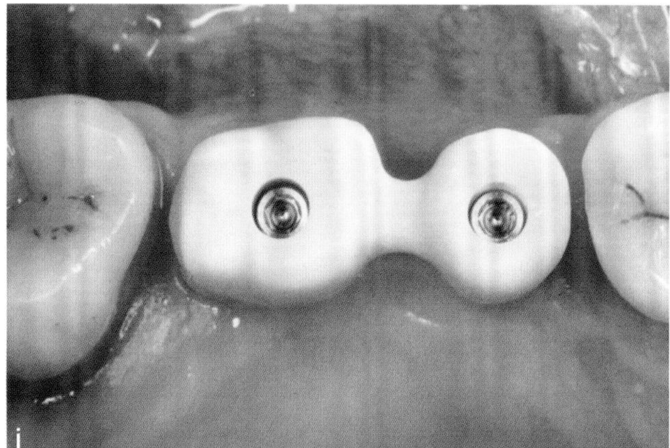
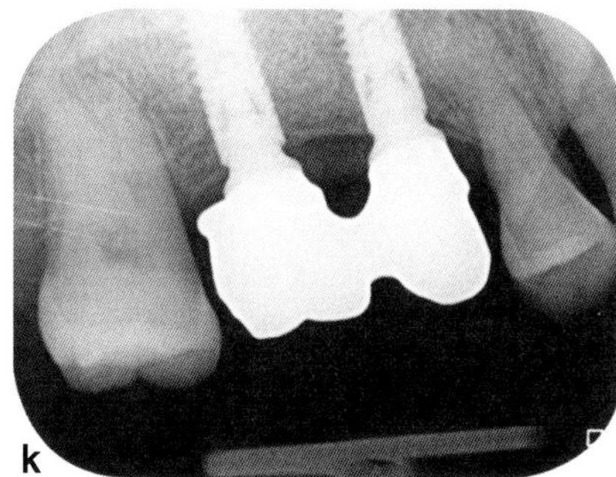

图8-6 （续）
(f) 氧化锆支架(左)和原始蜡型(右)的内侧面观。
(g, h) 舌侧和船面观，预烧结的氧化锆瓷块通过CAM切割出氧化锆支架位于模型上。
(i, j, k) 在患者口内和放射线片上确认氧化锆支架。
牙科技工室：PHP技工室，Philippe Almayrac，Montrouge。

通过失蜡铸造技术制作金支架

使用非抗旋转 UCLA 基台预备金支架。把这些基台拧到多角基台的替代体上(图 8-7a),然后调整高度(图 8-7b)。支架的蜡型在技工室装配(图 8-7c,d),并用传统失蜡法浇铸。然后在模型上(图 8-7e,f)和患者口内(图 8-7g,h)检测金支架的精确性。

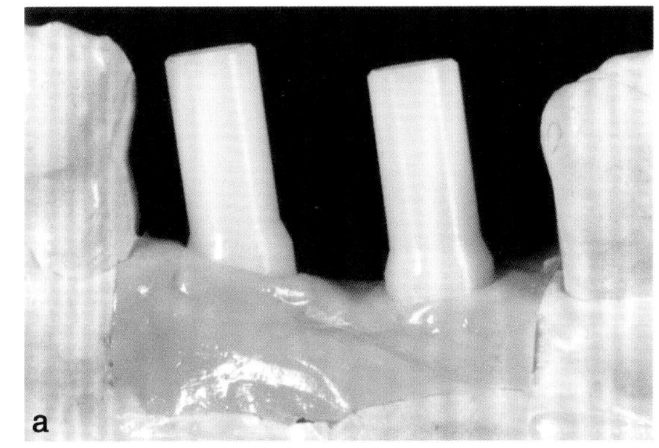

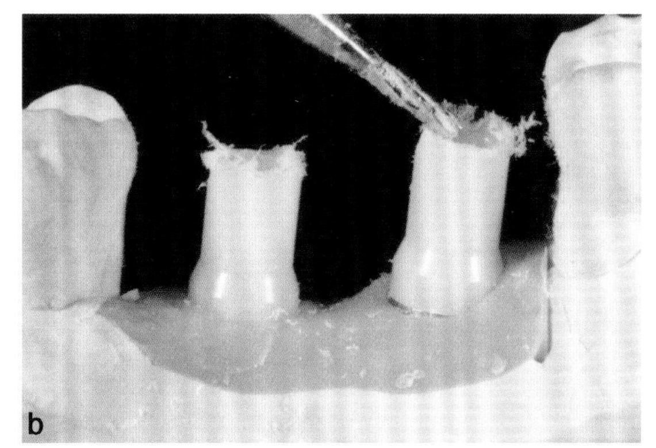

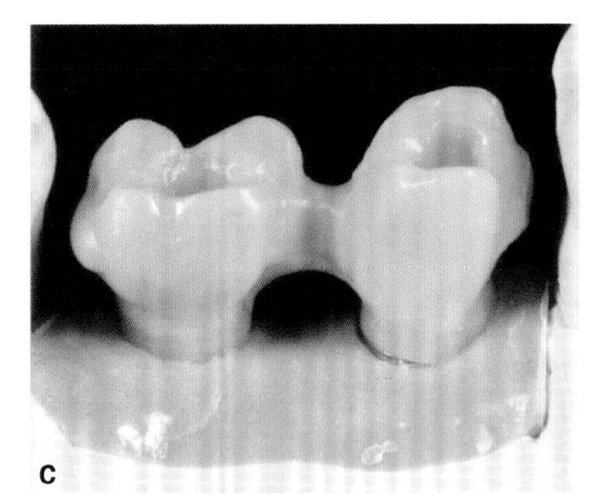

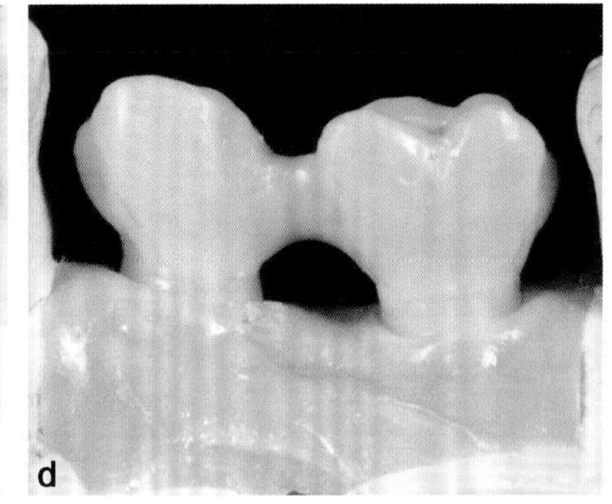

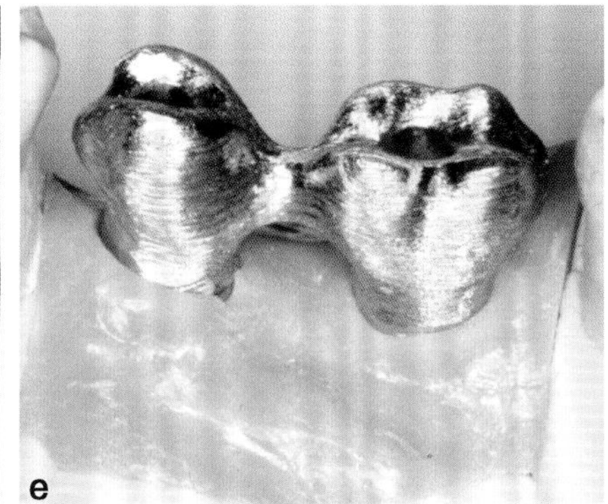

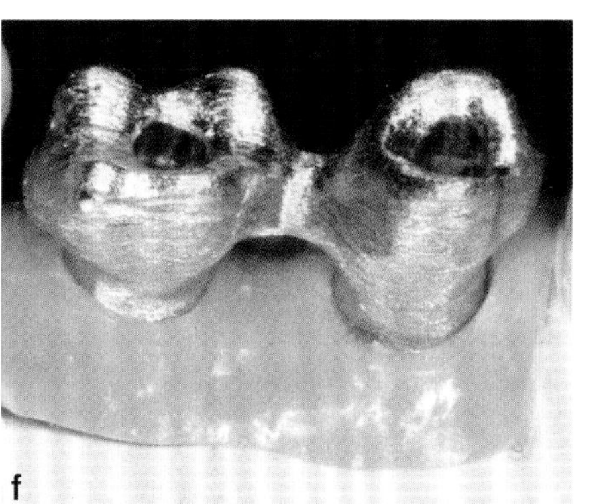

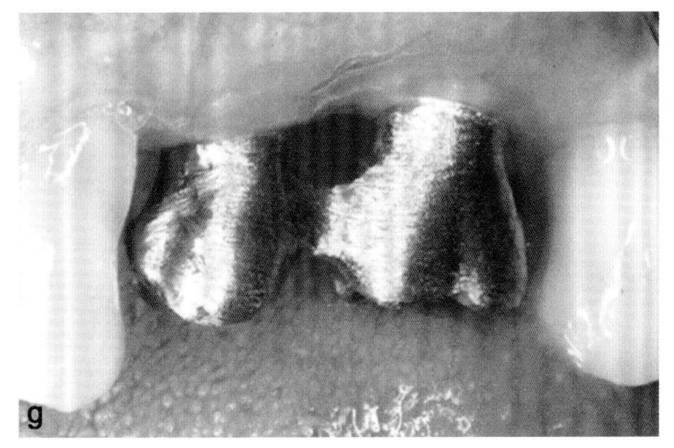

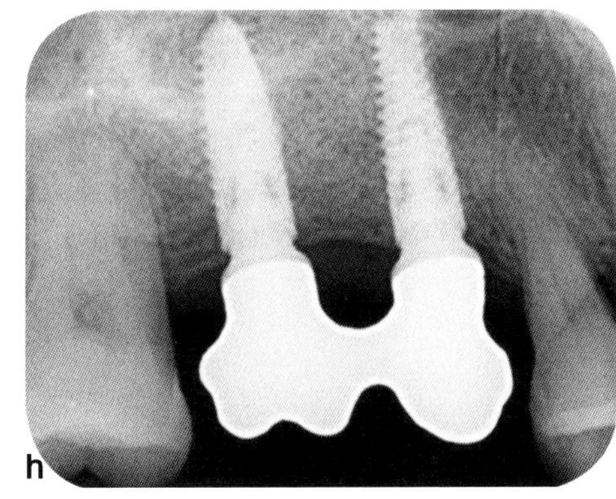

图 8-7　金支架的制作

(a,b) 在模型上安装 UCLA 基台并调整其高度。

(c,d) 蜡型的颊舌侧观。

(e,f) 在模型上确认铸造支架的颊舌侧。

(g,h) 在患者口内行临床和放射线确认。

牙科技工室:PHP 技工室,Philippe Almayrac,Montrouge。

通过 CAD/CAM 制作钴铬合金支架

通过 CAD/CAM（计算机辅助设计和计算机辅助制作）来预备钴铬合金支架。这意味着整个工作流程是数字化的，即从支架的虚拟设计到研磨。

在牙科技工室，技师扫描装有扫描杆的模型，扫描体拥有轮廓清晰的外形能够被软件识别（图 8-8a，b）。在屏幕中的模型上，技师标出不同的标记，并在多角基台替代体上勾勒出虚拟冠（图 8-8c～e）。通过使用软件的回切程序来简化虚拟牙冠（图 8-8f）；目的是为之后的瓷层遗留足够空间。然后精炼并确定支架的设计（图 8-8g，h）；之后把 STL 文件（图 8-8i）发送到研磨中心（Simeda，Luxembourg）；研磨机械（图 8-8j）通过一个钴铬合金块来预备支架（图 8-8k，l）。在模型上确认最终的支架（图 8-8m）；然后在患者口内试戴，进行临床和放射线确认（图 8-8n，o）。

永久桥的制作

支架设计后进入加瓷步骤。只有金和氧化锆支架进行饰瓷（图 8-9a，b），然后在口内确认（图 8-10a～c，图 8-11a～c）。选择拥有最好美学效果的修复体作为永久修复体；首选氧化锆支架修复体，作为患者修复的选择（图 8-10a～c）。

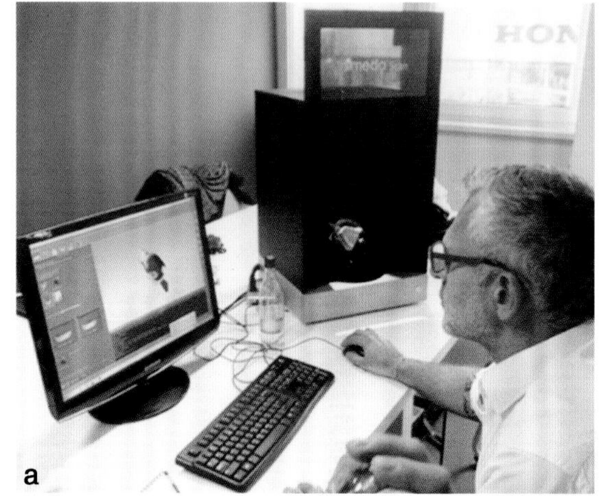

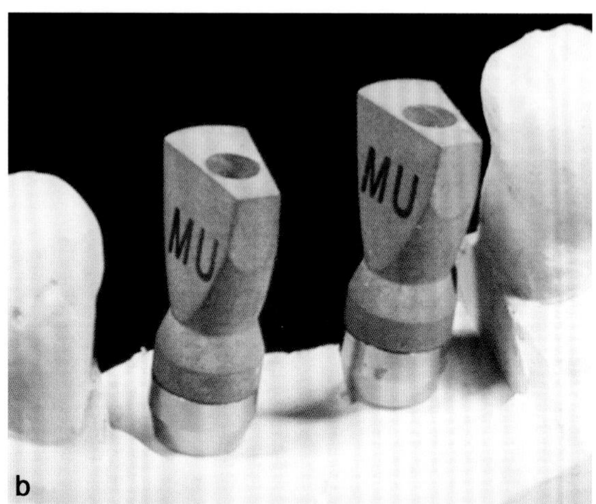

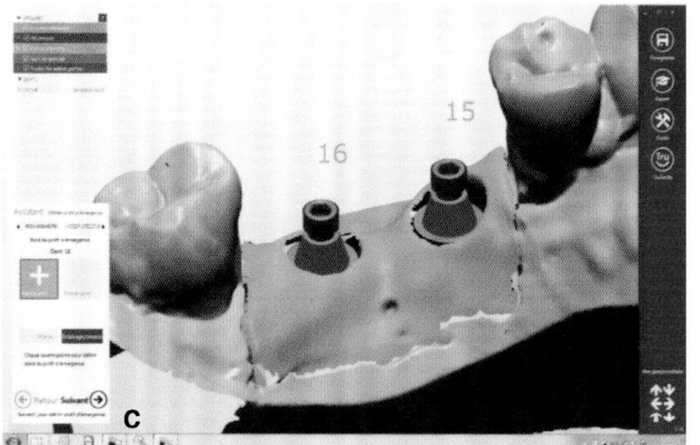

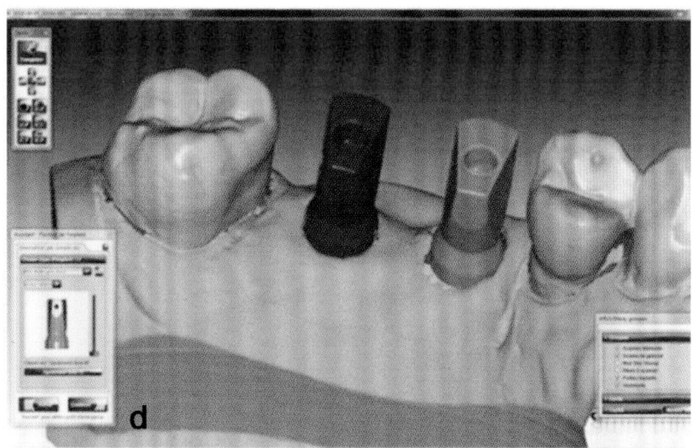

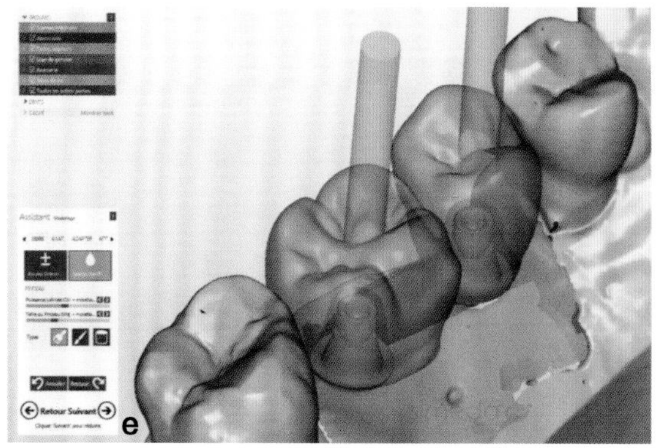

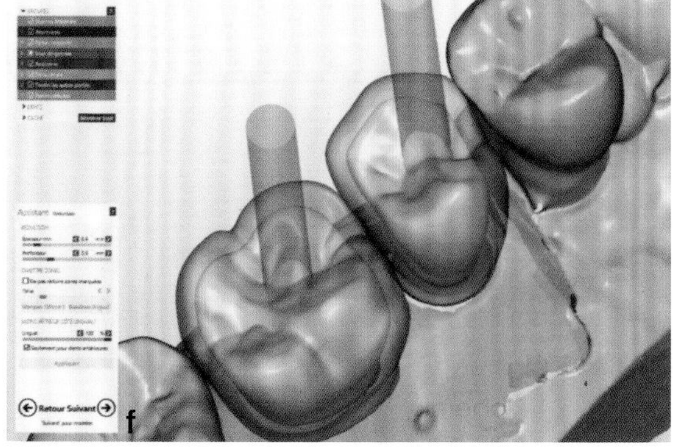

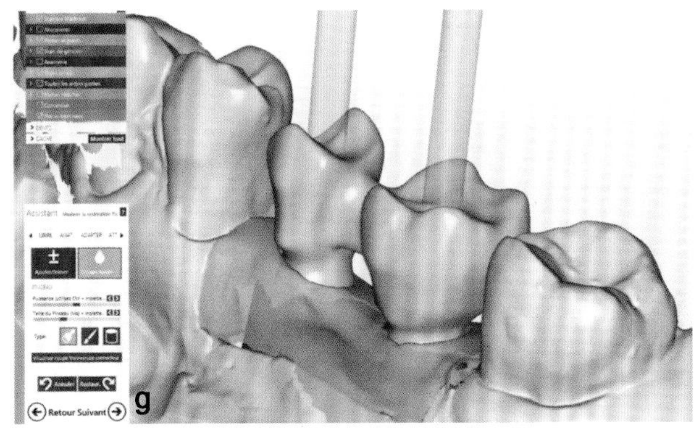

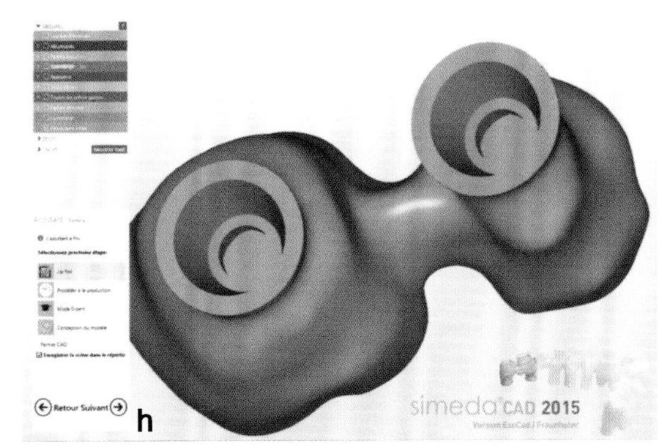

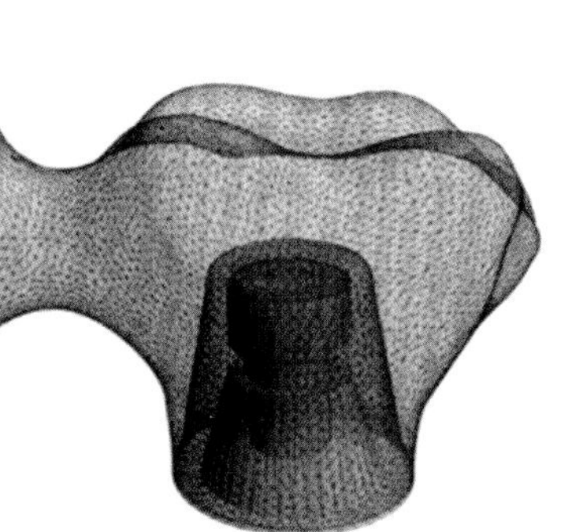

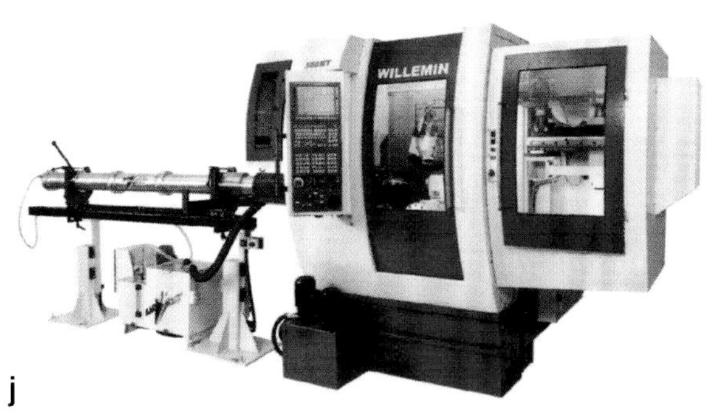

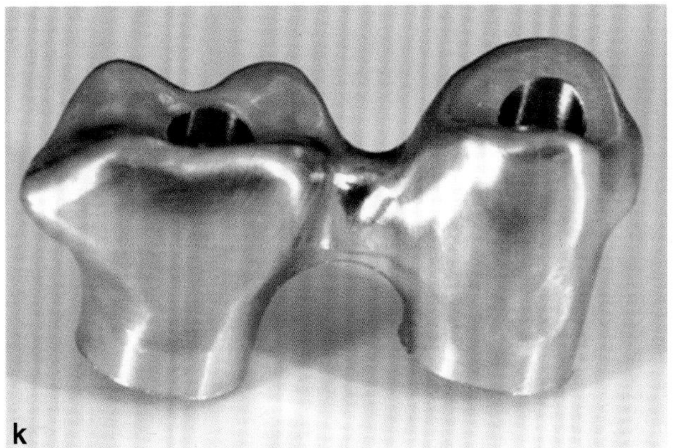

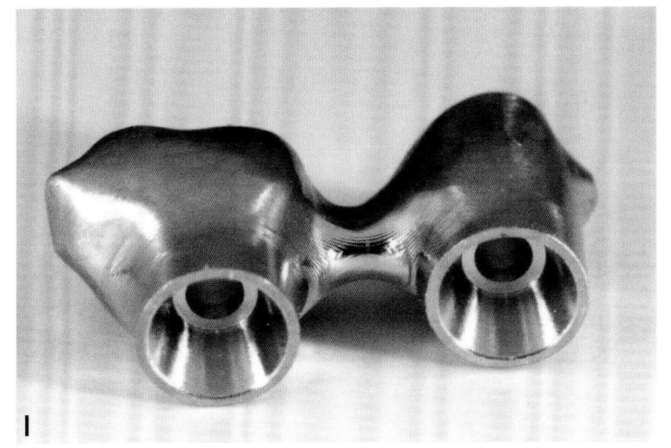

图 8-8　使用 CAD/CAM 制作钴铬合金支架

（a）牙科技师使用 CAD 软件登记数据。

（b，c，d）扫描之前在模型上安装扫描杆，带有 MUA 替代体的模型的虚拟图像，有或无安装扫描体。

（e，f，g）在模型上设计虚拟冠，使用软件回切程序虚拟简化牙冠，最终勾勒出虚拟支架。

（h，i，j）屏幕上支架的内侧面观，以及支架 STL 文件的 3D 网格，准备被研磨中心下载。CNC 研磨机械将会加工虚拟设计。

（k，l）通过 CAD/CAM 制作的钴铬合金桥颊侧及内侧面观。

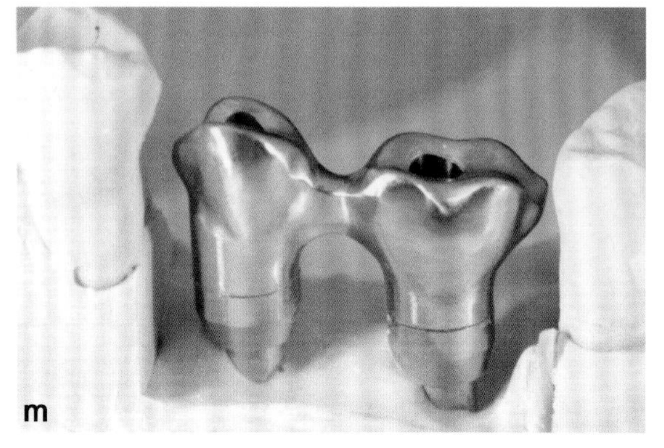
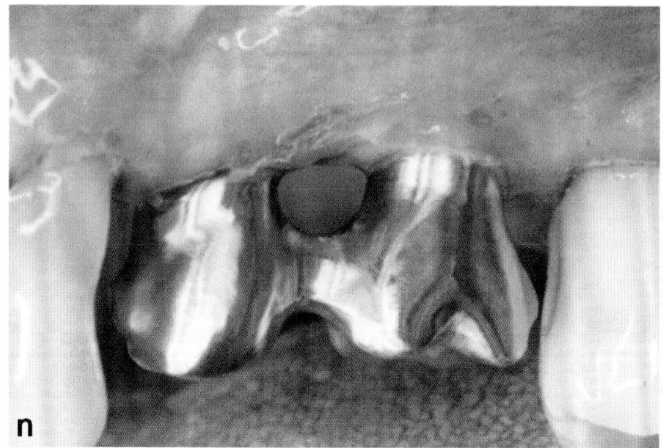
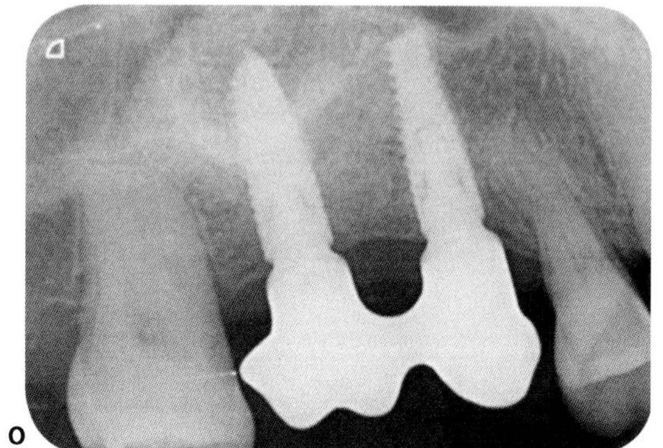

图 8-8 （续）
（m，n，o）在模型上检查钴铬合金支架的精确性，在患者口内行支架的临床及放射线确认。
牙科技工室：PHP 技工室，Philippe Almayrac，Montrouge。

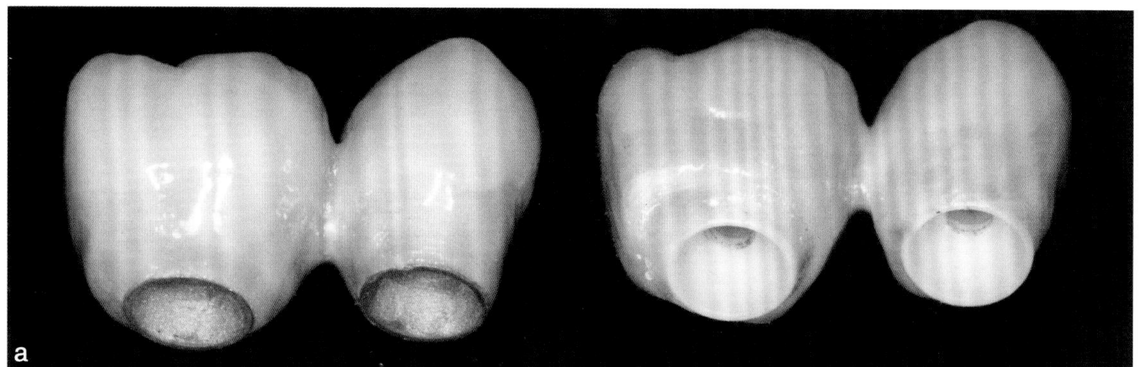

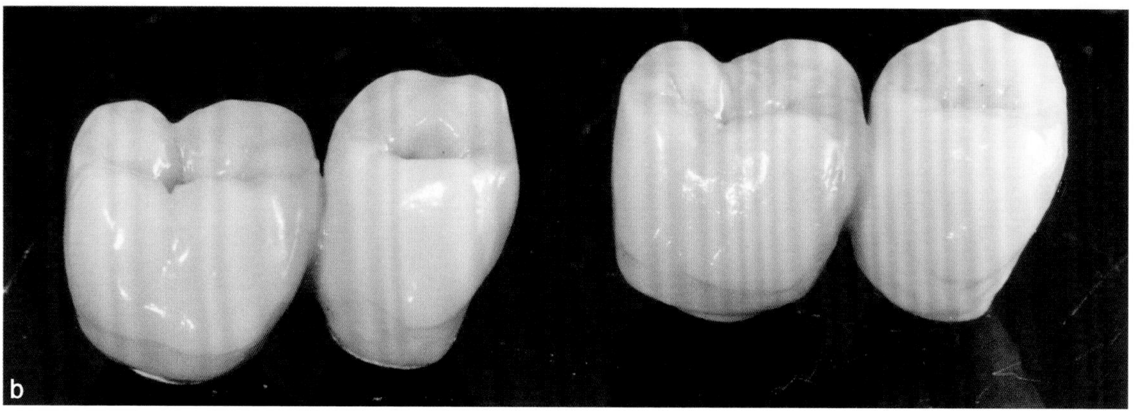

图 8-9 金和氧化锆支架的烤瓷
（a，b）金瓷联冠（左）和全瓷联冠（右）的颊侧及根面观，以及金（左）支架联冠及氧化锆（右）支架联冠的舌侧面及咬合面观。

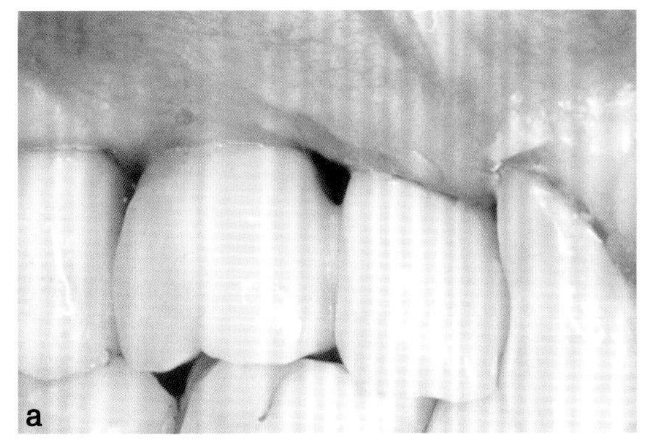
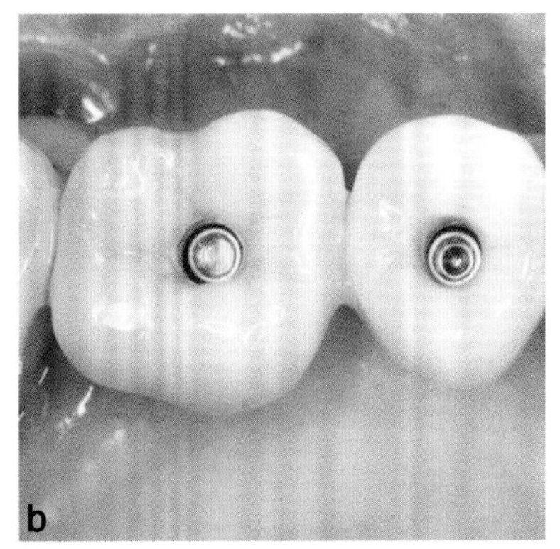
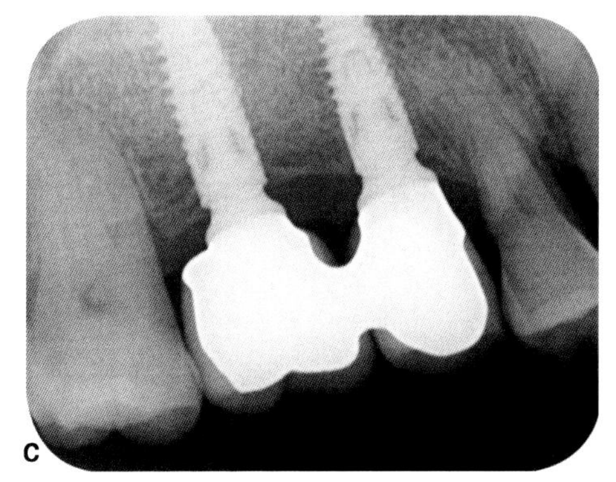

图 8-10　最终的氧化锆支架全瓷修复体
（a，b）螺丝固位冠的颊侧及舌侧观。
（c）修复体就位后的放射线检查。

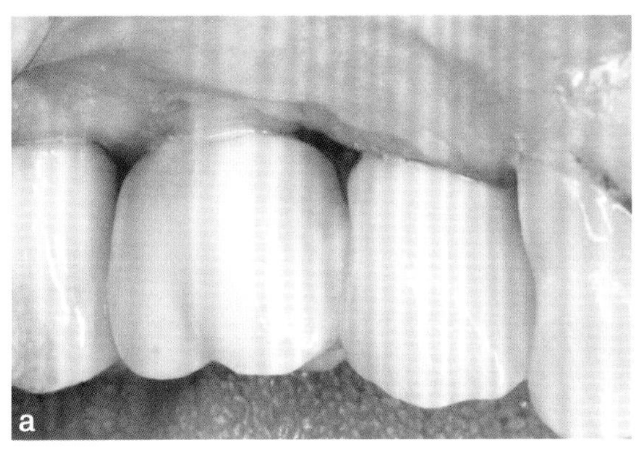
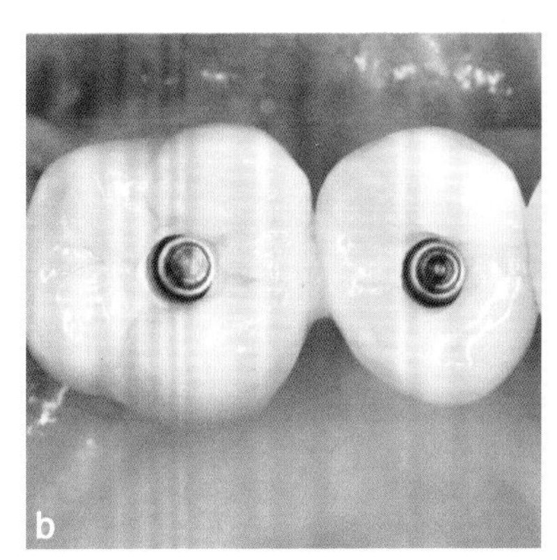
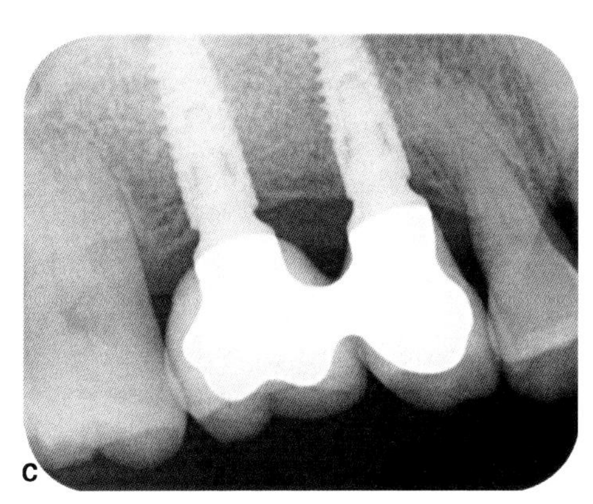

图 8-11　最终的金支架金瓷修复体
（a，b）螺丝固位冠的颊侧及舌侧观。
（c）修复体就位后的放射线检查。
牙科技工室：PHP 技工室，Philippe Almayrac，Montrouge。

结论

此病例展示了怎么处理上颌后牙部分缺失，这是种植医生经常面对的情况。

在手术水平，为了保存垂直骨量做上颌窦底提升术后，鉴于局部的牙槽嵴顶轮廓，植入两颗种植体是很常规的操作。

此愈合位点为薄龈生物学类型；偏舌侧嵴顶切口和使用带有平台转移的 V3 种植体，通过影响骨及软组织来从局部条件中获得最好的结果。

种植体颈部与修复体之间连接体的引入，即多角基台，简化了就位道平行的处理，同时仍能获得平台转移的益处。

在此区域，修复体可以通过各种不同材料的支架来构建，如金、氧化锆或钴铬合金。

此病例是为了展示可能用于设计支架的各种技术。钴铬合金支架常用于传统修复体，为患者提供了一个现代且低廉的修复选择，以重建他们的不关乎美学风险的后牙区。

第九章　下颌后牙区单颗牙缺失（病例 7）

此篇章讨论修复方面而不是手术和修复。具体的说，目的是显示怎么使用 CAD/CAM 技术从钛块中生产出个性化钛基台，以便重建下颌后部单颗牙缺失。

一位 70 岁患者就诊要求修复位点 #35 和 #37，#36 为天然牙修复体。两颗锥形连接的种植体：Ø 5 × 10mm（#37）、Ø 4.2 × 13mm（#35）被植入于骨量充足的后牙区。

3 个月愈合期后，开始修复种植位点。

修复程序

印模步骤

患者就诊时愈合基台在位，正处于骨结合和软组织愈合末期（图 9-1a，b）。拧下愈合基台，显露修复组件的直径（图 9-1c）：直径为 5mm 的宽平台（绿色颈部）和紫色颈部的标准平台。

使用印模帽取印模，印模帽保留在印模材料中。放射线检查确认卡扣式印模帽的正确就位（图 9-1d，e）。根据平台直径在印模帽上连接种植替代体（图 9-1g），然后灌制模型。

CAD/CAM 制作个性化基台

个性化基台的制作始于预加工钛块的完全数字化过程，钛块的基底应符合种植体颈部的圆锥形连接（图 9-2a）。把扫描杆固定在模型的替代体上（图 9-2b，c），以便精确扫描模型（图 9-2d，e）。使用 CAD 软件描绘出基台，然后集中在预加工钛块上（图 9-2f～k）。把“STL”文件传送到 CNC 研磨中心（MGUIDE，Israel），从预加工钛块中生产出个性化基台（图 9-2l，m，n）。

基台安装在模型上，检查人工牙龈的范围（图 9-2o）；在患者口内做同样的检查（图 9-2p）。在放射线片上确认个性化基台的正确就位（图 9-2q）。

单冠的制作和粘接

在技工室制作金属烤瓷冠，并在模型上试戴（图 9-3a～c）。把个性化基台拧在种植体上，加力至 30N·cm。个性化基台的优势在于颈缘线的位置，在颊侧稍位于龈下，在舌侧稍位于龈上。

现在到了粘接单冠的时间了（图 9-4a，b）；要格外注意避免遗留粘接剂（图 9-4c）。

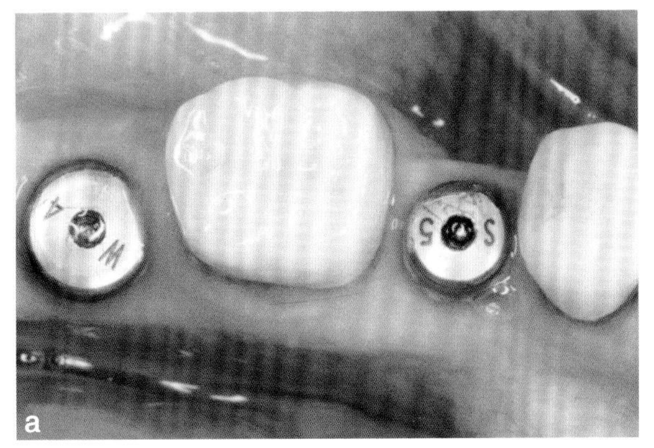
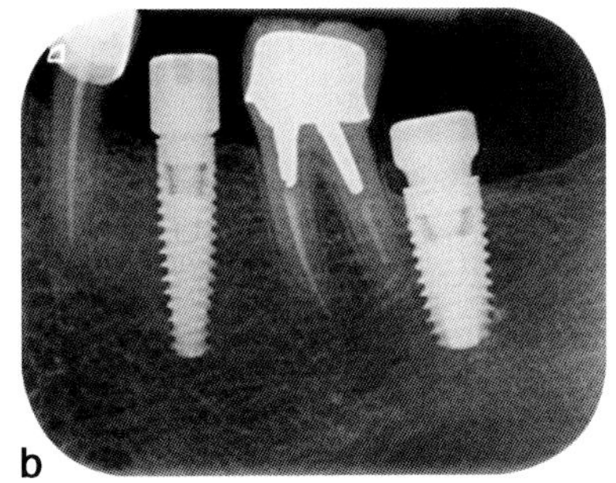
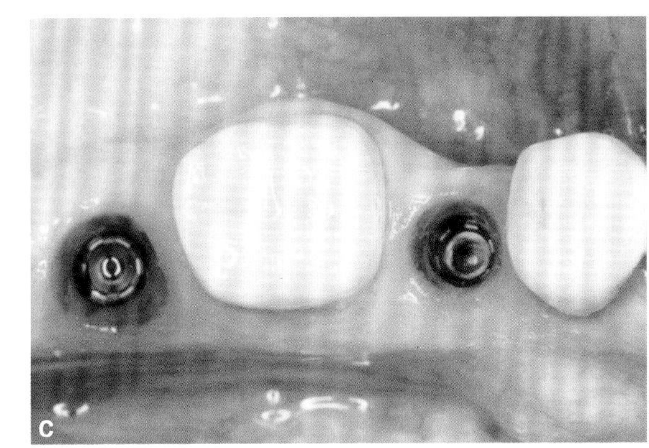
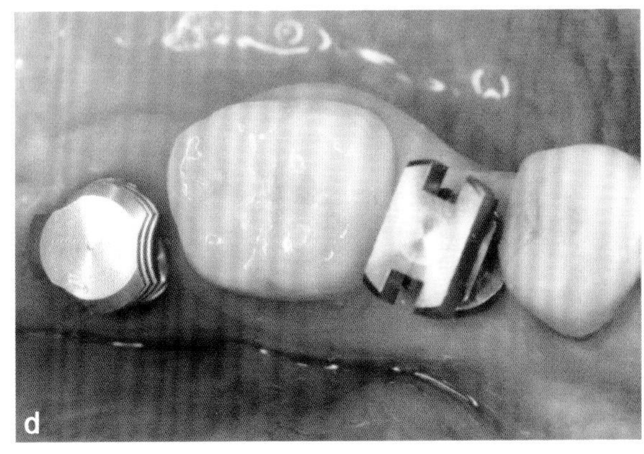
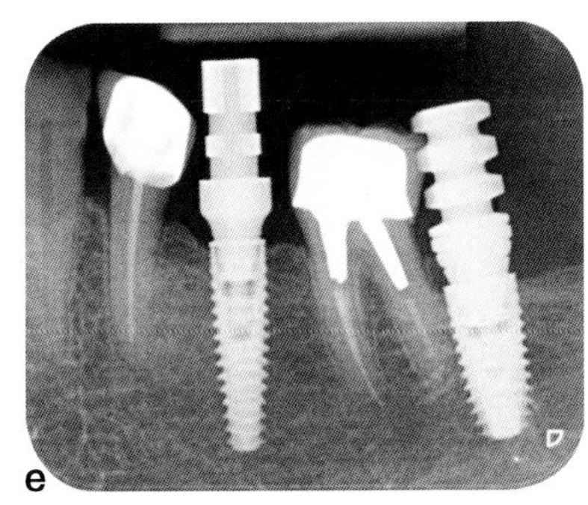

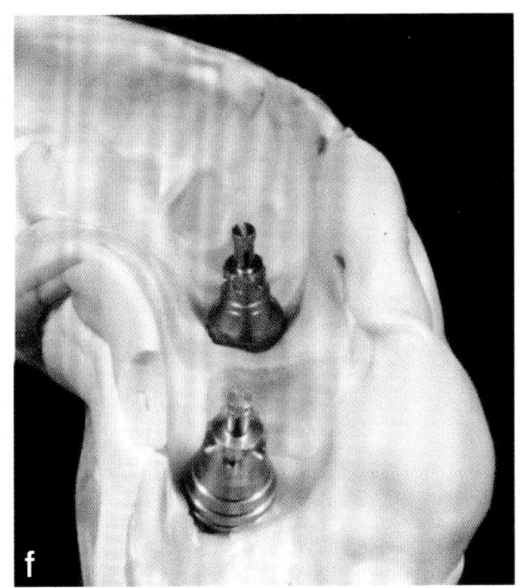
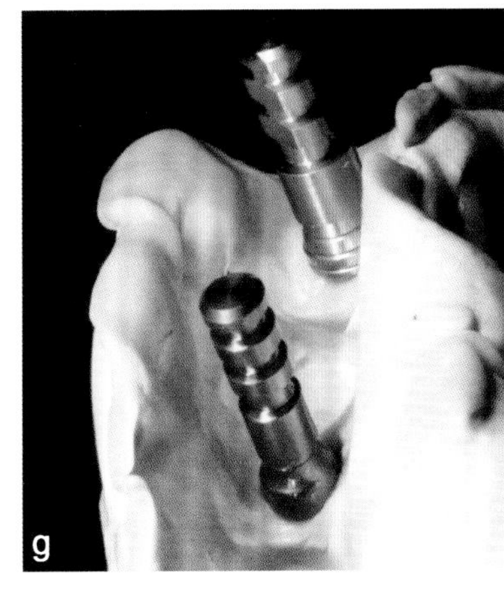

图 9-1　印模步骤

（a，b）需修复位点的根尖片和软组织殆面观，同时检查骨结合情况。
（c）拧下愈合基台后，可以看到位于不同直径种植体颈部的牙龈形态。
（d，e）根据相应的种植体平台直径戴入卡扣式印模帽，放射线检查就位。
（f，g）可以看到印模帽嵌入到印模材料中，在灌制模型前拧上替代体。

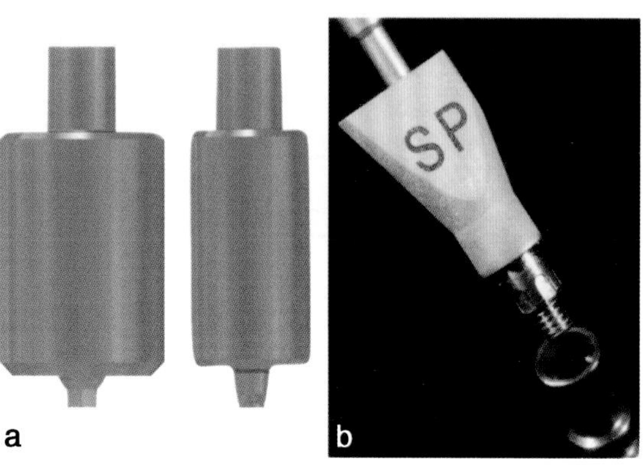
SP
a
b

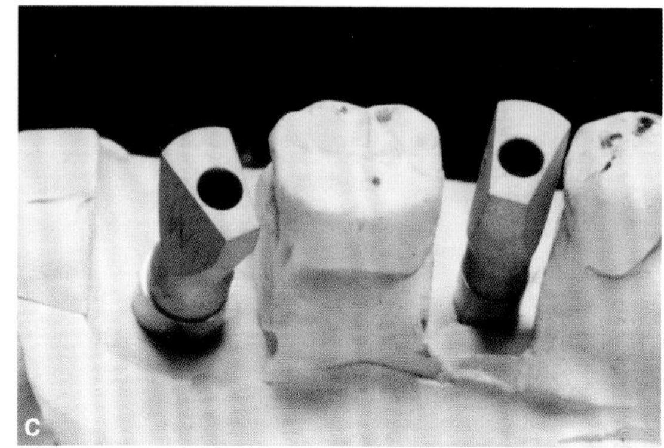
c

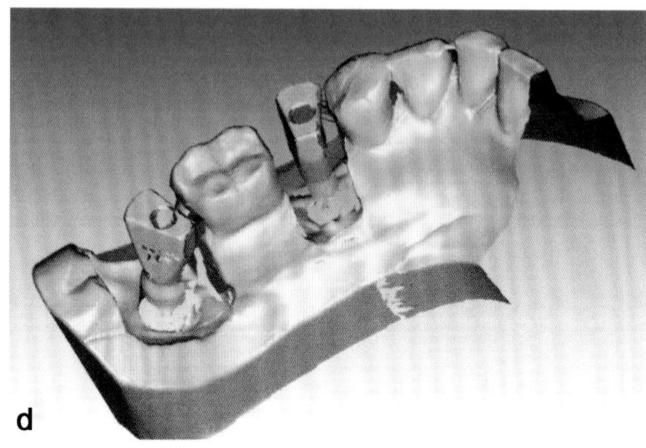
d

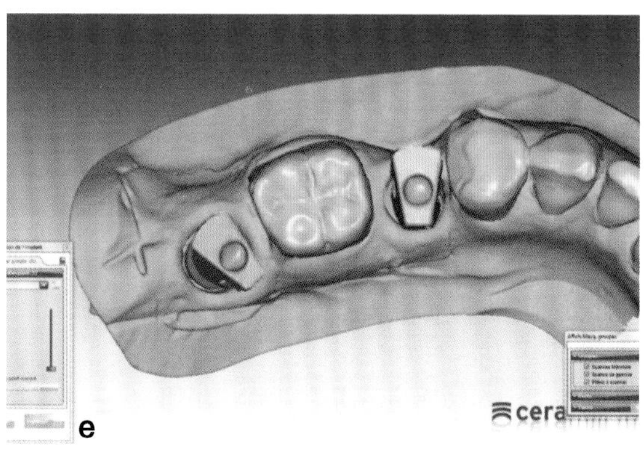
cera
e

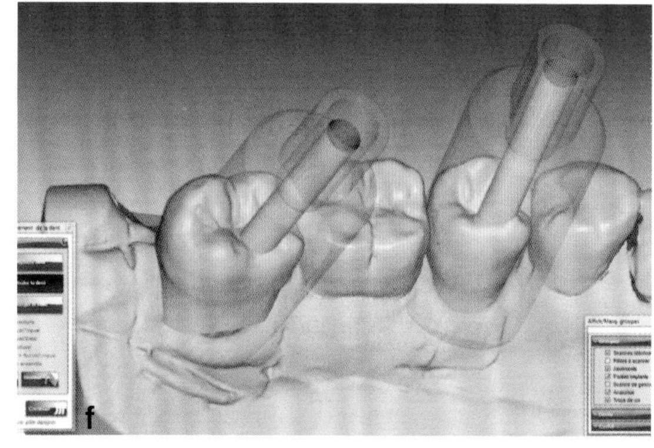
f

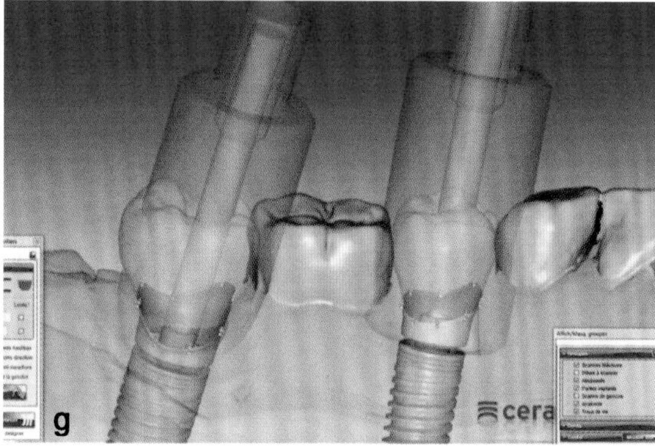
cera
g

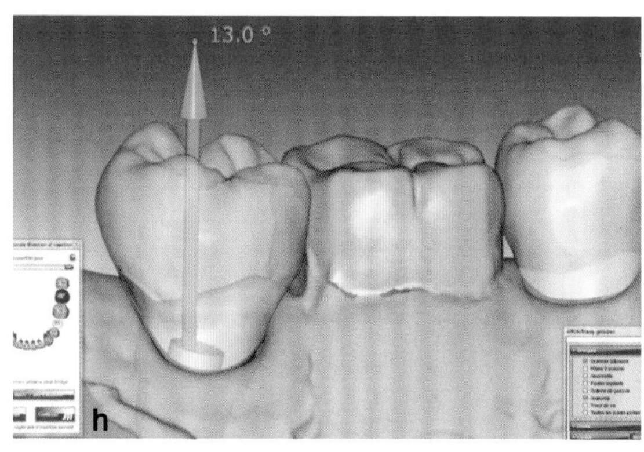
13.0 °
h

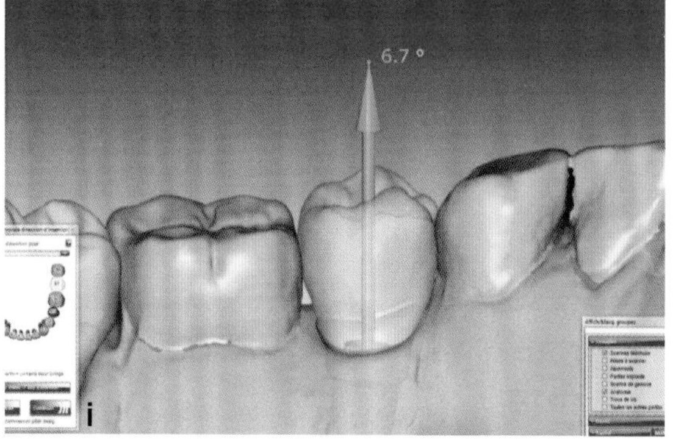
6.7 °
i

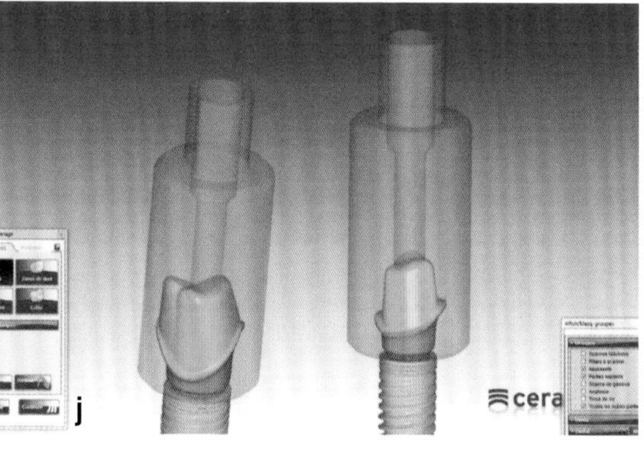
cera
j

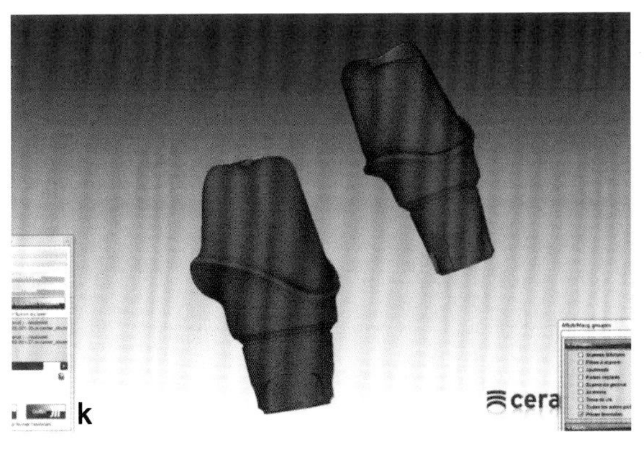

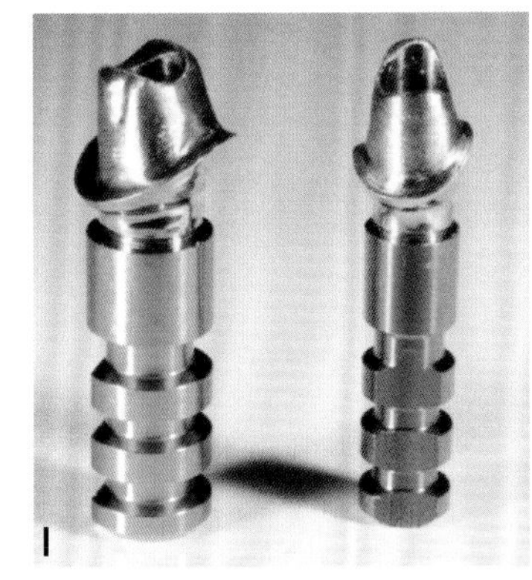

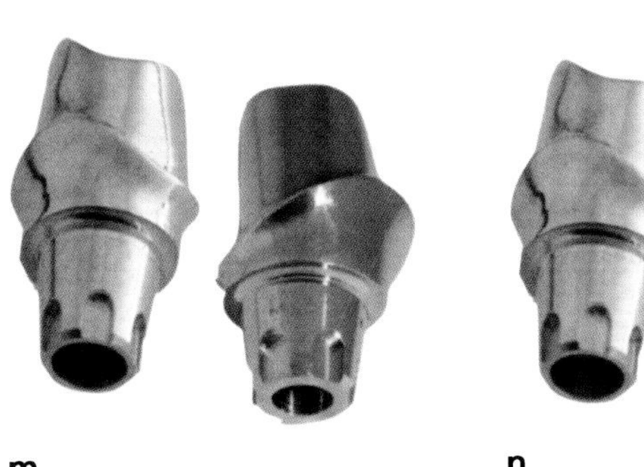

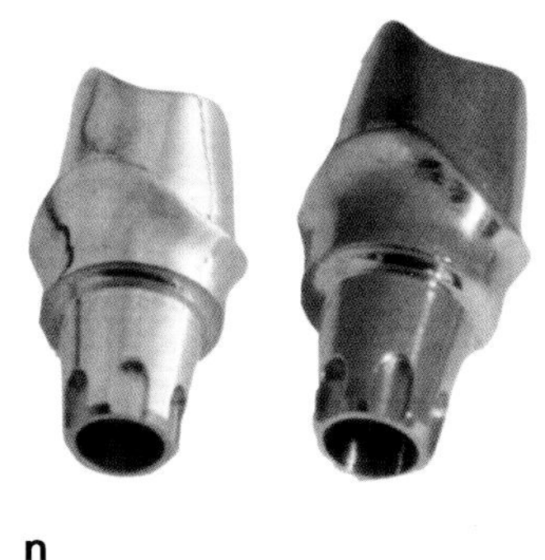

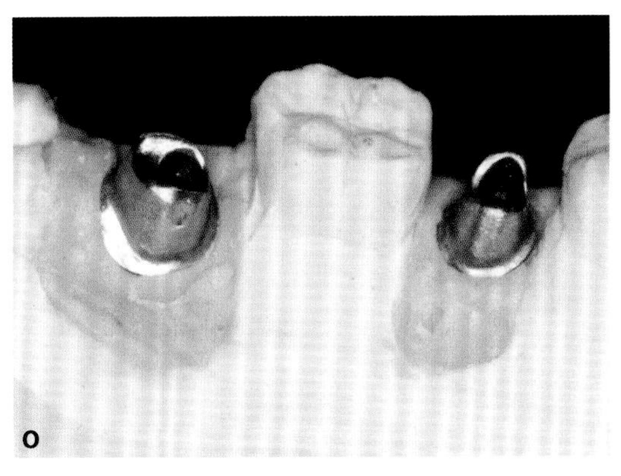

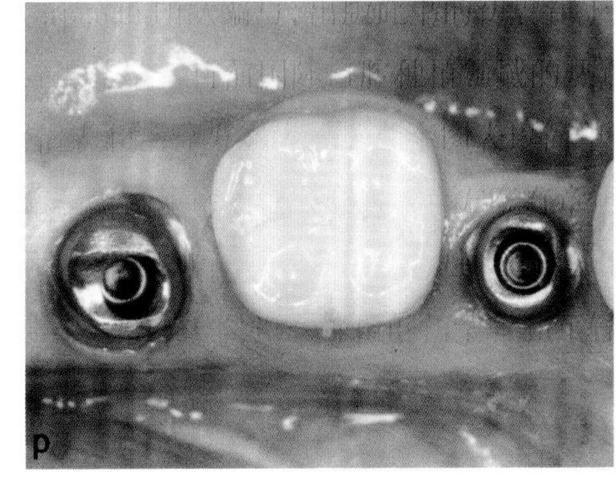

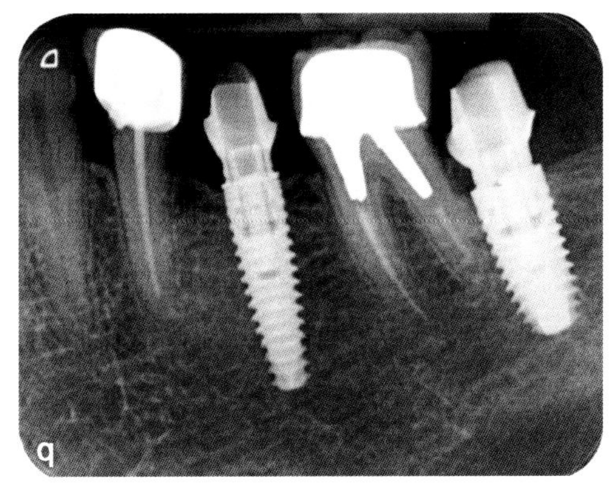

图 9-2　**通过 CAD/CAM 制作钛基台和临床确认**

（a）用于研磨基台的预加工钛块。

（b，c）扫描杆固定到模型的替代体上。

（d，e）激光扫描后可以在屏幕上看到模型和扫描杆在 CAD 软件中。

（f）位于钛块上的虚拟牙冠。

（g）虚拟创建基台底座。

（h，i）依据种植体轴向测定冠的就位道。

（j，k）基台的虚拟模型。

（l，m，n）通过 CAD/CAM 为 Ø 5.0mm（绿色替代体）和 Ø 4.2mm（紫色替代体）的种植体制作了个性化基台。

（o）在带有人工牙龈的基台上试戴基台。

（p，q）在患者口内试戴个性化基台并检查合适就位。

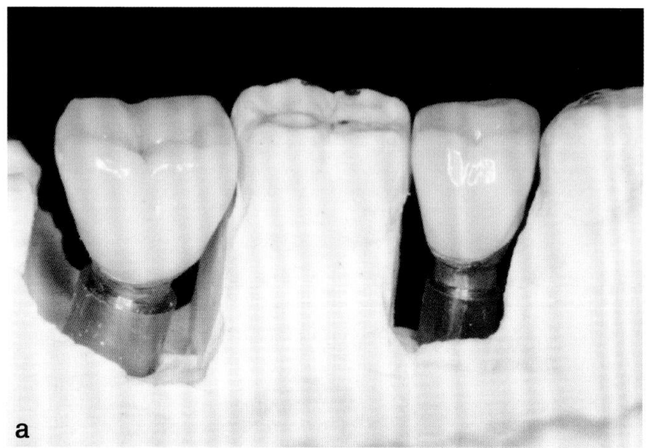

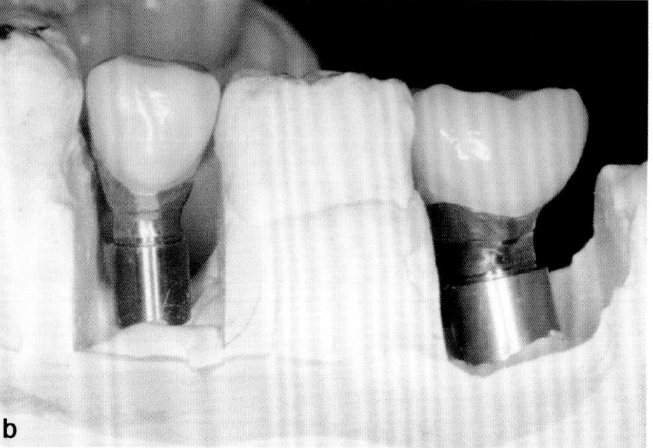

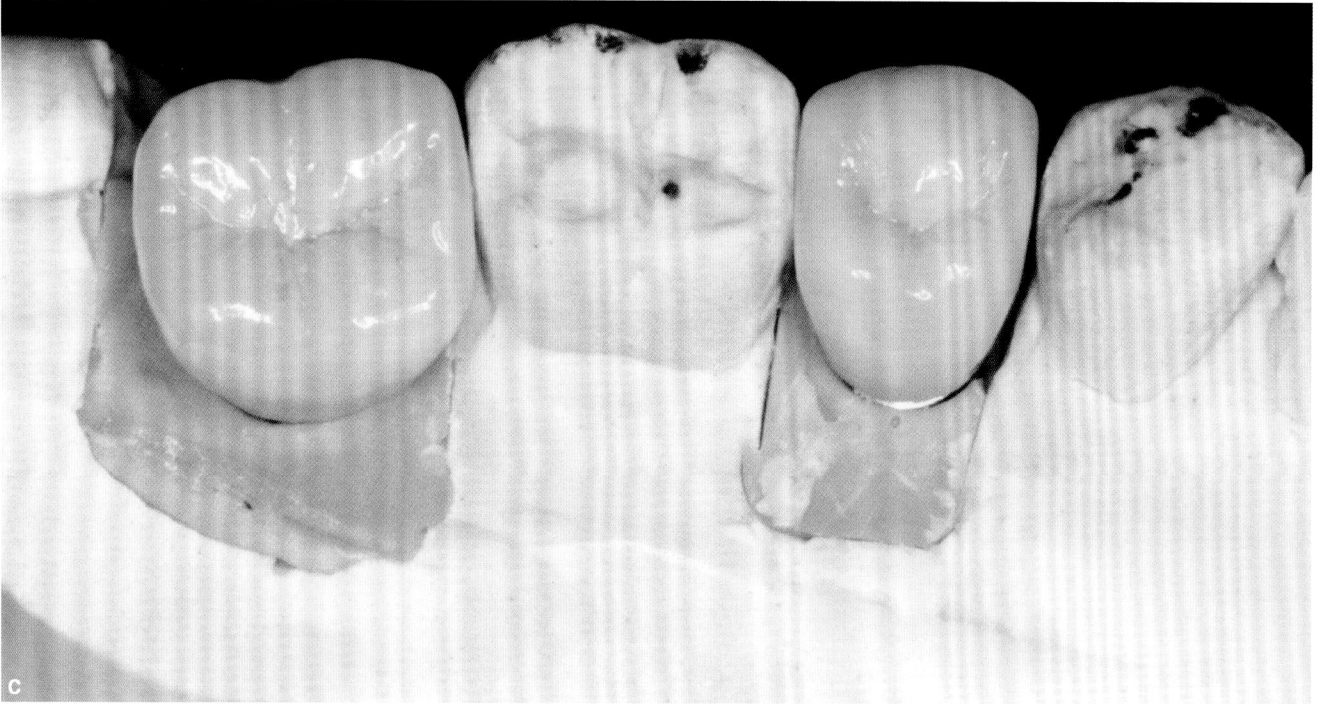

图 9-3　金属烤瓷单冠的制作

（a，b，c）颊侧、舌侧和殆面观，在模型上可以看到位于个性化钛基台上的单冠。

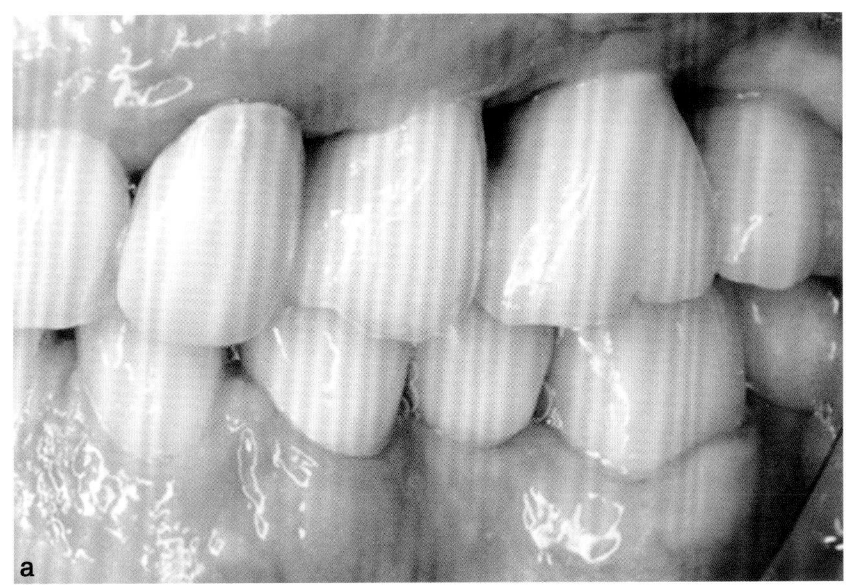

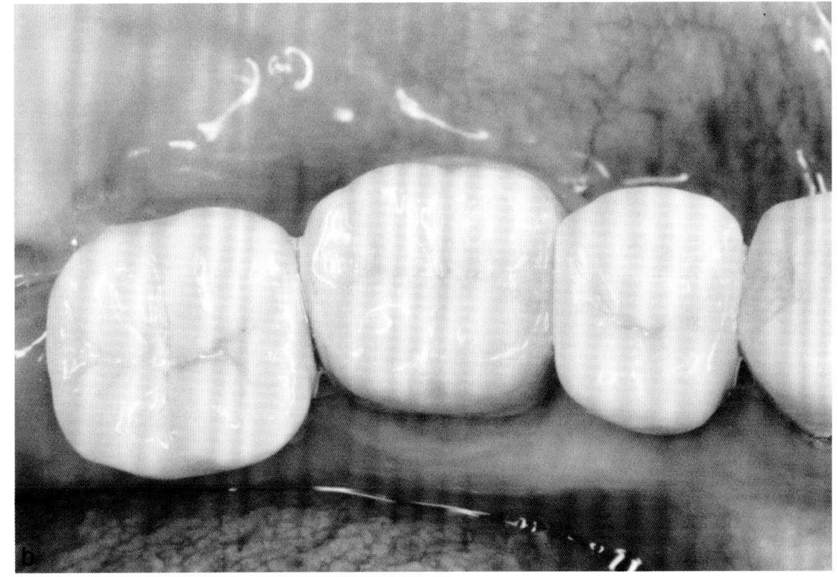

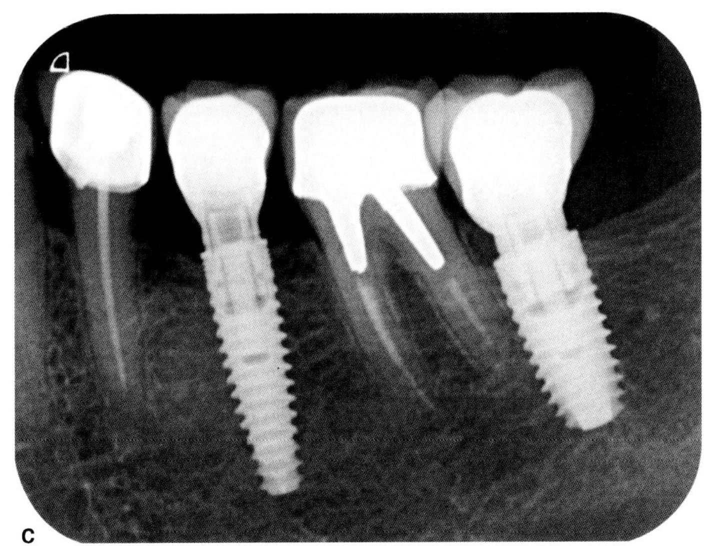

图9-4　**金属烤瓷单冠的粘接**

（a,b,c）粘接单冠的颊侧和殆面观，以及放射线检查。

牙科技工室：PHP技工室，Philippe Almayrac，Montrouge。

结论

此篇章展示了在CAD/CAM制作的个性化钛基台上制作单冠的过程。细心地获取印模后，技工室设计个性化基台，然后传送至远程研磨中心。修复医生的贡献在于小心地把牙冠粘接到螺丝固位的个性化基台上，同时不遗留任何粘接剂。

第四部分 全口无牙聆的修复

第十章 引言

36小时即刻负荷方案

现在向一位无牙殆患者推荐种植治疗方案几乎是难以想象的，特别是对于即将成为无牙殆且不包含即刻临时修复体的患者。即刻临时修复包括以下几种说法：在同一次治疗提供临时修复体（Malo et al. 2000，Lazzara et al. 2004），同一天（Aalam et al. 2005，Testori et al. 2004），24小时后（Testori et al. 2004）或甚至是72小时以内（Szmukler-Moncler et al. 2000，Davarpanah et al. 2007）。由于某些作者（Lazzara et al. 2004，Malo et al. 2005）和某些种植体厂商（BIOMET 3i和Nobel Biocare）的努力，已经使1小时牙或IOL（即刻负荷）臭名昭著。

但是，即刻负荷方案必须整合到每天的患者流和临床工作中。它不应该额外占用牙椅而损害其他患者的利益。为了真正地尽职，临床医生会在牙椅上即刻实施该方案，在同一次治疗结束时立即把修复体戴入患者口内（Malo et al. 2000）。但是，此方案的实施是非常耗时的（Davarpanah和Szmukler-Moncler 2007），而且需要通过委派牙科技工室处理所有任务来优化临床医生的时间。

此方案需清楚怎么准备发送到技工室的信息，并且要求患者在戴入新牙之前需等待36小时。尽管在第一次修复的较长一段时间内他们是没有耐心的，但是这种时间的耽搁患者一般是欣然接受的。我们的即刻负荷方案之所以延迟36小时，是因为患者通常在上午8点就诊，而修复完成时则是在第二天下午。这样技工室就有2天时间来制作一个完全由种植体支持的临时修复体。

此方案需要精确的信息转移，包括种植体的位置、垂直距离以及颌间关系。

我们倾向于通过一些提示和技巧向读者分享我们的经验，以期帮助大家掌握和简化信息转移。

临床评估表（CAT）的变更

相对于单颗牙缺失、部分牙缺失或多处牙缺失来说，准无牙殆或完全无牙殆的治疗是有特殊性的。为了判断种植体支持的修复体是否需要龈色树脂，评估骨吸收程度是至关重要的（图10-1a，b）。在第一个病例中，需要保证患者微笑时修复体龈缘和天然牙龈之间的过渡线不能暴露。如果是那样的话，即使功能方面是完美的，也会认为种植治疗是彻底失败的（图 10-2）。

因此，正如应用于其他类型缺失牙一样（第二章），应用于上颌无牙猞的临床评估表不应止于 10 个变量分析。必须引入针对临床适应证的新变量作为要素 8、9 和 10（图 10-3）。

对于之前的适应证，要素 8 考虑了唇颊侧骨丧失；现在则被替换为骨吸收程度的分类，由 Lekholm 和 Zarb 分为 A～E 五种类型（1985）。要素 9 以前用于评估治疗区域的初始 PES 和 WES；现在它不再有意义，因为全口无牙猞意味着不需要和任何对侧作比较。现在被替换为与笑线相关的过渡线位置的评估。如果过渡线暴露于笑容中，则必须根向移位，以便在患者微笑时使之保持在唇内侧。

精确设计牙槽嵴的新根方位置是不容易的；因此，直到现在这些患者的治疗只能预约给经验丰富的临床工作者。为了直观表达和可预期性，我们团队发展出了一种简单有效的方法，用来把过渡线精确放置在预期的位置（Demurashvili et al. 2015）。我们将在此部分的最后一个病例中展示（参见 156 页），此方法将会在临床病例中得到验证。

要素 10 也被改良了，因为粘接桥是完全没有意义的。可以考虑可能的两种临时修复体。第一种是种植体即刻负荷；这样对软组织是最有利的，但如果不是由有准备的团队仔细制作的话，有时是有风险的。第二种选择则是活动修复体，其施加在种植体上的压力是不可控的；尽管它对软组织有不良影响且存在生物机械风险，此种修复体仍会被戴入患者口内。

此全口无牙猞部分将会展示 3 个病例，包含截然不同的难度。每个都有其特有的困难需要克服，并且需要特定的知识和技巧。

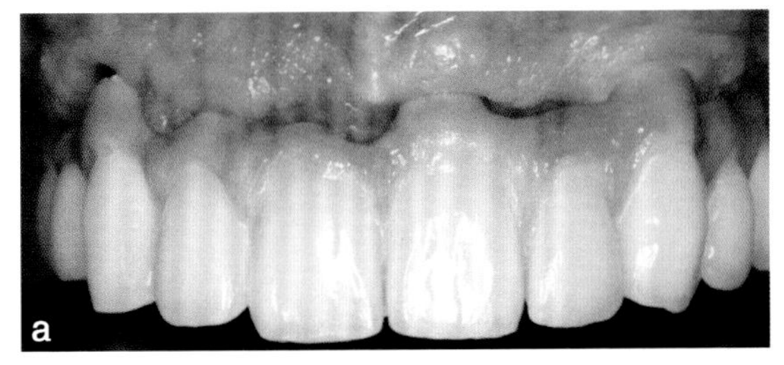

图 10-1　根据骨吸收程度所做的全牙弓修复体
（a）伴有人工牙龈的全牙弓。
（b）不伴有人工牙龈的全牙弓。

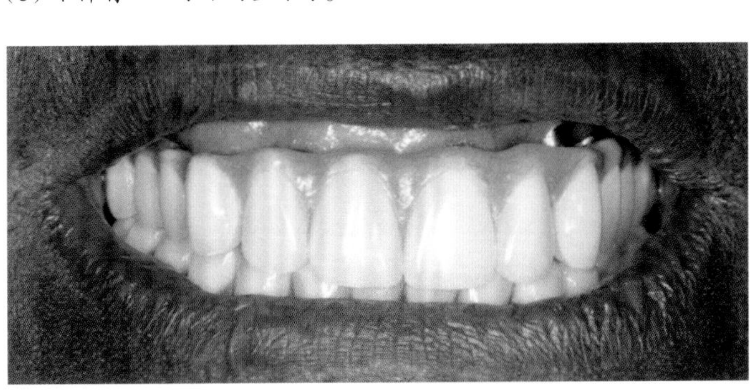

图 10-2　因为修复体牙龈和天然牙龈之间过渡线位置不当，导致上颌种植体支持的修复体出现美学失败

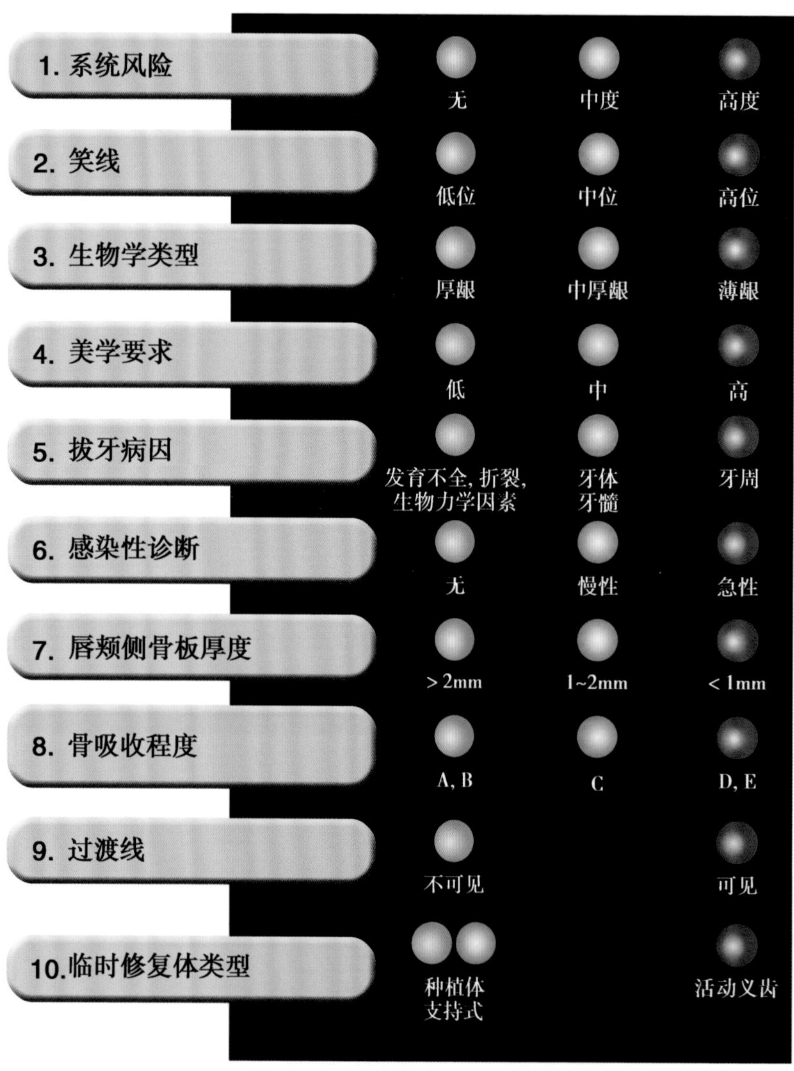

图 10-3　适用于无牙𬌗患者或即将成为无牙𬌗患者的临床评估表

第十一章　上颌无牙船（病例 8）

一位 85 岁女性患者因其上颌牙齿松动而就诊。余留牙位于前牙区；它们患有严重的进展期牙周炎。松动牙由复合树脂行夹板固定（图 11-1a，b）。随着后牙区牙齿的丧失，前牙区开始向前移位（图 11-1c）。CBCT 矢状位视野显示了前牙区从一个位点到另一个位点的唇颊侧骨板的变化（图 11-1d，e）。后牙区位点骨密度低，窦底骨高度不足以容纳长度为 10mm 的种植体。

使用针对此适应证设计的新 10 要素临床评估表（CAT）来分析此状况（图 11-2）。此区域涉及美学方面。所有局部的变量都具有基本的重要性，且都将被评估。

从修复角度出发，重新定位上下颌切牙间接触点是完全必要的。

系统风险（1）

老年患者，治疗位点骨密度低。此种条件行即刻临时修复不是最佳的，失败的风险高。

笑线（2）、生物学类型（3）和美学要求（4）

患者为低位笑线（图 11-1a），美学要求中等以及生物学类型为中厚龈（图 11-1b）。

拔牙病因（5）和感染性诊断（6）

余留牙齿被晚期牙周病折磨，预期的结果是高风险的；此外，感染是慢性的。

皮质骨板的厚度（7）

CBCT 矢状位视野显示前牙和后牙位点植入种植体后，在唇颊侧可以获得的骨板厚度>2mm。

骨吸收程度（8）和修复体过渡线的位置（9）

CBCT 视野显示骨吸收程度是中等的；符合 C 类，尤其是在后牙区（图 11-1e）。垂直骨丧失的量和低位笑线的存在意味着修复体过渡线可以位于唇下位置。

临时修复体类型（10）

患者需要即刻临时修复体。她心理的满意度取决于可植入的种植体数目以及各个位点可获得的初期稳定性。

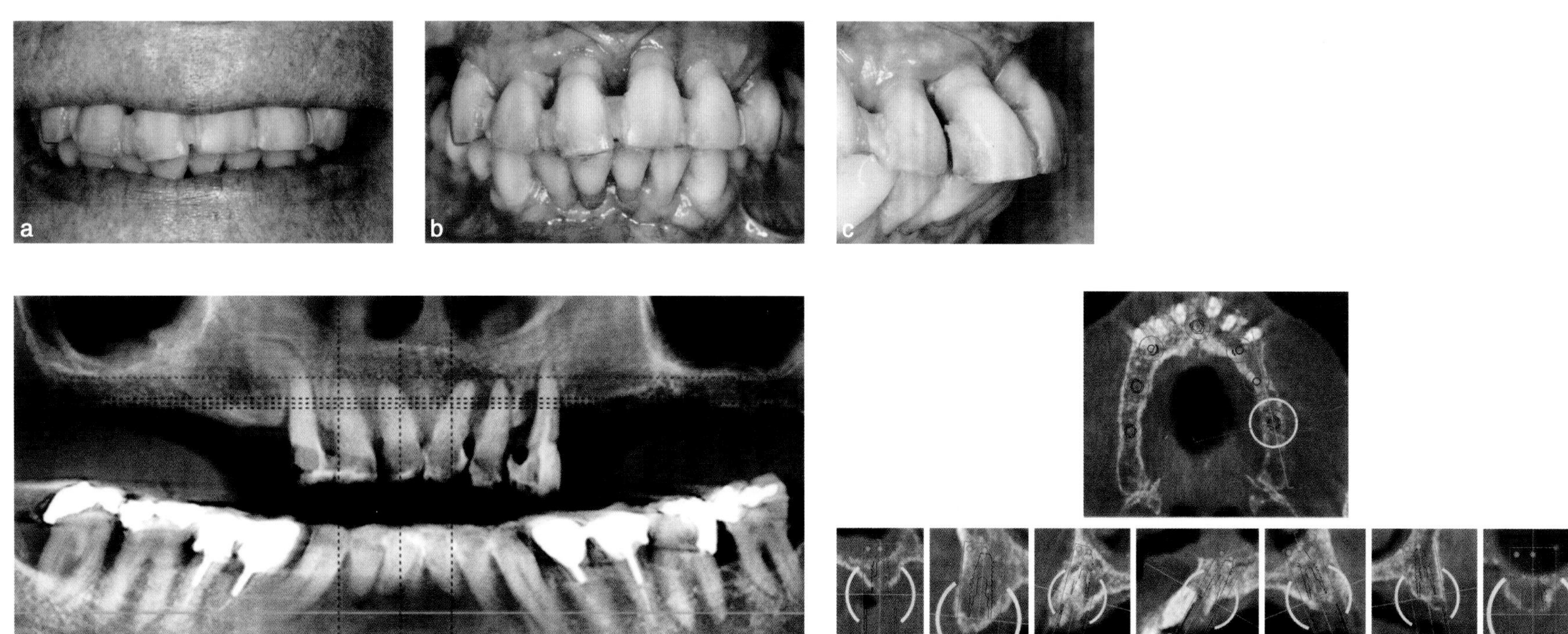

图 11-1 初始条件

（a，b）正面笑相和余留的前牙区。（c）牙齿继发性前移位。（d）全景片。（e）使用 MSOFT 软件进行数字化设计，以决定种植体的尺寸。

治疗决策

在图 11-3 中的决策树中展示了治疗决策中的每个决策节点。

- 种植体植入时机（第 1、5、6、7 和 8 点）

前牙区为拔牙后位点，后牙区为愈合位点。上颌将会植入 7 颗种植体。在前牙区，不存在即刻种植的禁忌证。种植体植入时不用考虑拔牙窝长轴相对于唇颊侧所成的角度；种植体应偏牙槽嵴长轴的舌侧植入。相当于磨牙位点的窦底后部区域不植入种植体，因为此处剩余骨高度不足。左侧种植位点将会按照一种特殊的植入方案，专门针对剩余骨高度为 5～8mm 的位点，即种植体 - 骨凿技术（Davarpanah et al. 2012）。

- 硬组织程序（第 5、6、7 和 8 点）

不需要进行牙槽嵴顶根向再定位，因为剩余牙齿的颈部位于上唇的根方。在后牙区，只有左侧最远中的种植体植入时需要行穿牙槽嵴顶上颌窦底提升术，以便植入一颗直径 5mm 长度 8mm（5mm × 8mm）的种植体。种植体和颊侧骨板之间的间隙内充填 Bio-Oss；然后，侧壁骨增量程序将使颊侧骨板的厚度≥2mm。

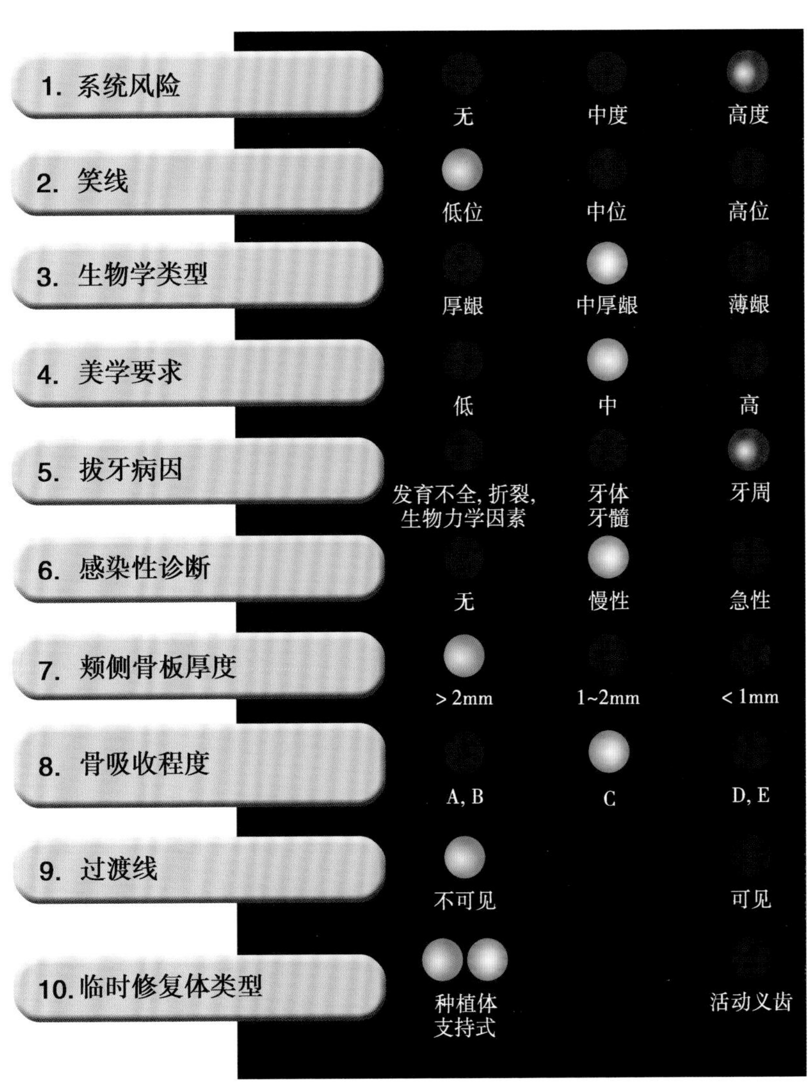

图 11-2　临床评估范本（CAT），改良了变量 8、9 和 10

- 软组织程序（第 1、2、3 和 4 点）

　　中厚龈生物学类型，牙龈隐藏在上唇根方以及患者年龄很大。因此，在前牙区不需要为了长期的美学成功而进行软组织移植来改善局部的生物学类型。

- 临时修复体类型（第 10 点）

　　如果初期稳定性充足，则设计由 7 颗种植体支持的 12 单位的桥体。

治疗程序

治疗程序如下（图 11-3）：

在前牙区：

- 拔除前牙。
- 前牙区即刻在拔牙窝内植入 3 颗种植体。
- 充填种植体与唇颊侧骨板之间的空隙。
- 围术期使用 Bio-Oss 行侧壁骨增量，不进行软组织移植。

在后牙愈合区：

- 偏腭侧牙槽嵴顶切口，根据我们团队（Davarpanah et al. 2012）进行的不伴有充填材料的种植体 - 骨凿技术，植入 3 颗长度为 8mm 的标准直径种植体。
- 行侧壁骨增量，以便获得至少 2mm 的皮质骨板厚度。
- 种植体位置印模和咬合关系记录。
- 使用种植体支持的临时修复体行即刻负荷 6 个月。
- 6 个月后确认种植体骨结合，开始进行永久修复的步骤。

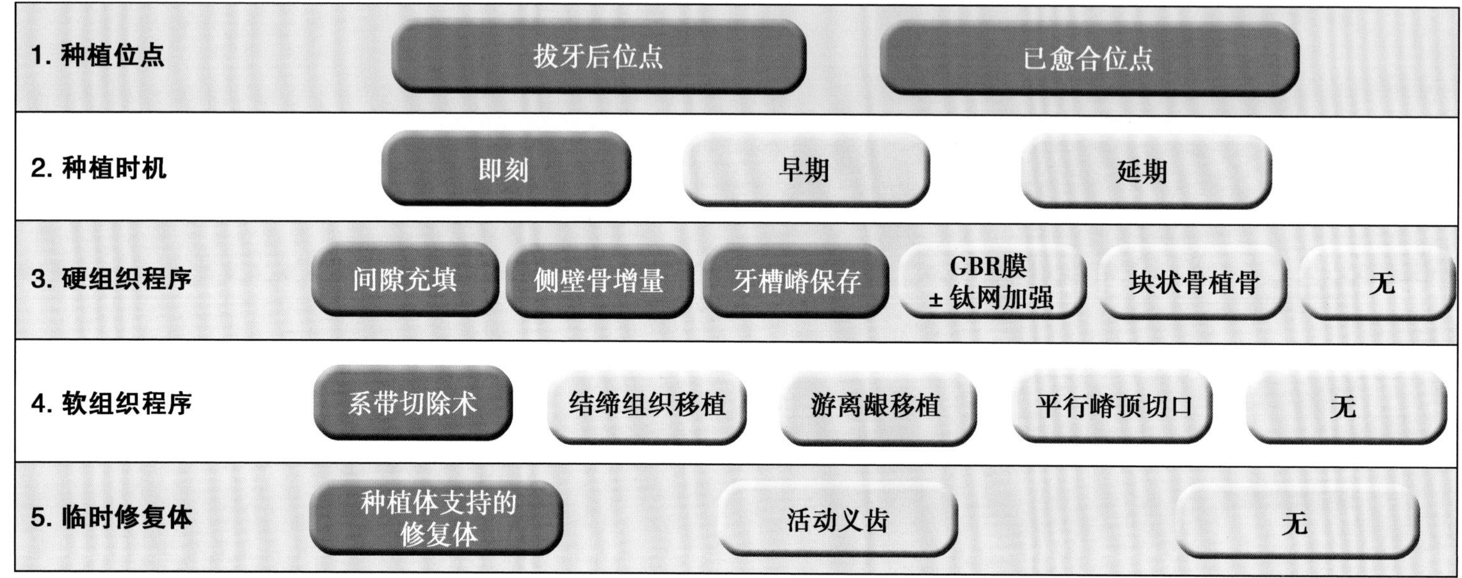

图 11-3 策略选择的决策树(DecTree)

治疗案例——术前程序

第一步是重新确定因后牙缺失而丧失的垂直距离。此阶段通过在技工室预备的咬合板来实施，与全口无牙殆的传统治疗相同(图 11-4a，b)。

术前的准备工作包括技师制作的 4 个项目，其中 2 个在术后即刻修复程序中至关重要(图 11-4c～i)。首先取一个印模来满足以下目标：

1）在技工室把模型固定在殆架上。

2）从模型上磨除余留牙(图 11-4c)，预备诊断蜡型以便重新定位修复体冠部和上下切牙间接触点(图 11-4d)。

3）制作一个个性化印模托盘(图 11-4e)。

4）在蜡型的基础上，制作一个手术咬合导板(图 11-4f，g)。

5）在殆架的模型上，制作一个咬合导板来确定咬合关系(图 11-4h，i)。此咬合导板既在对殆牙面上，又覆盖整个腭部。

拔除余留牙，翻起一个大范围黏骨膜瓣(图 11-5a，b)。手术导板(图 11-5a)可以帮助医生避免沿着牙槽嵴的垂直长轴备洞。种植体植入到手术导板确定的修复通道内。鉴于手术导板预先设计的修复通道，在位点 #15 和 #25 之间植入 7 颗种植体，直径为 Ø 3.75mm 和 Ø 4.2mm(C1，MIS)。三颗种植体植入在拔牙窝内，四颗在愈合位点。种植体长度在左侧远中种植体，即 #25 牙位为 8mm，在 #24 位点为 16mm；其余种植体的长度则在 10mm 和 13mm 之间。极差备洞可以帮助初期稳定性达到 35N·cm 和 40N·cm(图 11-5c)。仅在 #25 后牙位点使用了非标准模式治疗；它采用了不伴有充填材料的种植体 - 骨凿技术(Davarpanah et al. 2012)。所有种植体都连接了复合基台，也就是说它们不会再被拧下来。基台基底的高度在 1～4mm 之间变化，取决于局部的修复需求(图 11-5d，e)。拧入保护帽(图 11-5f)，同时行侧壁骨增量程序。然后在基台保护帽周围缝合关闭组织瓣(图 11-5g)。

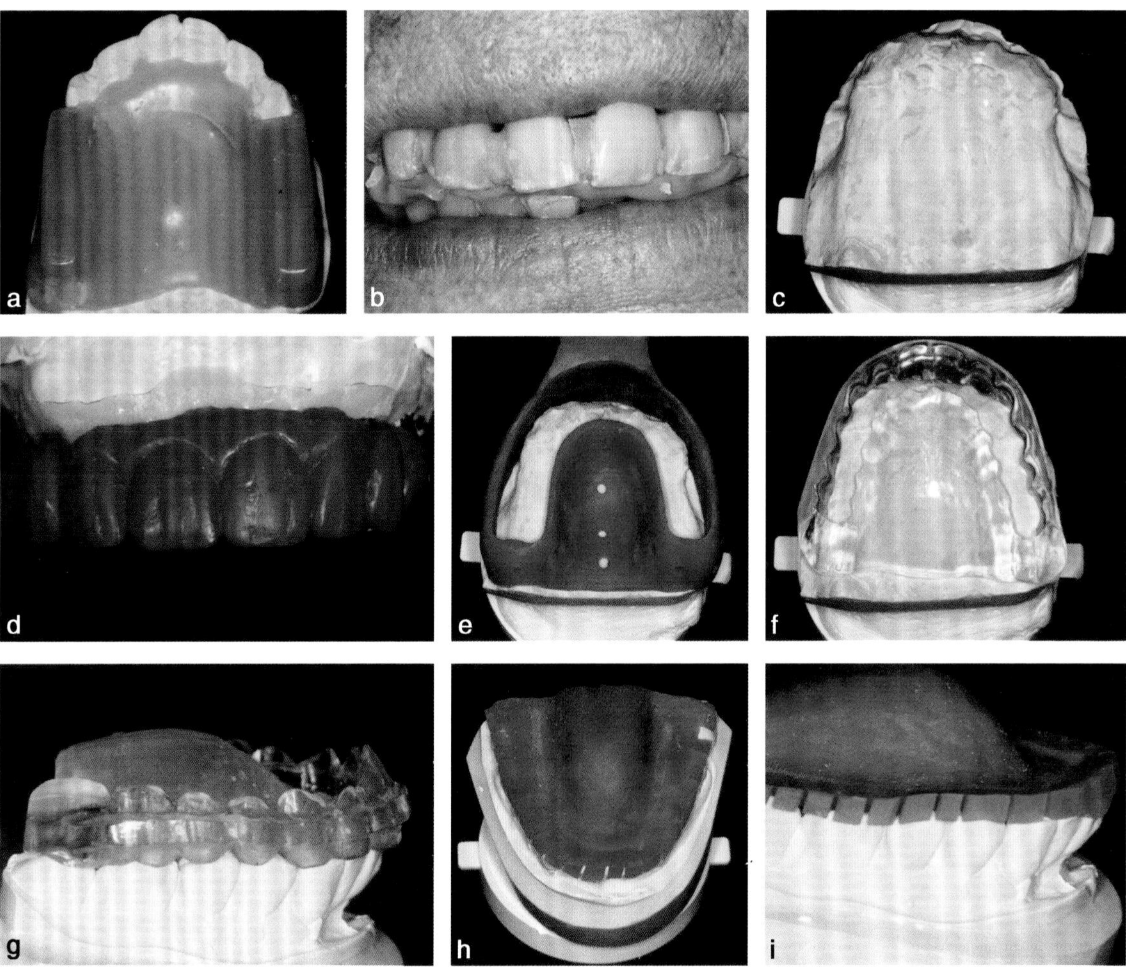

图 11-4　**术前修复程序**
(a, b) 伴有印模材的咬合板和定位钥匙，以便确定丧失的垂直距离。
(c, d) 磨除牙齿的上颌模型固定在𬌗架上，牙齿再定位的蜡型。
(e) 在模型上试戴个性化印模托盘。
(f, g) 与对颌处于咬合状态的手术导板。
(h, i) 在下颌牙齿与腭部之间放置一个咬合导板。

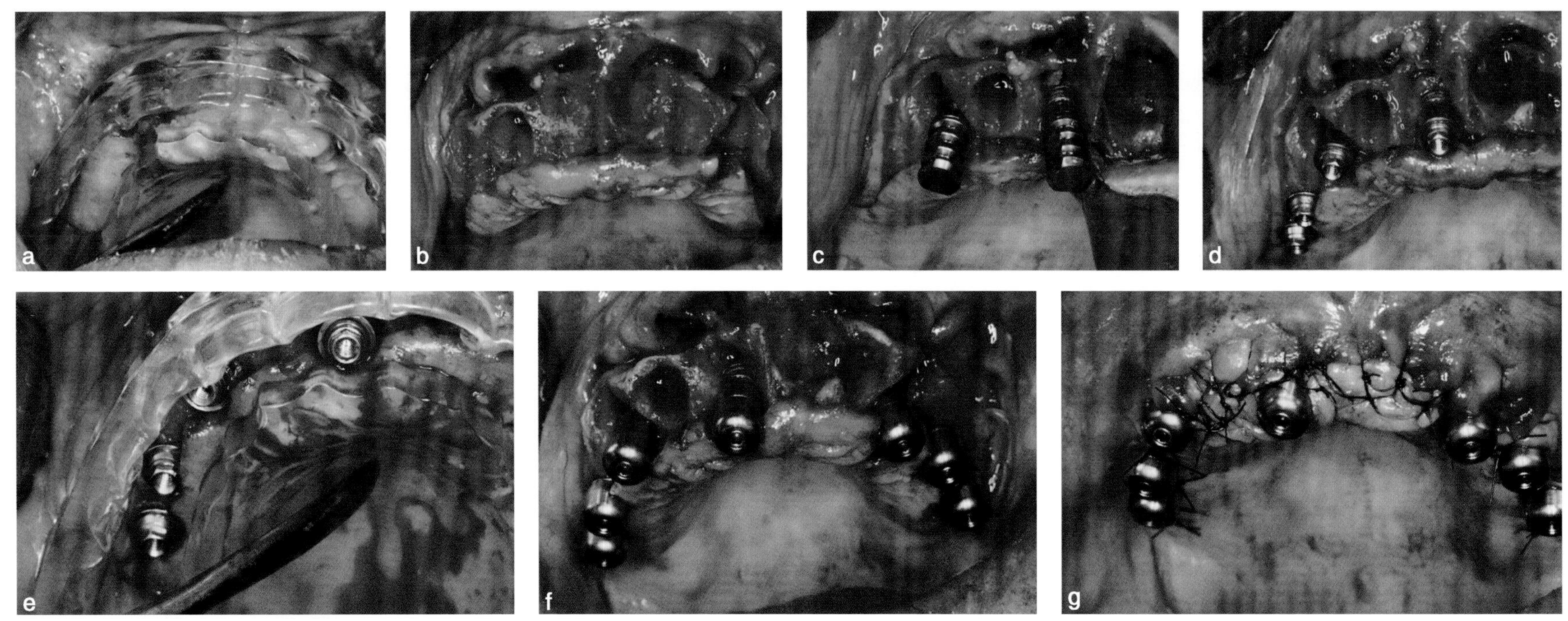

图 11-5 **手术程序**

（a，b）拔除牙齿，翻瓣显示拔牙窝的状态。

（c，d，e，f，g）按照手术导板的修复通道植入种植体；相对于牙槽嵴的垂直长轴，种植体长轴得到纠正；连接 MUA 且不会被再次拧下。然后，拧上 MUA 保护帽并缝合。

临时修复程序

现在患者转诊到修复医生处。下一步是获取种植体位置的相关信息和咬合关系。首先使用个性化印模托盘取印模，并且把 MUA 印模帽夹板固定在一起（图 11-6a～c）。使用术前技工室制作的咬合导板记录咬合关系。患者闭口咬在咬合板上，基于同时接触腭部及下颌牙齿之间的空隙，来记录最初确定的垂直距离（图 11-6d）。在保护帽周围注入硅橡胶来获取咬合关系（图 11-6e，f）。

印模和咬合关系被传送到技工室。向牙科技师提供一套匹配 MUA 的保护帽是很重要的。灌制模型时使用 MUA 替代体（图 11-7a）。把保护帽拧在替代体上，然后把带有指引板的咬合关系印模定位在上颌模型和下颌之间。首先把它放在下颌牙齿上，然后再放上上颌模型（图 11-7b）。

现在牙科技师获得了用于制作临时桥的所有必要信息和项目，即患者的所有咬合信息（图 11-7c～f）。

36 小时后，修复体已经准备好，患者到修复医生处就诊。修复医生拧下保护帽（图 11-8a，b），把临时修复体放到 MUA 上，拧上修复螺丝并拍摄放射线片检查就位合适（图 11-8c～e）。然后细微调整咬合。

临时修复程序

图 11-6　**临时修复程序**

（a，b，c）取印模前连接 MUA 印模帽并夹板固定。

（d，e，f）通过位于腭部和下颌牙齿之间的咬合导板来记录咬合关系。在复合基台的保护帽上记录咬合。

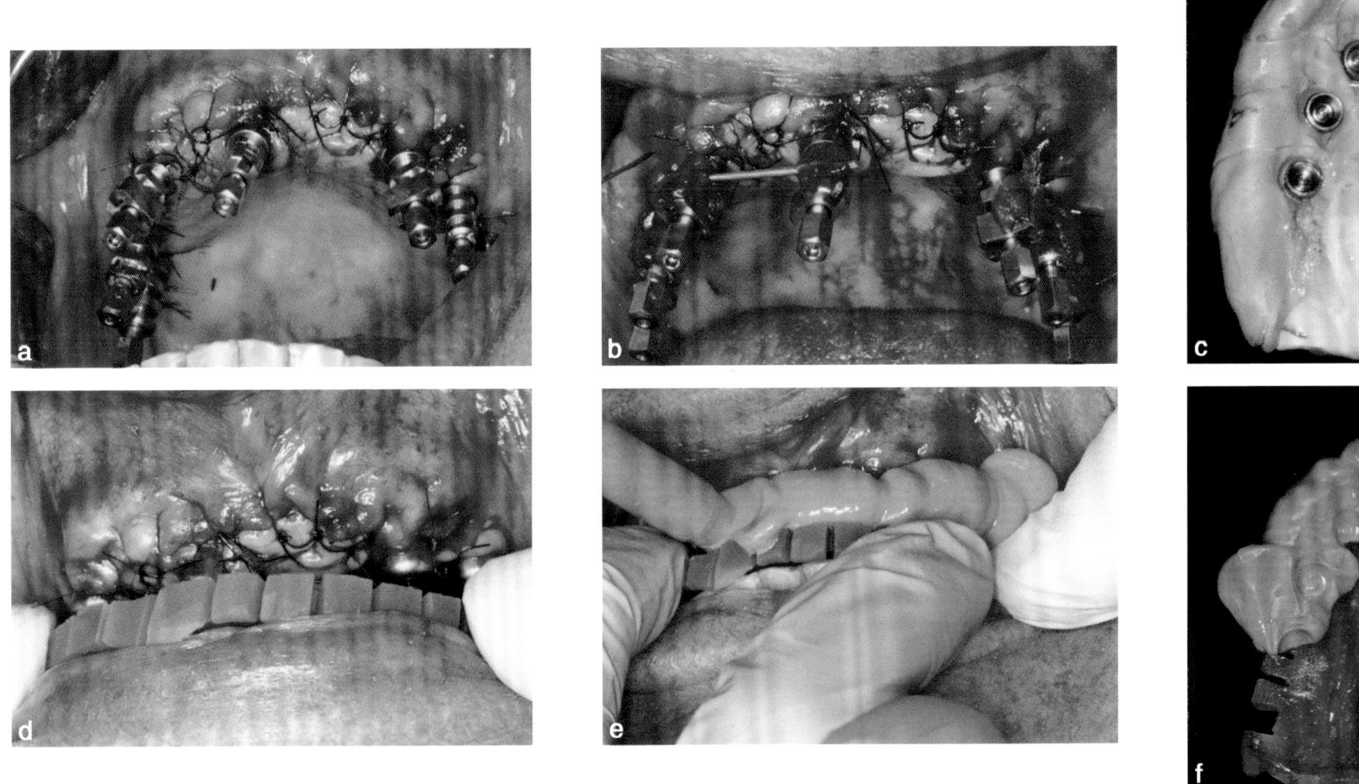

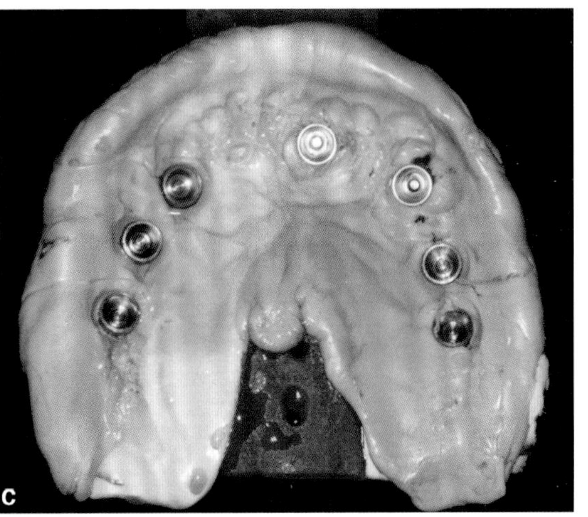

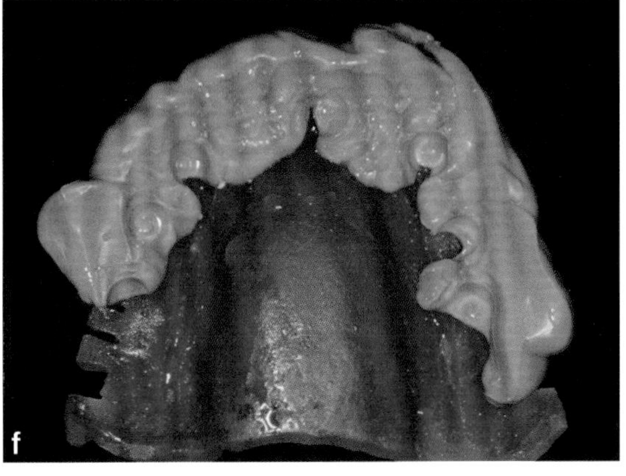

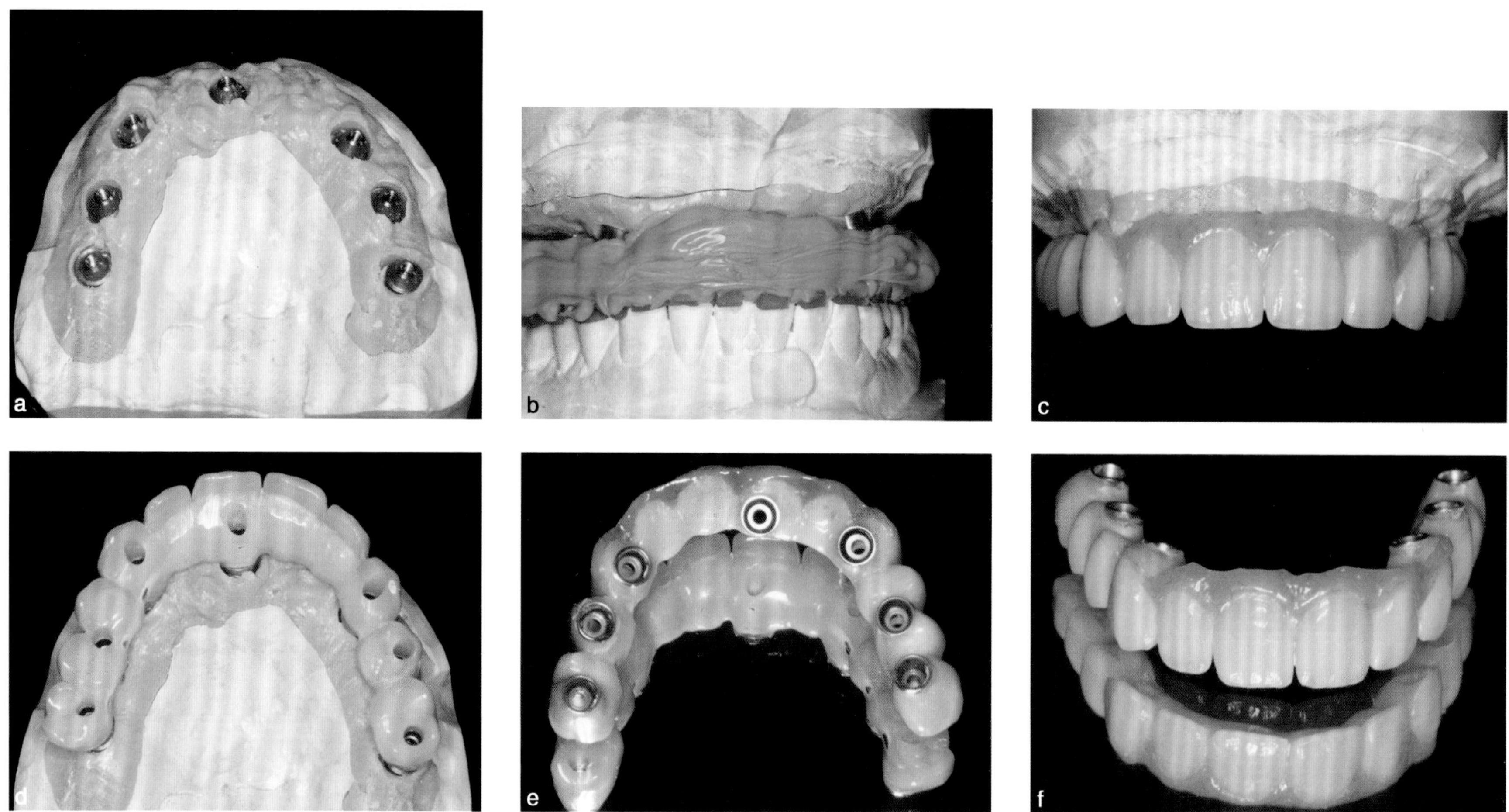

图 11-7　固定在殆架上的模型和临时修复体的制作

（a，b）带有复合基台替代体的模型，使用咬合板来指引下颌和上颌模型，为殆架固定作准备。
（c，d，e，f）制作完成的临时修复体和模型。

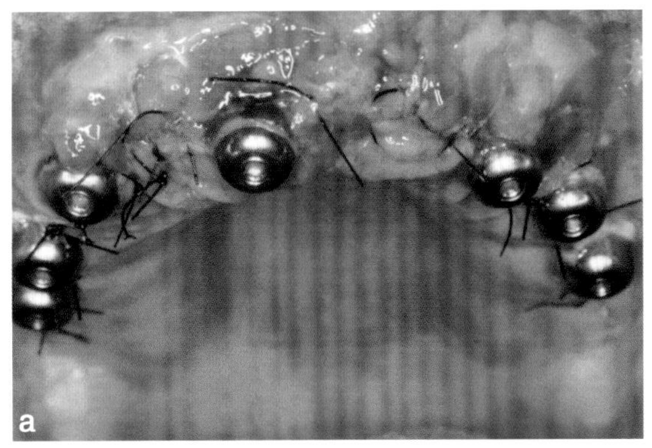
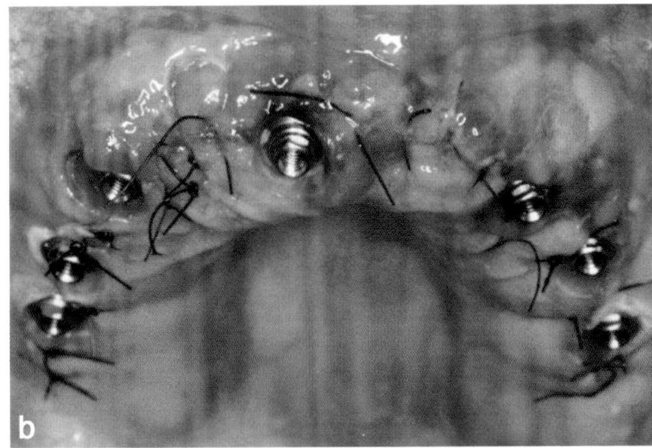
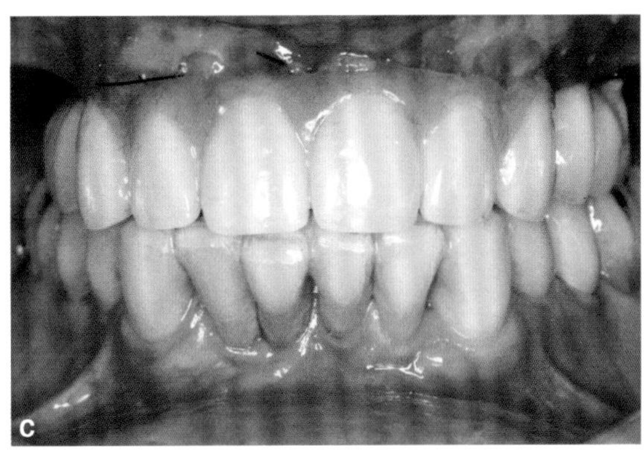
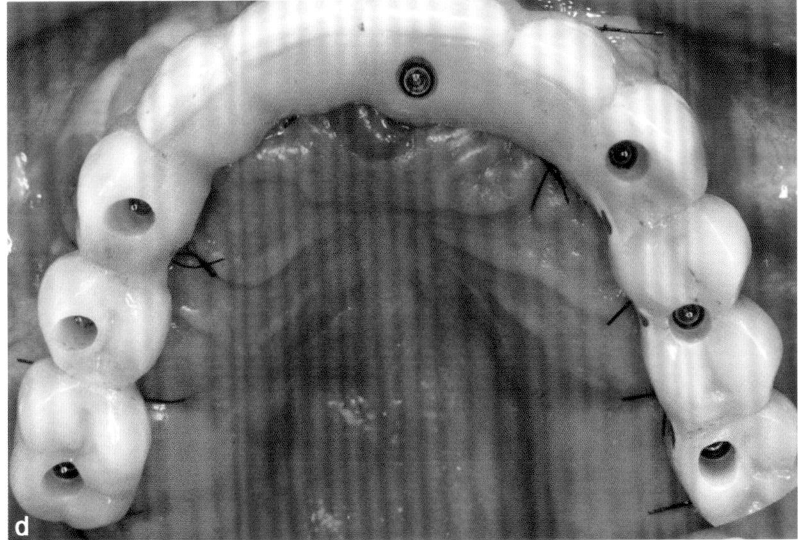
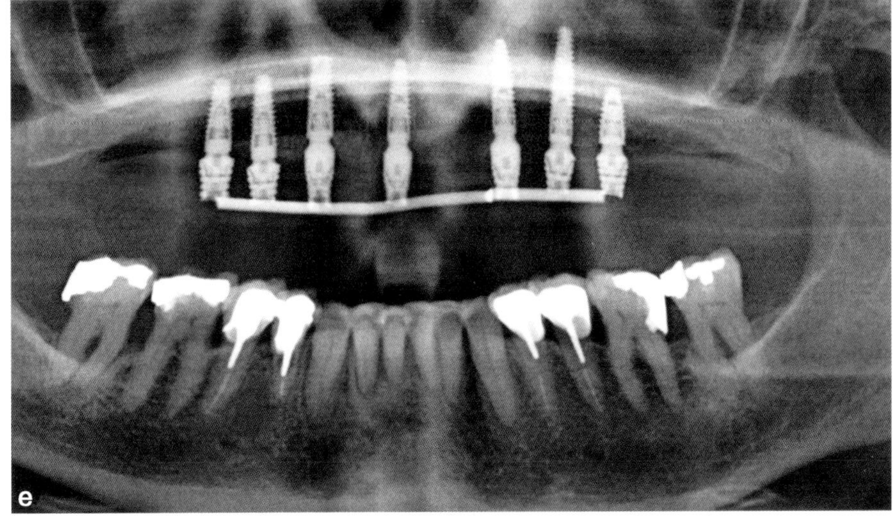

图 11-8　36 小时内戴入临时修复体
（a，b）手术后 36 小时，拧下保护帽前后的软组织状况。
（c，d，e）固定临时修复体和放射线检查。
牙科技工室：Nicolas Milliere Lab，Vincent de Bailliencourt。

永久修复体的修复程序

为了获得种植体骨结合和软组织塑形，经历 6 个月的临时修复后，开始进行永久修复体制作的步骤（图 11-9a，b）。它包括取一个印模在模型上和患者口内同时验证。拧下临时修复体（图 11-9b），把 MUA 印模帽连接到 MUA 上；使用金属杆和树脂对其进行夹板式固定连接。灌注印模（图 11-9c），通过一个石膏验证钥匙（图 11-9d）在患者口内检测模型的匹配度。

然后开始使用带有金加工基底的 UCLA 基台，来制作螺丝固位修复体的金属支架（图 11-9e，f）。种植体的分散度是很明显的；看起来一部分螺丝开口将会在牙冠的颊侧，而不能保持在咬合面（图 11-9g）。因此，我们需要找到一种方法来改变螺丝通道的长轴。以前拧螺丝常用的工具是直螺丝刀。因为它不能容忍对长轴的任何偏离（图 11-9g），所以它似乎不可能纠正这种不良角度。

虽然如此，但是也要找到一种方案来纠正通道的轴向并使之出现在牙冠的咬合面。在 MIS 系统中，修复螺丝的头部不是平的，而是内六角

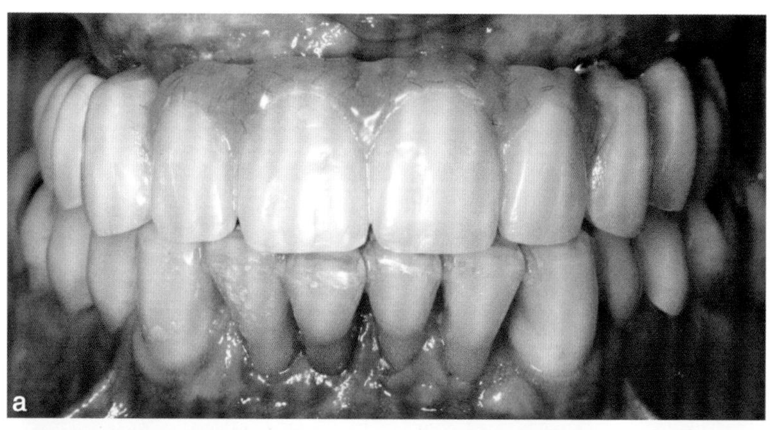

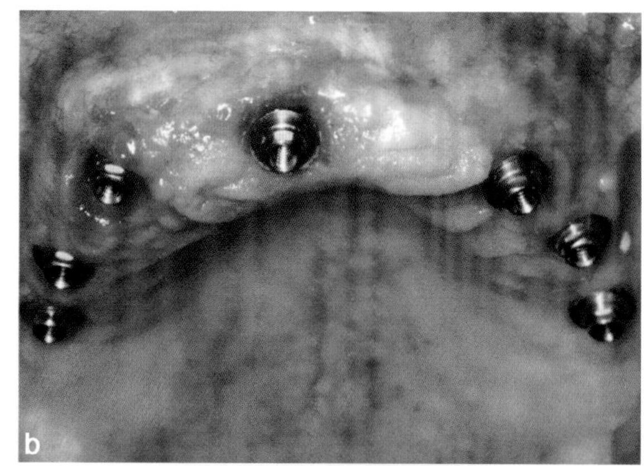

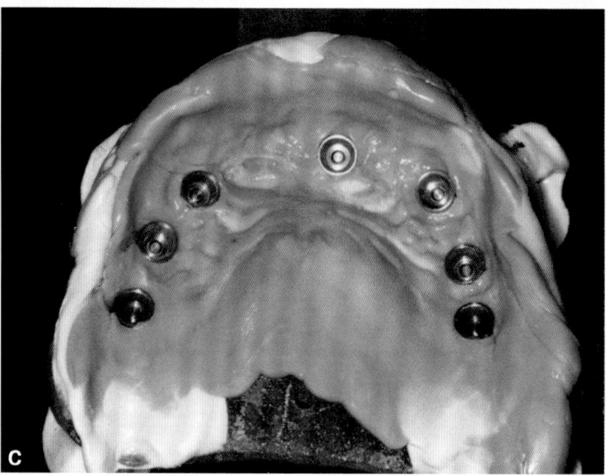

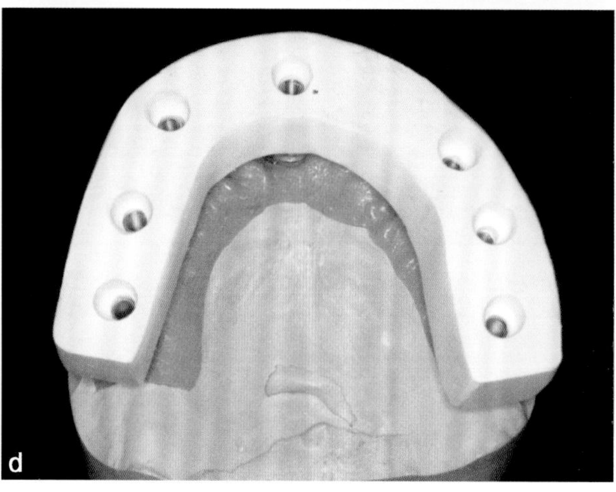

图 11-9　永久修复体的准备程序
（a，b）负荷 6 个月后的临床状况和软组织情况。
（c）在复合基台上取印模。
（d）模型的石膏验证钥匙。

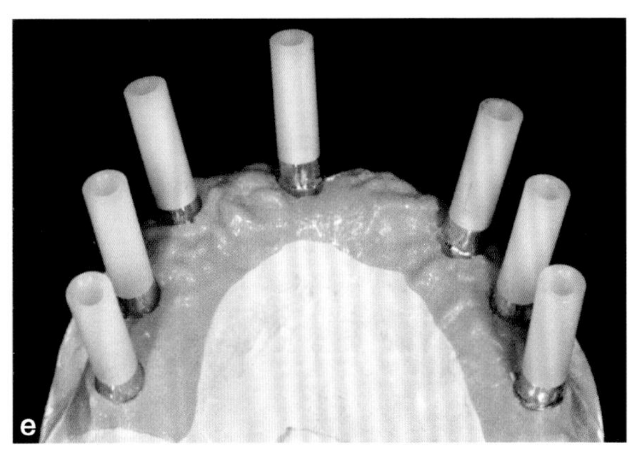

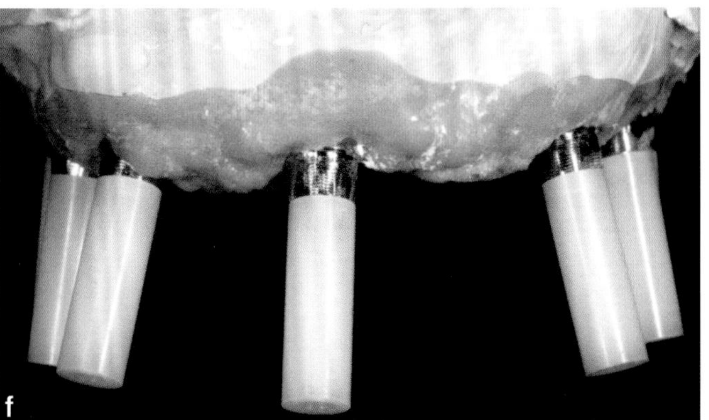

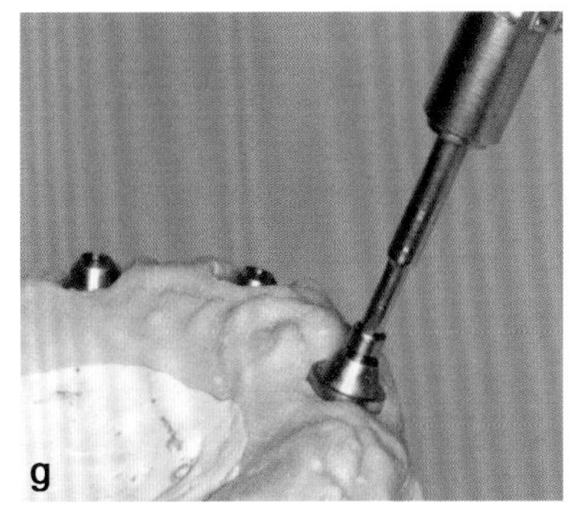

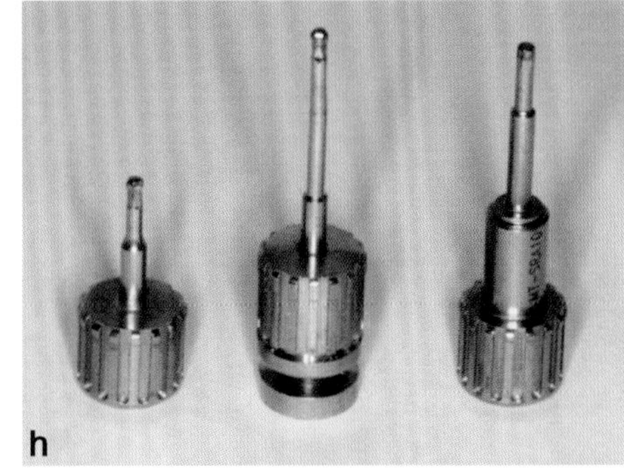

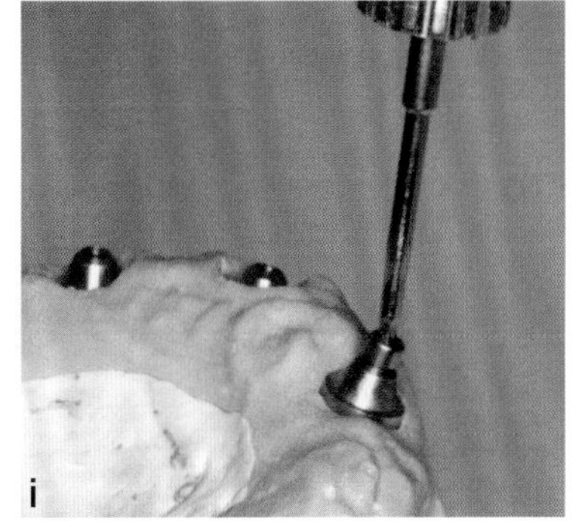

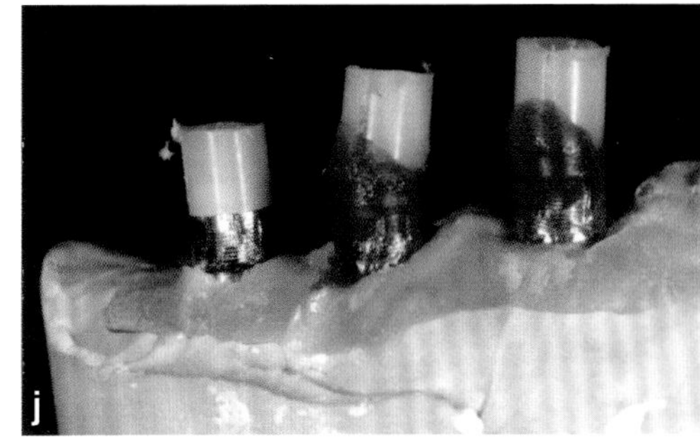

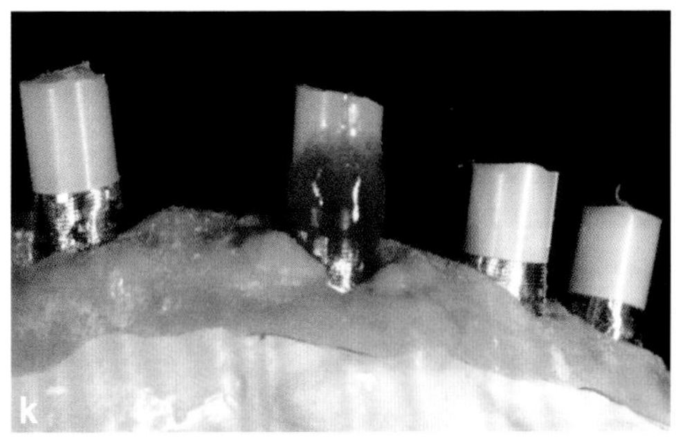

图 11-9 （续）

(e, f) UCLA 基台固定于模型上。它们突显了种植体和唇颊侧之间的角度。(g) 直螺丝刀不能容忍角度。(h) 直螺丝刀(右)，用于角度基台的短柄球 - 头螺丝刀(左)和加长柄的球 - 头螺丝刀(中)。(i) 改良的球 - 头螺丝刀位于成角的螺丝通道上。这种新工具常用于改正通道的轴向，以避免开口于颊侧。(j, k) 削短 UCLA 基台的塑料部分，并使用蜡来维持新的角度。

结构。直螺丝刀和球 - 头螺丝刀都可以转动它，球 - 头螺丝刀以前常用于角度基台加力(图 11-9h)。球 - 头螺丝刀可以容忍一定程度的角度(图 11-9i)，但是因为太短了而不能在口腔内加力螺丝。解决方案是延长这种螺丝刀的柄部，通过切取工作部分并激光焊接到长柄上(图 11-9i)。然后使用新工具就有可能从基底上分离出可锻造的套筒，并使之成角以获得螺丝通道(图 11-9i, j, k, l)。这样，通道的长轴会得到改正以便开口于修复体冠部的咬合面，而不是唇颊侧或邻面。下一个步骤未进行改良。用蜡堆积出支架模型(图 11-9l)，然后铸造(图 11-9m)。在患者口内验证支架并检查咬合关系(图 11-9n)。在支架上饰瓷(图 11-9o, p)。

修复体是螺丝固位的(图 11-10a, b)，放射线片检测就位(图 11-10c)。修复体牙龈和患者牙龈之间的过渡线未暴露。因为恢复了功能同时获得了一个满意的美学效果，患者很开心(图 11-10d, e)。

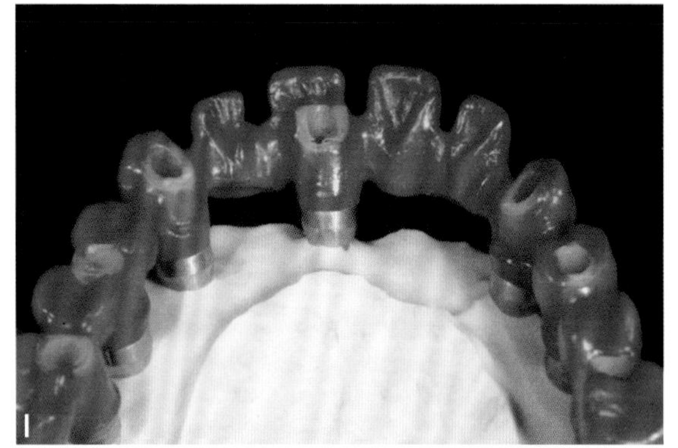

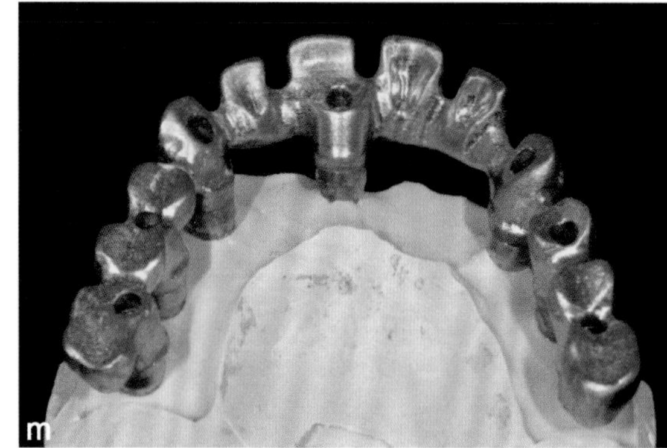

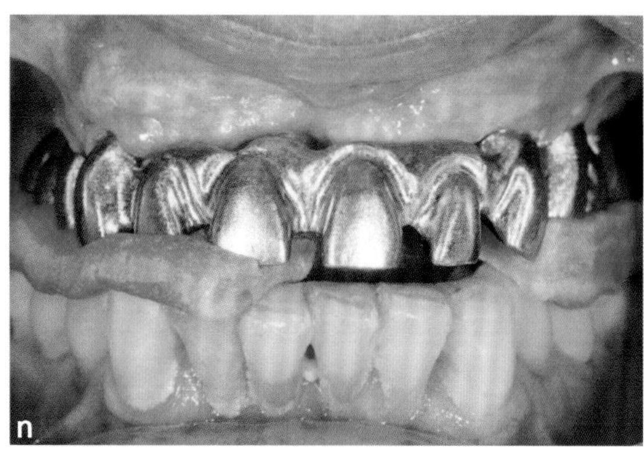

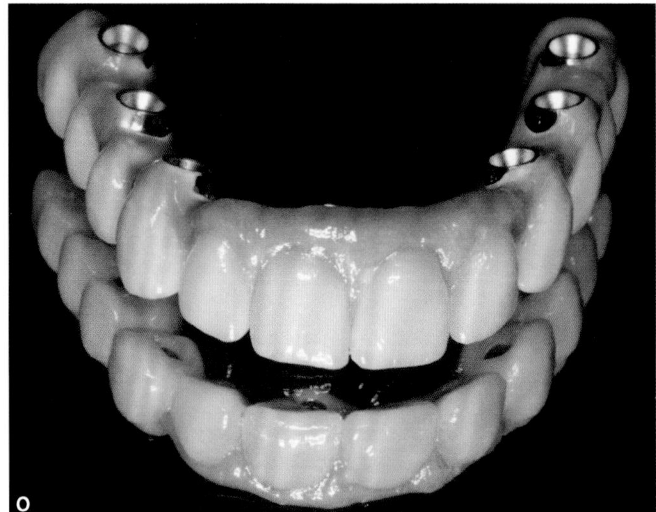

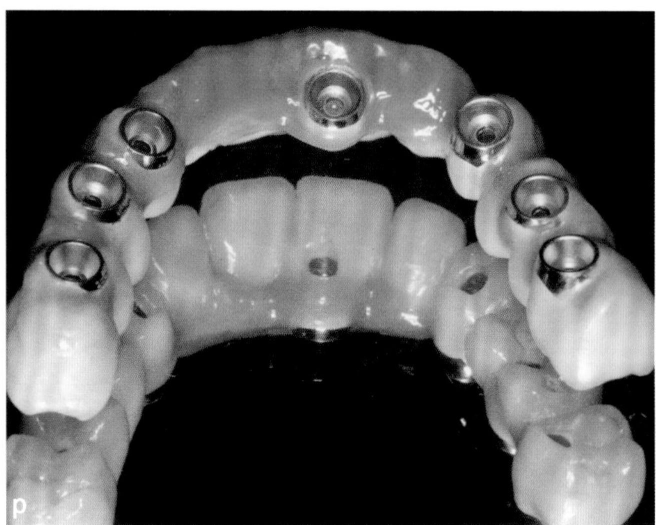

图 11-9 （续）
（l，m）蜡支架和铸造支架安装就位于模型上。
（n）支架在患者口内就位，使用之前在模型上作为指引的树脂楔子来检测颌间关系。
（o，p）要戴入的永久修复体。

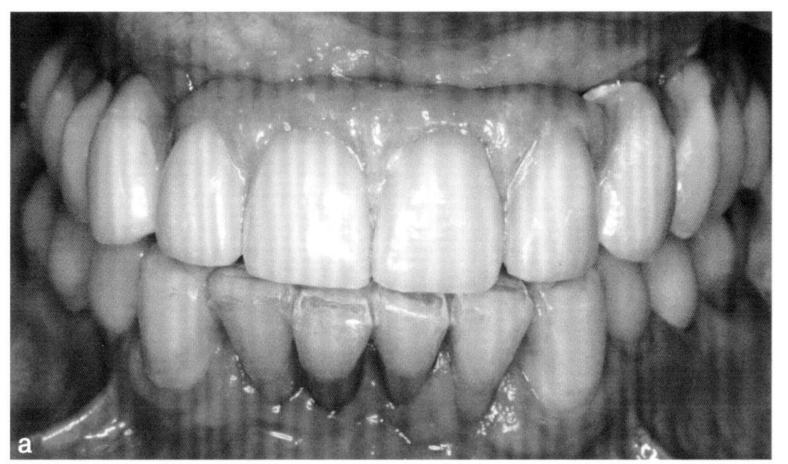

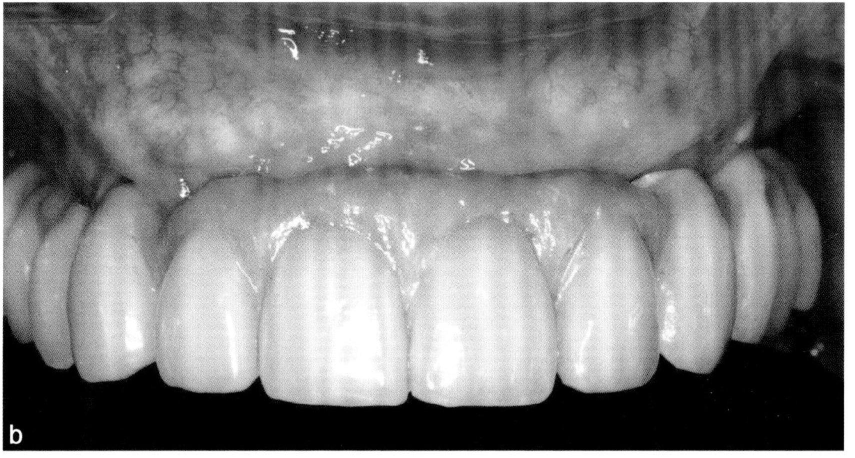

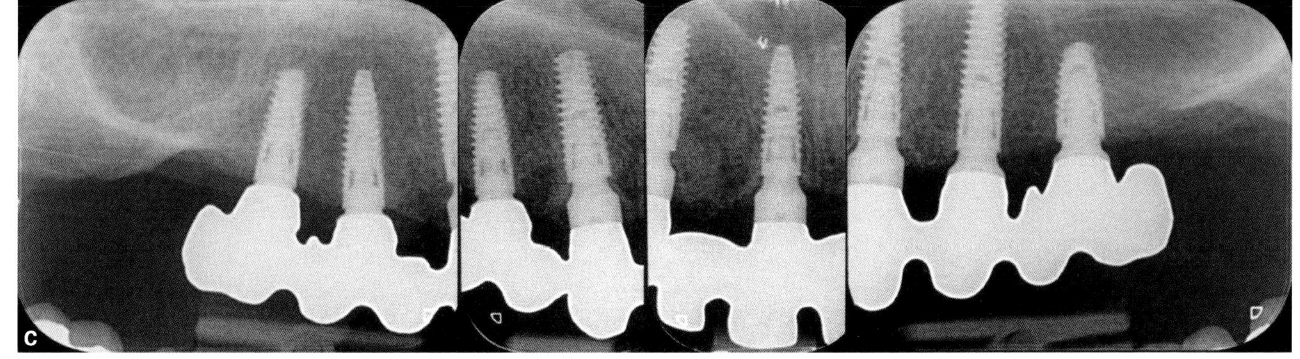

图 11-10 永久修复体的戴入
(a,b,c) 咬合状态下的永久修复体和放射线检测。
(d,e) 患者的笑线和修复体的侧面观。
牙科技工室：PHP Laboratory, P. Almayrac, Montrouge。

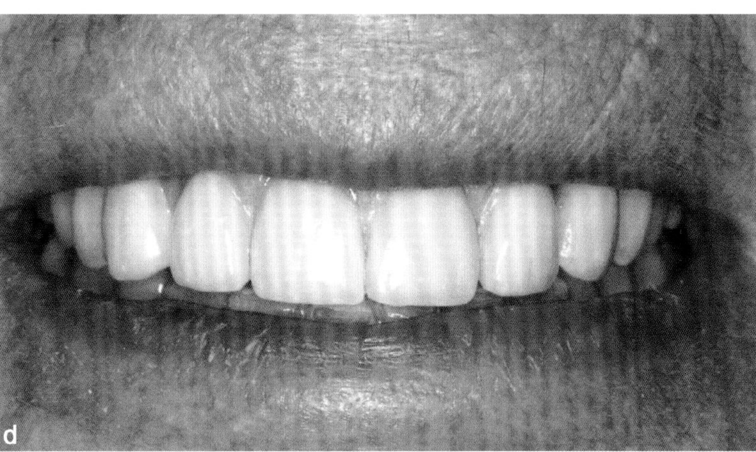

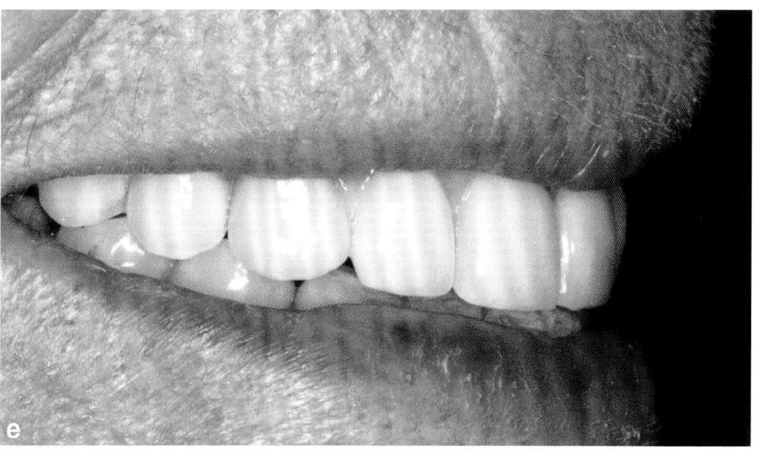

结论

对于即将成为无牙骀的患者，此篇章展示了我们的36小时即刻负荷方案。我们改良了用于单牙缺失和部分牙缺失的原始临床评估表，使其更适合于无牙骀。不考虑临床适应证，决策树保持不变。技工室准备了两种原始且特殊的设备。精确的咬合导板放置于整个腭部表面和对颌牙之间，以帮助口腔的颌间关系及垂直距离在技工室准确重建。在修复螺丝通道的轴向上，球-头螺丝刀的简单改良为其提供了容忍性。因此技工室能够制作出螺丝固位的永久修复体，其螺丝通道开口于骀面而不是唇颊侧或邻面。

参考文献

1. Aalam AA, Nowzari H, Krivitsky A. Functional restoration of implants on the day of surgical placement in the fully edentulous mandible: a case series. Clin Implant Dent Relat Res 2005;7: 10-16.
2. Davarpanah K, Szmukler-Moncler S, Davarpanah M, Demurashvili G, Capelle-Ouadah N, Fromovitch O. Technique de l'implant-ostéotome. in : Davarpanah M, Szmukler-Moncler S, Rajzbaum P, Davarpanah K, Demurashvili G. Manuel d'Implantologie clinique. 3e éd. Concepts, intégration des concepts et esquisse de nouveaux paradigmes, Editions CdP, Paris, 2012.
3. Davarpanah M, Szmukler-Moncler S, Théorie et pratique de la mise en charge immédiate. Quintessence International, Paris, 2007.
4. Demurashvili G, Davarpanah K, Szmukler-Moncler S, Davarpanah M, Raux D, Capelle-Ouadah N, Rajzbaum P. Technique to obtain a predictable aesthetic result through appropriate placement of the prosthesis/soft tissue junction in the edentulous patient with a gingival smile. Clin Implant Dent Relat Res 2015;17: 923-931.
5. Lazzara RJ, Testori T, Meltzer A, Misch C, Porter S, del Castillo R, Goené RJ. Immediate Occlusal Loading (IOL) of dental implants: predictable results through DIEM guidelines. Pract Proced Aesthet Dent 2004;16: 3-15.
6. Lekholm U, Zarb GA. Patient selection and preparation. In : Brånemark PI, Zarb GA, Albrektsson T (eds). Tissue integrated prostheses. Osteointegration in clinical dentistry. Chicago : Quintessence Publishing Co., 1985 : 199-209.
7. Maló P, Rangert B, Dvärsäter L. Immediate function of Brånemark implants in the esthetic zone: a retrospective clinical study with 6 months to 4 years of follow-up. Clin Implant Dent Relat Res 2000;2: 138-146.
8. Maló P, Rangert B, Nobre M. All-on-4 immediate-function concept with Brånemark System implants for completely edentulous maxillae: a 1-year retrospective clinical study. Clin Implant Dent Relat Res 2005;7 Suppl 1: S88-94.
9. Szmukler-Moncler S, Piattelli A, Favero GA, Dubruille JH. Considerations preliminary to the application of early and immediate loading protocols in dental implantology. Clin Oral Implants Res 2000;11: 12-25.
10. Testori T, Del Fabbro M, Galli F, Francetti L, Taschieri S, Weinstein R. Immediate occlusal loading the same day or the after implant placement: comparison of 2 different time frames in total edentulous lower jaws. J Oral Implantol 2004;30: 307-313.

第十二章　下颌无牙𬌗(病例 9)

一位 42 岁的女性患者就诊要求修复其下颌缺失牙，因为其传统活动义齿不稳定。因为随意拔牙，患者上下颌均为无牙𬌗已超过 10 年(图 12-1a～c)。放射线检查显示牙槽嵴吸收严重(图 12-1d)。在后牙区，下牙槽神经管上方的剩余骨高度<5mm(图 12-1e，f)。能种植的区域仅在两侧颏孔之间(图 12-1e～f)。数字化设计显示 All-on-4 即刻负荷方案是可行的，远中的两颗种植体头部朝向后牙区(图 12-1g)。

除手术方面之外，此病例的难度在于咬合垂直距离(OVD)的准确确定和向牙科技工室转移所植入的种植体位置及颌间关系。

使用专门针对此适应证设计的特殊的 10 要素临床评估表来分析此病例(图 12-2)。

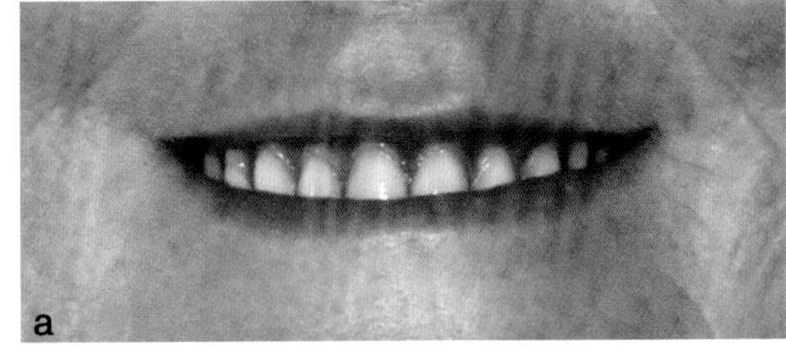

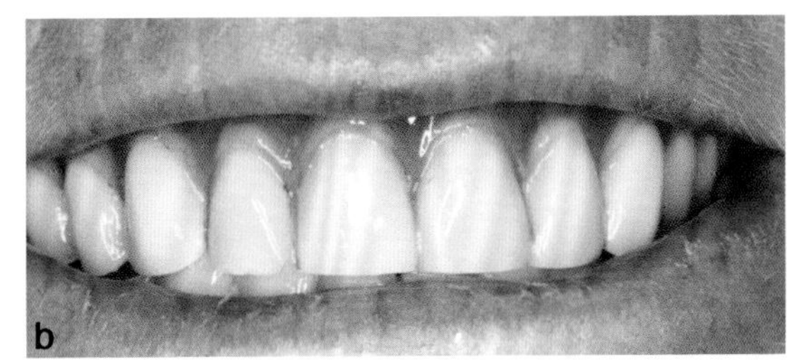

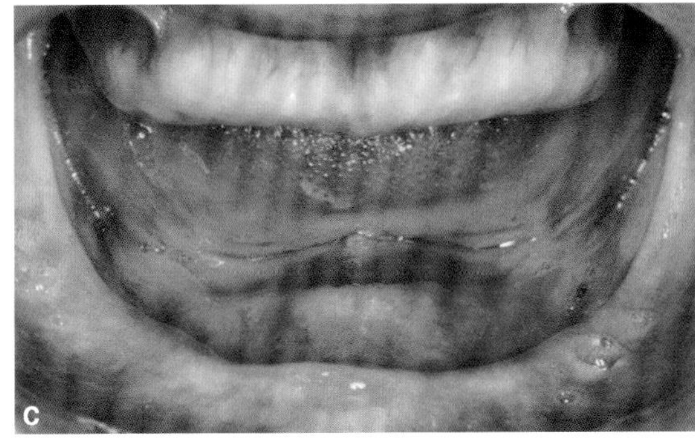

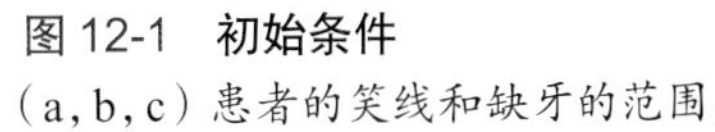

图 12-1　初始条件

(a，b，c) 患者的笑线和缺牙的范围。

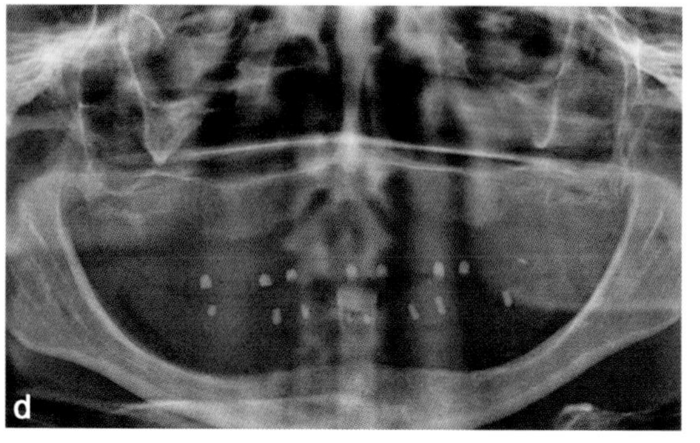

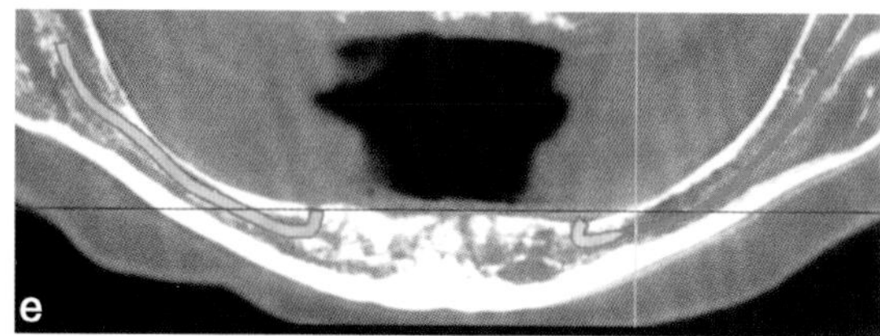

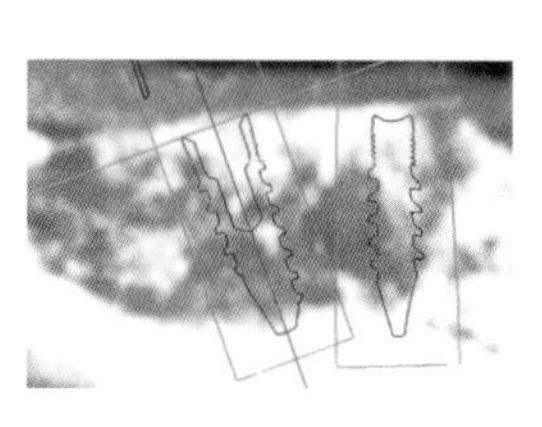

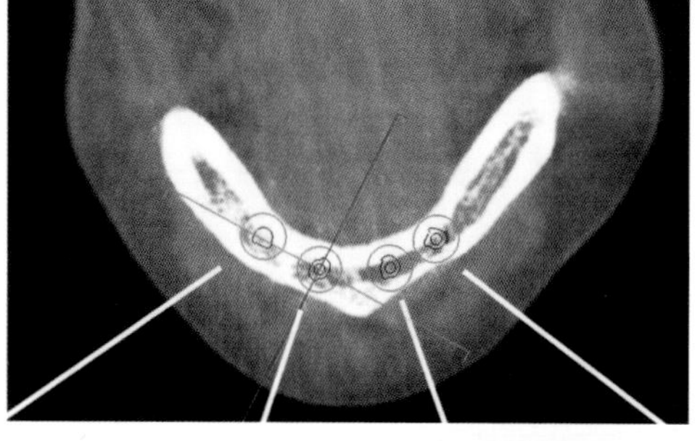

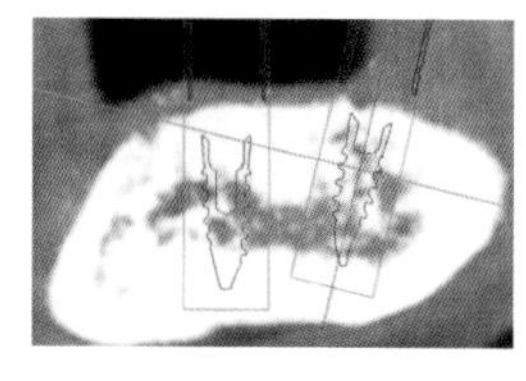

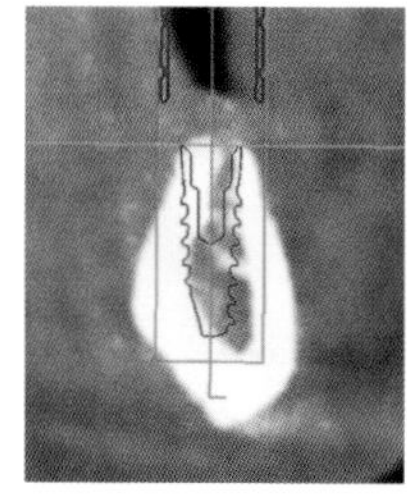

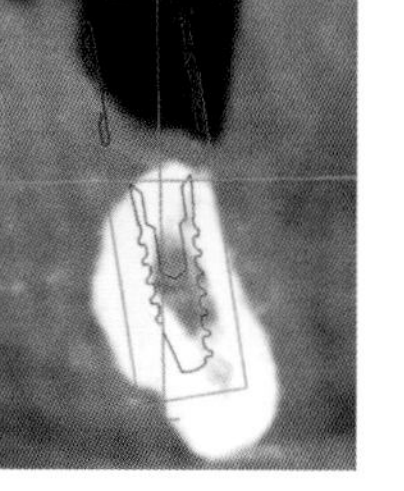

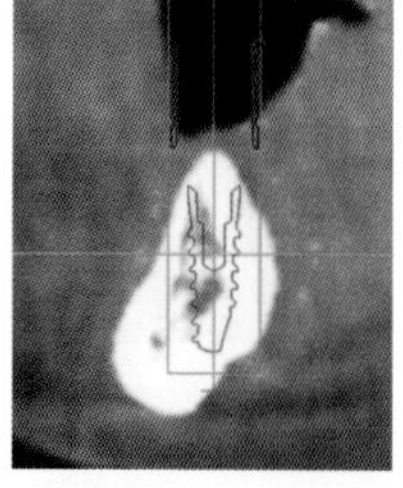

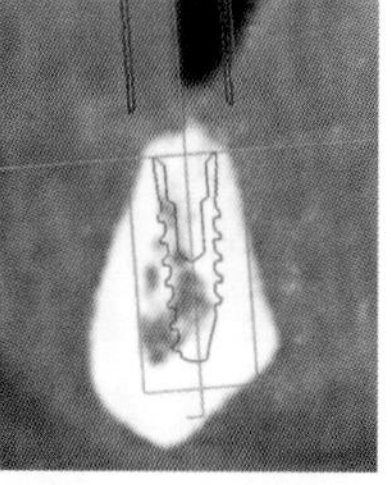

f

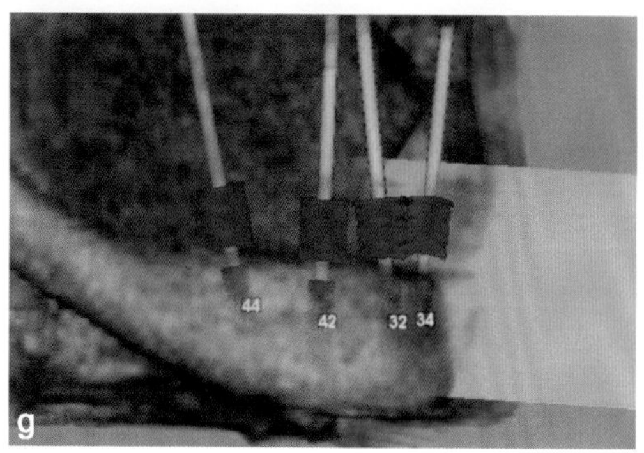

图 12-1 （续）
（d，e，f）曲面断层片和 CBCT 全景及矢状位视野显示了使用 MGuide 软件实施的数字化种植体设计。（g）远中种植体朝向的数字化设计。

在以下链接可以看到此病例：

http://www.information-dentaire.fr/implantologic

系统风险（1）

患者身体健康，没有系统风险。此条件有利于即刻负荷方案的成功。

笑线（2）、生物学类型（3）和美学要求（4）

高位笑线，但是并不妨碍下颌重建的美学预期。尤其对于此患者来说美学期望是存在的，因为牙科病史使她痛苦不堪。但是，笑线这个参数与下颌的治疗并不相关。最后，生物学类型为中厚龈（图 12-1c）。

拔牙的病因（5）和感染性诊断（6）

这两个参数的相关性是很低的，因为多数牙齿拔除发生在很久以前，组织已经愈合并不伴有任何炎症。

皮质骨板的厚度（7）

CBCT 矢状位视野和数字化设计显示种植体植入后，种植体颈部唇颊侧骨板的厚度随位点不同而变化，最好的地方是 1～2mm，其他地方则＜1mm。

骨吸收程度（8）和修复体过渡线的位置（9）

骨吸收是严重的，分类级别为 E。这意味着容纳种植体的组织为皮质基骨，没有牙槽骨；骨量非常致密。钻孔应该是精准的，外科医师在钻孔过程中应小心谨慎避免使局部温度升高，因为它会导致骨坏死。同样地，在植入种植体时，也需要避免高转矩对这种坚硬的无弹性骨施加压力。种植体的最终植入扭矩不能超过 40N•cm。在下颌的治疗中，不需要考虑修复体 / 软组织连接处的位置这个参数。

临时修复体类型（10）

此治疗进入了即刻负荷方案的范畴，所有种植体在生物机械方面均受与对颌形成咬合关系的

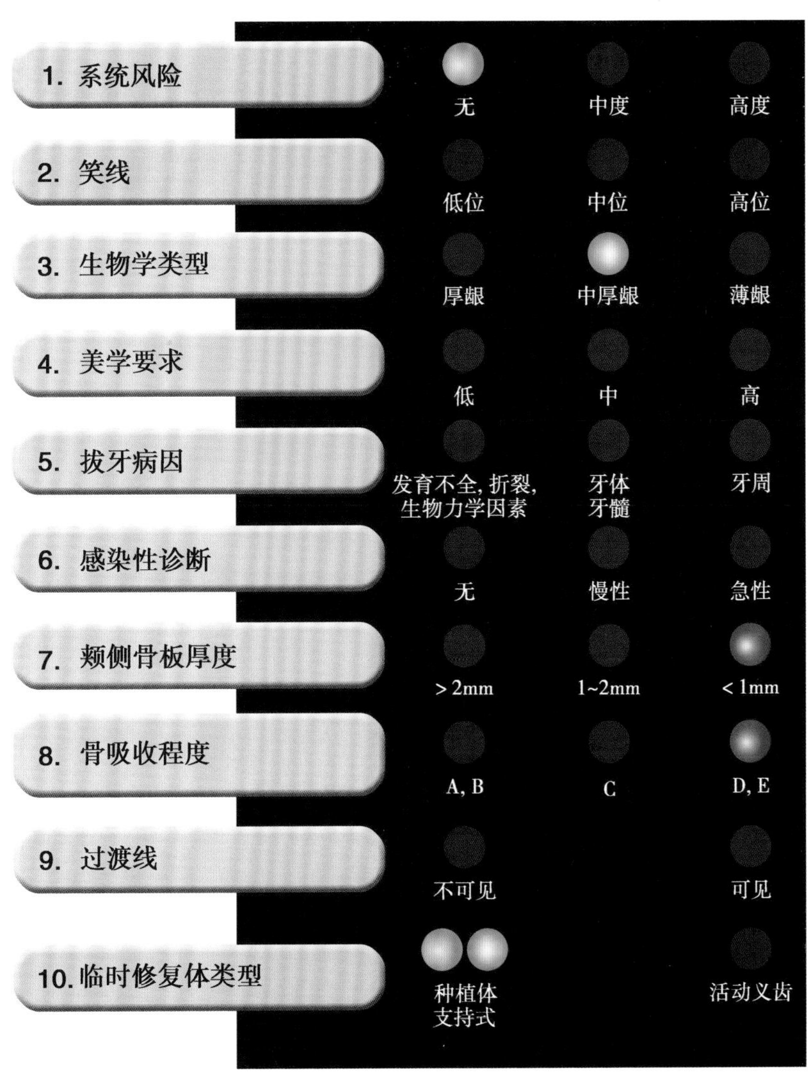

图 12-2　临床评估范本（CAT）

临时修复体所影响。在此病例中，上颌牙弓为半口活动义齿修复；因此，如果方案在实施时不伴有外科或修复差错，那么在这方面此条件尤其有利。

治疗决策

在图 3 决策树中呈现了每一个决策节点的治疗决策。

- 种植体植入时机（第 1、5、6、7 和 8 点）

只有两颏孔间的前牙区符合种植条件；将植入 4 颗种植体。根据 All-on-4 方案，最远中的两颗种植体将朝向后牙区，以便向前磨牙区扩展种植体支持的修复体。

- 硬组织程序（第 5、6、7 和 8 点）

在所有位点使用 Bio-Oss 行侧壁骨增量，以便增加颊侧骨板的厚度至≥2mm。

- 软组织程序（第 1、2、3 和 4 点）

生物学类型为中厚龈，因此不需要软组织移植来改善局部的生物学类型。仅有的特殊步骤为偏舌侧的牙槽嵴顶切口。

- 临时修复体类型（第 10 点）

按照术前设计，前磨牙到前磨牙的 10 单位修复体，由 4 颗种植体支持，其中 2 颗的顶端朝向远中。

治疗程序

治疗程序如下（图 12-3）：

- OVD 的确定。
- 偏舌侧的牙槽嵴顶切口。
- 在前牙区即刻植入 4 颗种植体，其中 2 颗朝向远中。
- 同期使用 Bio-Oss 行侧壁骨增量，不伴有软组织移植。
- 在种植体上放入 4 颗最终的一次性 MUA。
- 种植体位置的印模和颌间关系的记录。
- 种植体支持的临时修复体即刻负荷 3 个月。
- 检查骨结合，开始进入全牙弓永久修复体的制作步骤。

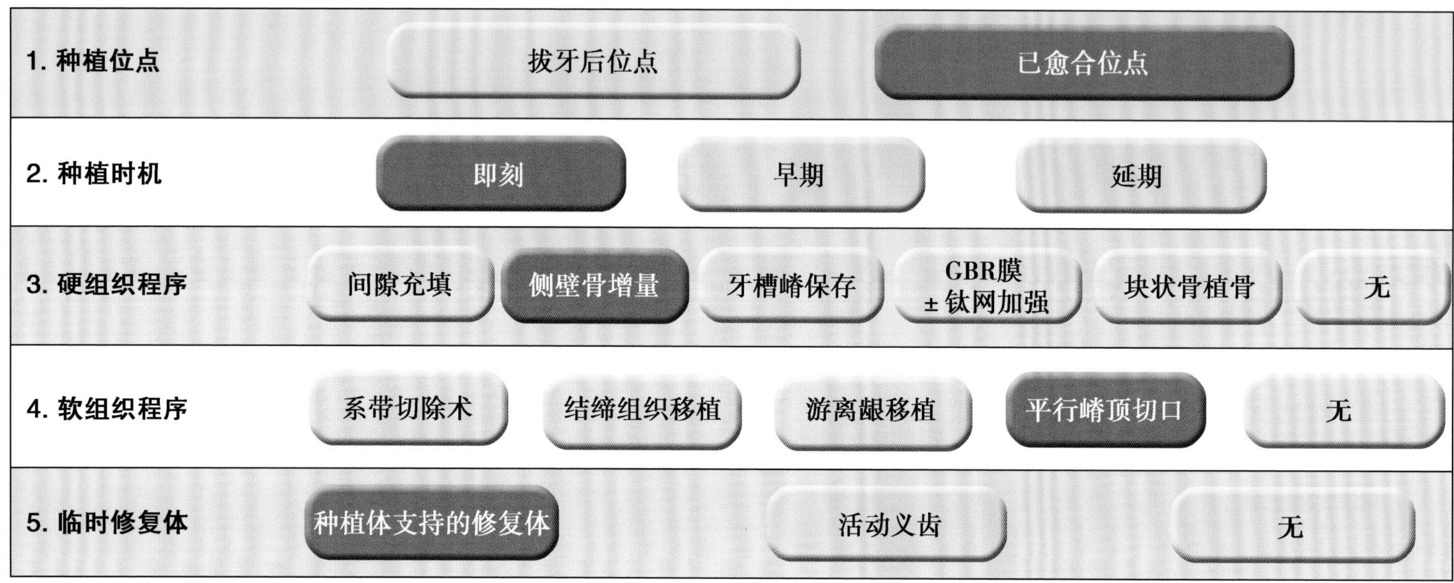

图 12-3　治疗方案的决策树(DecTree)

病例的治疗——外科程序

如之前的病例一样，第一步是确定因活动义齿磨损而丧失的咬合垂直距离。它与无牙聆的传统治疗阶段是相同的。咬合垂直距离(occlusal vertical dimension，OVD)取决于休息状态下的垂直距离减去 3mm；这相当于咬合间隙。OVD 可以用两个永久标志点之间的距离来确定，一个在鼻子上，另一个在颏部(图 12-4a)。用一个卡尺记录此数值，并一直保持到程序结束(图 12-4b)。

手术程序开始于一个偏舌侧的牙槽嵴顶切口，以便把嵴顶的角化组织移向唇颊侧。植入 4 颗种植体(V3，MIS)，直径 Ø 3.9 × 11.5mm：首先植入中间的 2 颗，然后植入远中的 2 颗(图 12-4c)。

所有种植体均拧上一次性的或最终的复合基台，扭矩为 30N•cm；它们将不会被拧下(图 12-4d)。在基台上拧上保护帽(图 12-4e)，然后在种植体唇颊侧植入吸收缓慢的骨代用品。然后在被保护的 MUA 周围缝合组织瓣(图 12-4f)。

临时修复程序

伴随着种植体位置和颌间关系的记录，修复医生开始了临时修复程序。拧下 MUA 的保护帽，拧上相应的 MUA 印模帽。使用几个金属杆和树脂夹板连接固定印模帽(图 12-5a)。

使用术前准备的个性化印模托盘及硅橡胶精确制取印模(图 12-5b，c)。在灌制模型之前，技工室会把复合基台替代体拧到印模帽上。

必须记录咬合垂直距离和颌间关系并传送至牙科技师处。程序如下：闭窗式印模帽拧在复合基台上(图 12-5d)，然后要求患者逐渐闭嘴直至接触印模帽中的一个(图 12-5e)。第一个接触时必须与术前测量的 OVD 相一致。

与油性记号笔在面部标出的两个标志点之间的测量距离核对(图 12-5f)。在 MUA 闭窗印模上制作硅橡胶钥匙,以便同时获取咬合垂直距离和颌间关系(图 12-5g,h)。当颌间距离很大时,则需要增加闭窗式印模帽所提供的止点距离,以便与对殆牙弓发生第一次接触。可以通过在印模帽顶端增加树脂来完成(图 12-6a～d)。把种植体位置的印模和颌间关系传送至技工室。牙科技师准备模型,并把 MUA 闭窗印模帽连接到 MUA 替代体上(图 12-5g)。颌间关系的硅橡胶钥匙在模型和对殆牙弓模型之间作为指引(图 12-5h)。黏附在临时钛基台上的临时修复体(图 12-5i～k)。

36 小时后修复体已经准备好试戴,修复步骤可以开启了(图 12-7a)。修复医师拧下保护帽,把修复体戴入到 MUA 上,加力修复螺丝。放射线检查修复体的就位(图 12-7b～d)并调整咬合至合适。

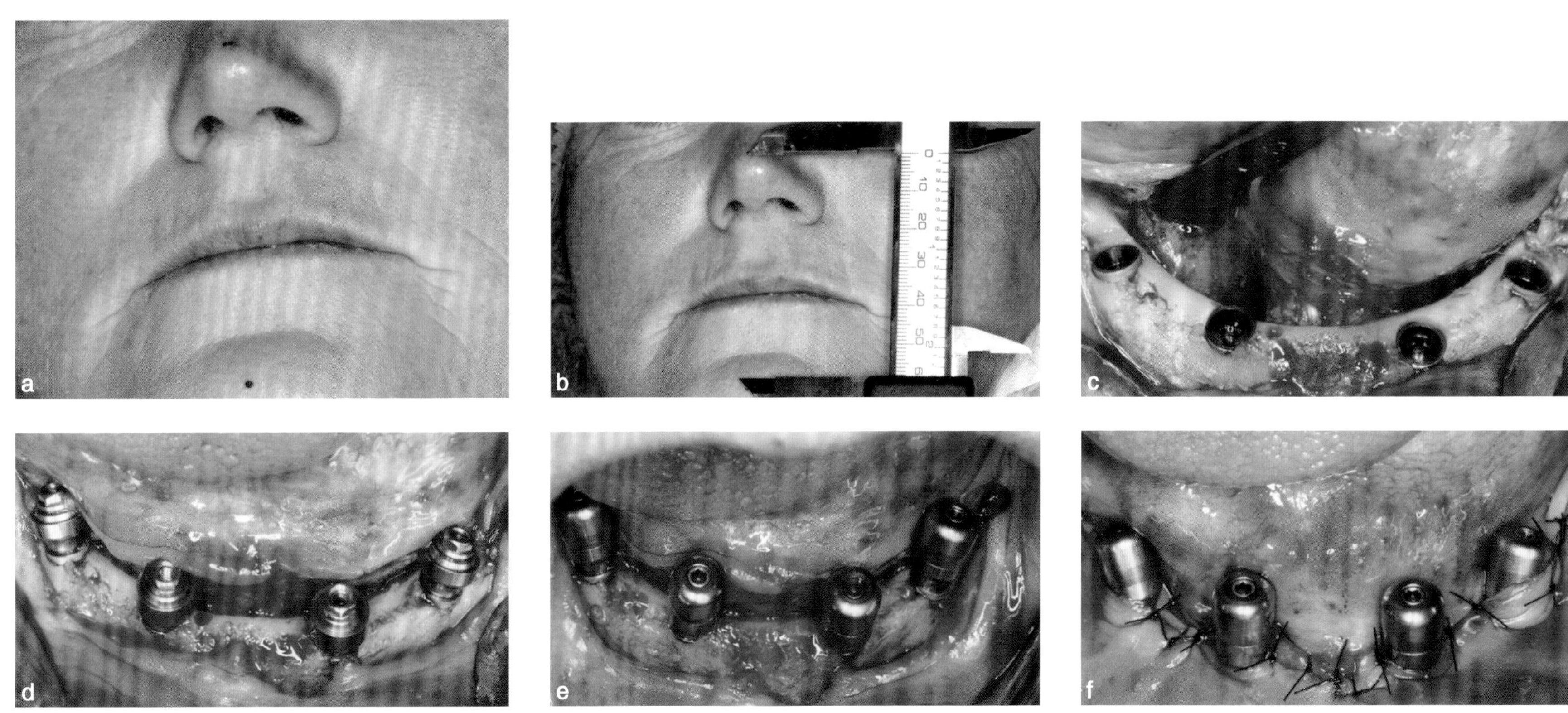

图 12-4　外科程序

(a,b) 确定标志点,恢复相应的咬合垂直距离。
(c,d,e) 种植体就位后戴上复合基台,并在其上覆盖保护帽。
(f) 缝合组织瓣。

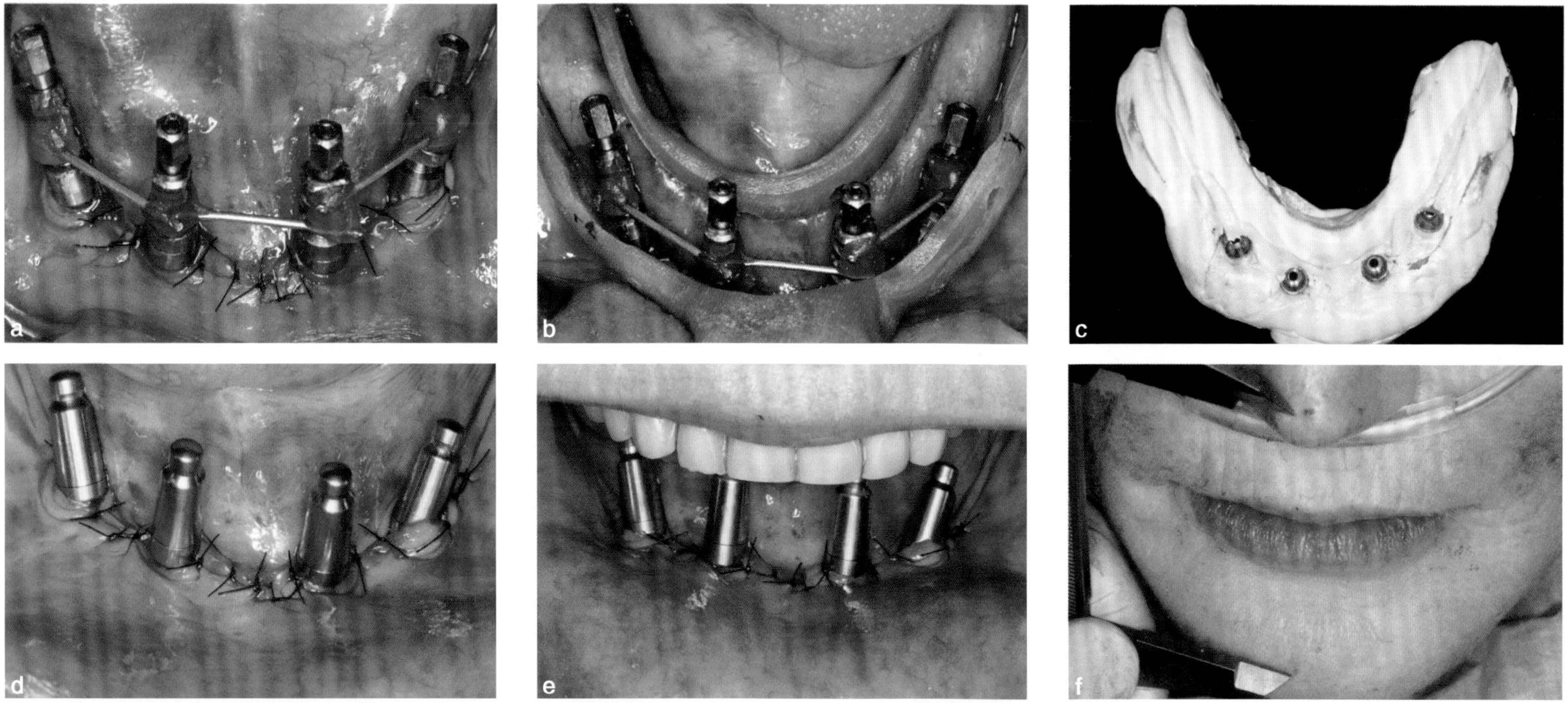

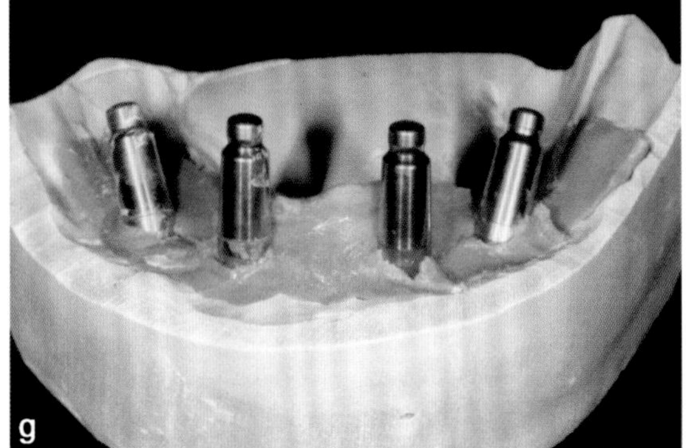

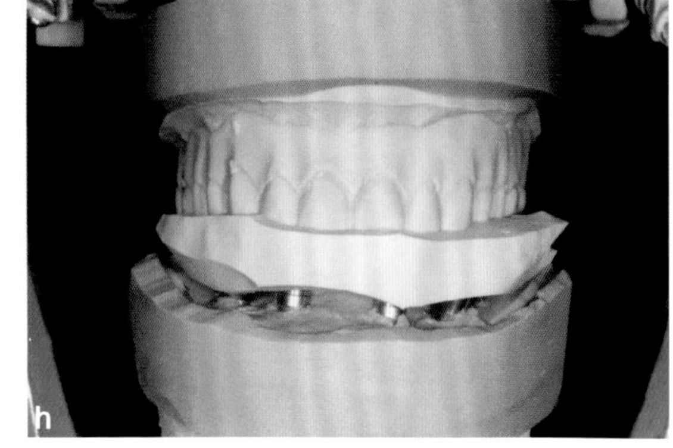

图 12-5　修复程序之临时修复体的制作

（a，b，c）取印模步骤，戴入 MUA 印模帽并夹板式连接。（d，e，f）固定闭窗印模帽，患者闭口直至对颌义齿接触印模帽的顶部，与初始记录的咬合垂直距离数值对比。

（g，h）灌制模型，拧上 MUA 闭窗式印模帽，使用咬合记录上𬌗架。

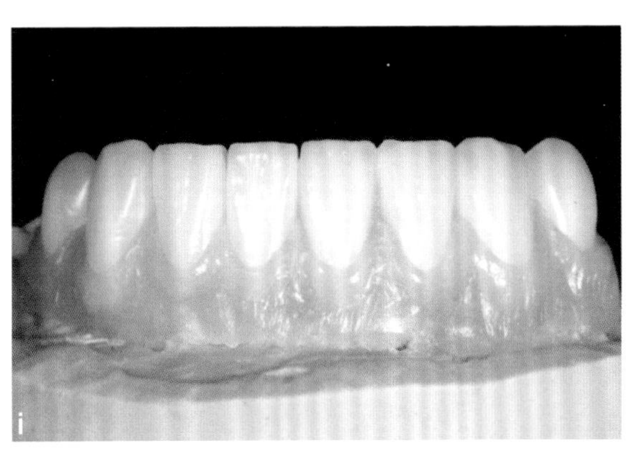

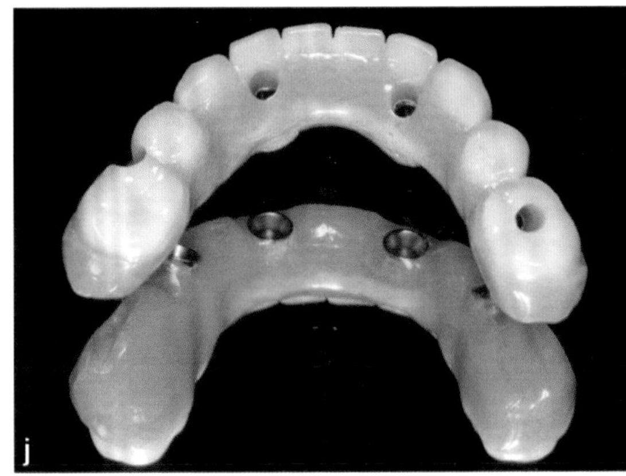

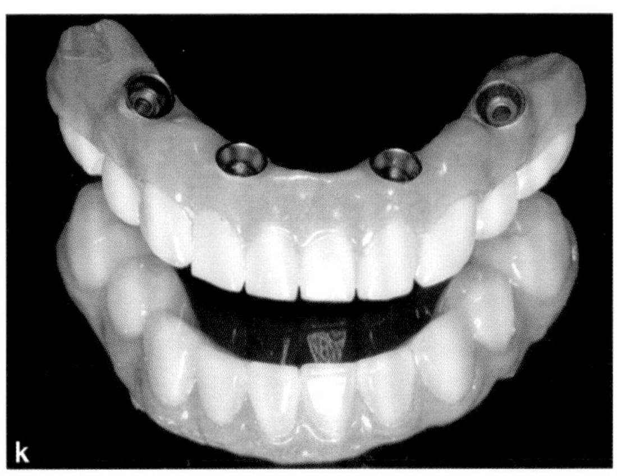

图 12-5 （续）
（i，j，k）全牙弓临时修复体的殆面和龈端观。

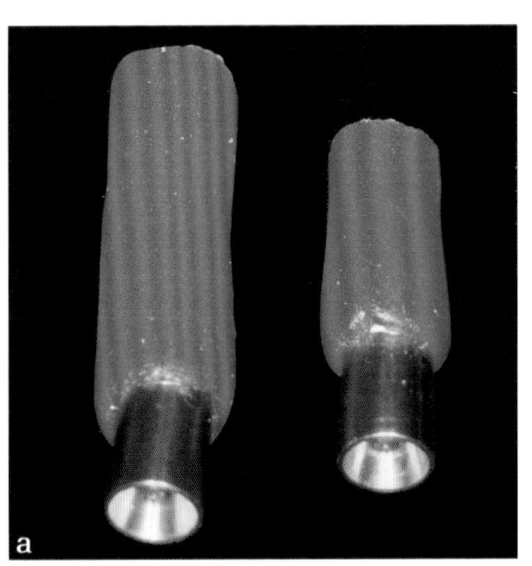

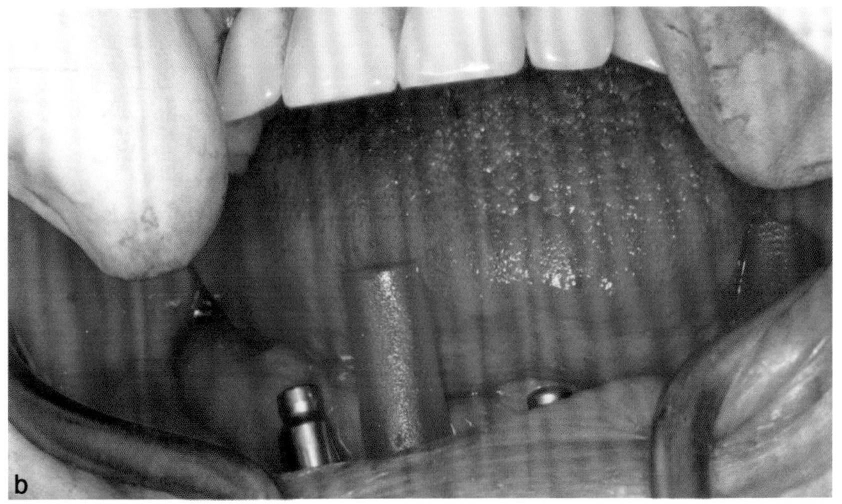

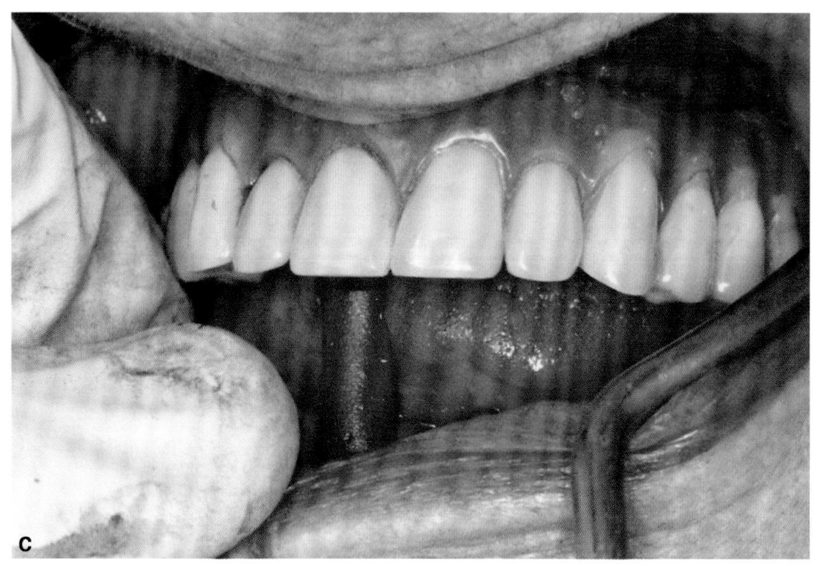

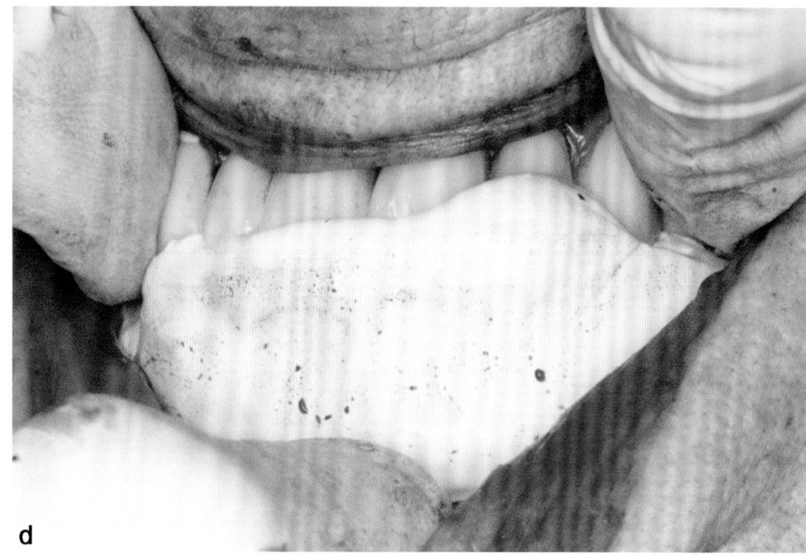

图 12-6　牙弓间距很大时颌间关系的确定

（a）在闭窗式印模帽的顶端增加树脂。

（b，c）把带有树脂增高的印模帽戴入口内，闭口至接触印模帽的树脂顶端。

（d）使用硅橡胶钥匙作为颌间关系的记录。

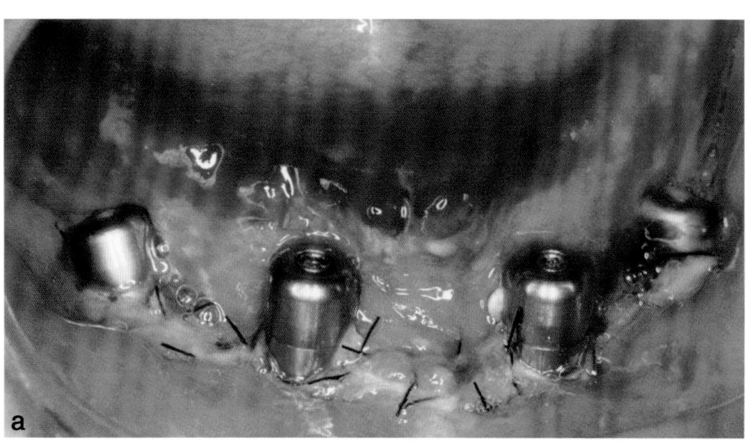

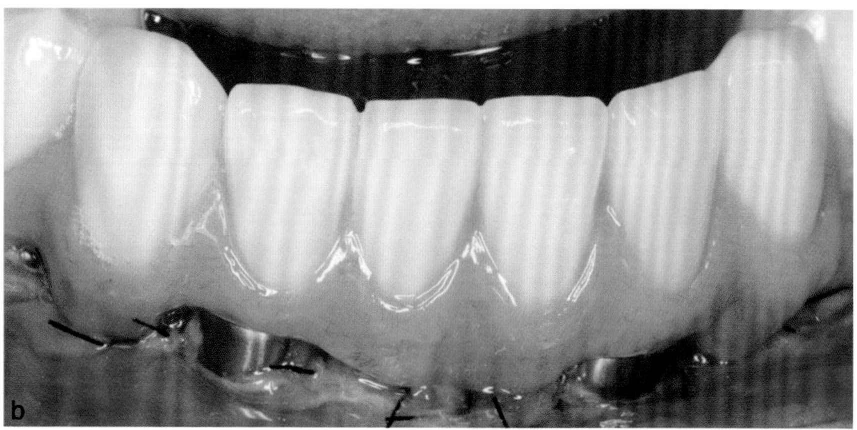

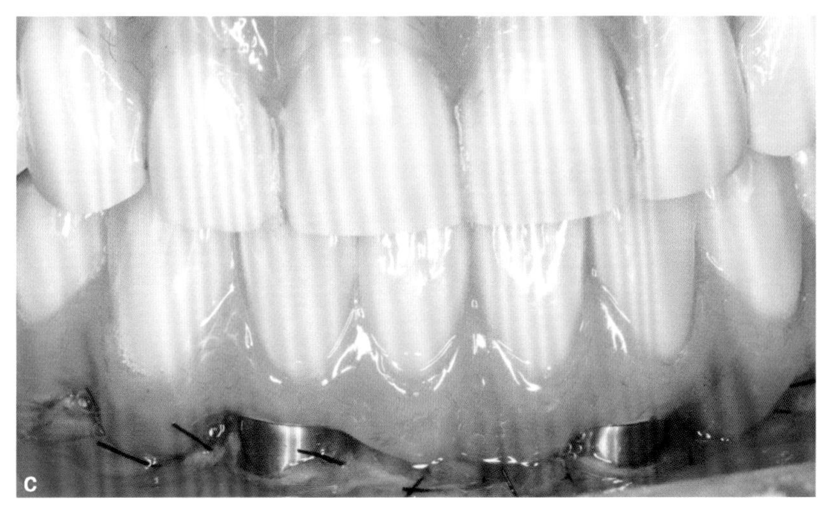

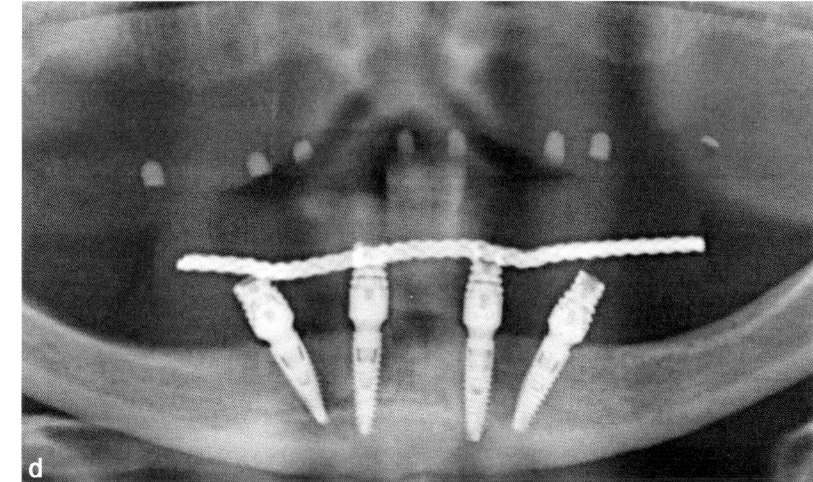

图 12-7　36 小时内戴入临时修复体
（a）术后 36 小时软组织的状态。
（b，c，d）临时修复体的固定和放射线检测。

永久修复体的修复程序

临时修复 3 个月后获得了骨结合和软组织塑形（图 12-8a，b），开始进入永久修复体的制作步骤。它们包括制取印模及之后的确认。移除临时修复体，暴露出复合基台的通道（图 12-8b）。拧上 MUA 印模帽，并使用金属杆及树脂夹板固定连接。印模帽和印模材一起取出（图 12-8c），牙科技师连上替代体（图 12-8d）。灌制模型（图 12-8e）；然后，使用石膏钥匙在患者口内确认（图 12-8f～h）。

然后开始准备制作螺丝固位的修复体支架。高度可调的临时钛基台将会作为修复体树脂复制品的结构基础（图 12-9a～c）。树脂复制品将会经过回切，以便通过 CAD/CAM 加工来预备支架（图 12-9d，e）。扫描框架（图 12-9f），然后使用 CAD 软件改善（图 12-9g，h）。把“STL”文件发送至研磨中心，使用修复医生所选择的材料制作支架。

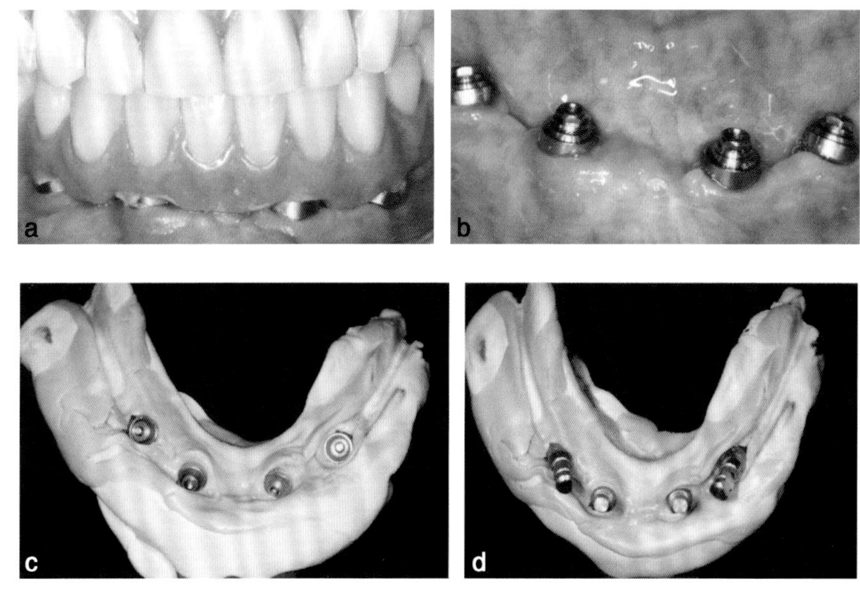

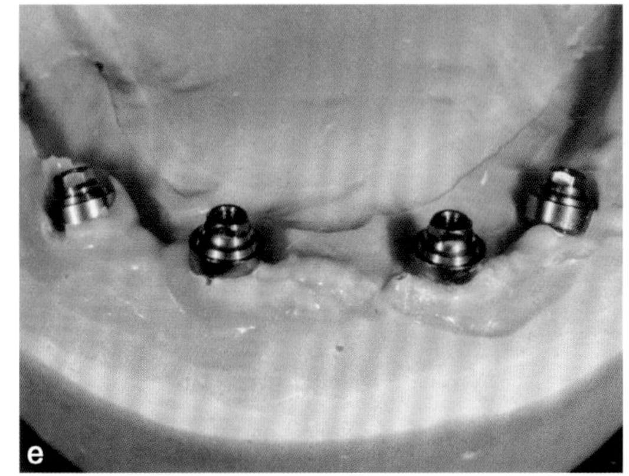

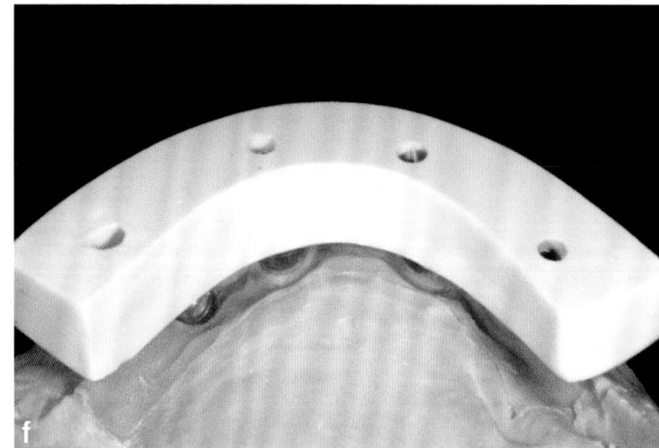

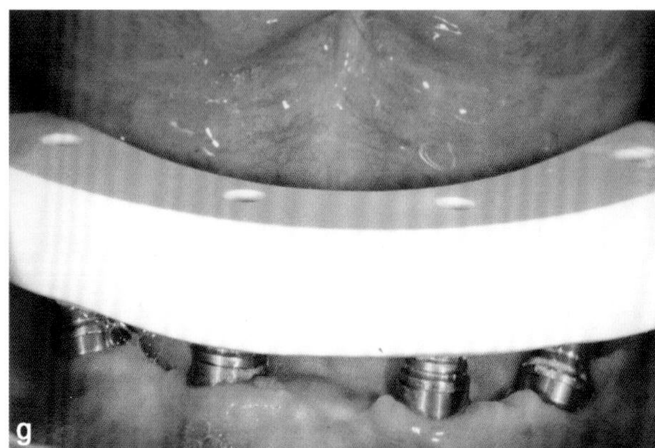

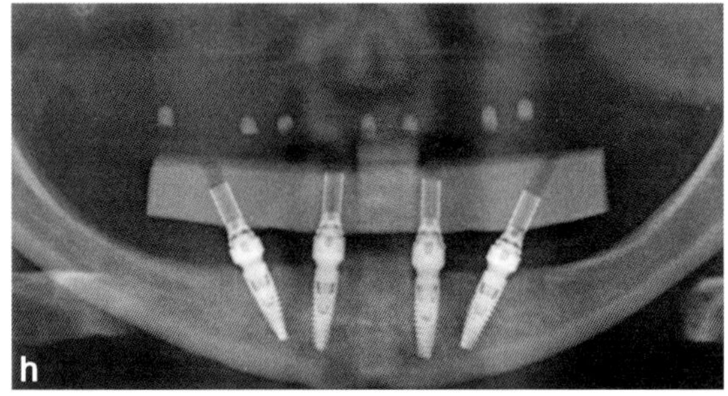

图 12-8　永久修复体准备之前模型的确认
(a, b) 骨结合结束时的临床状况。
(c, d, e) 使用 MUA 开窗式印模帽取印模，把 MUA 替代体拧到印模帽上并灌制模型。
(f, g, h) 使用石膏钥匙进行模型的临床及放射线确认。

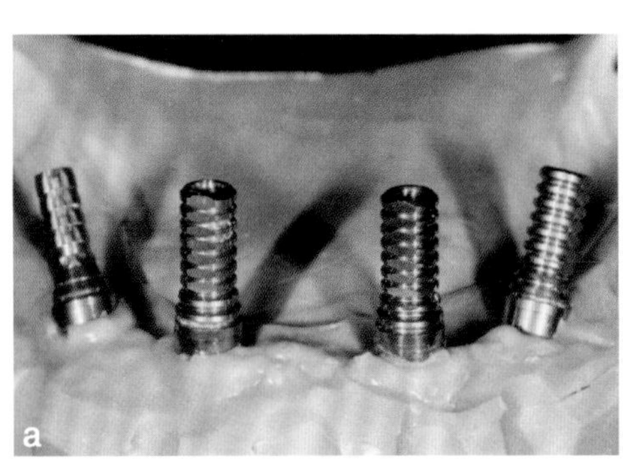

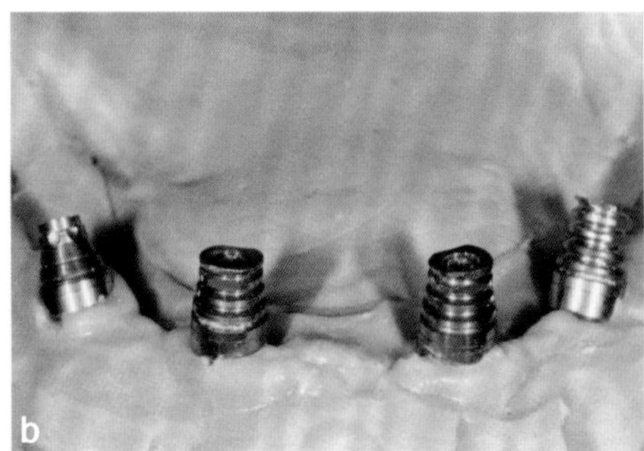

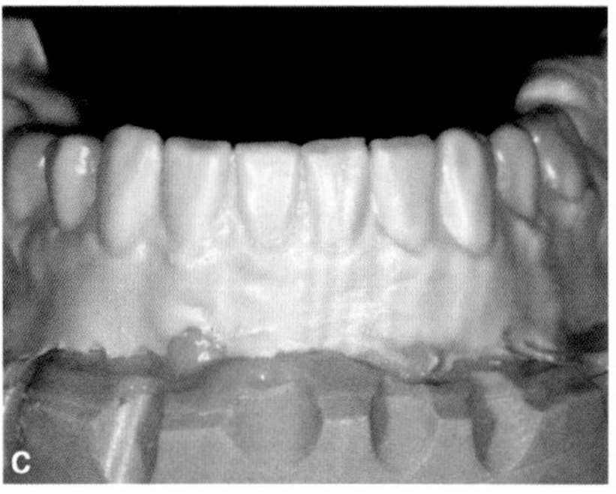

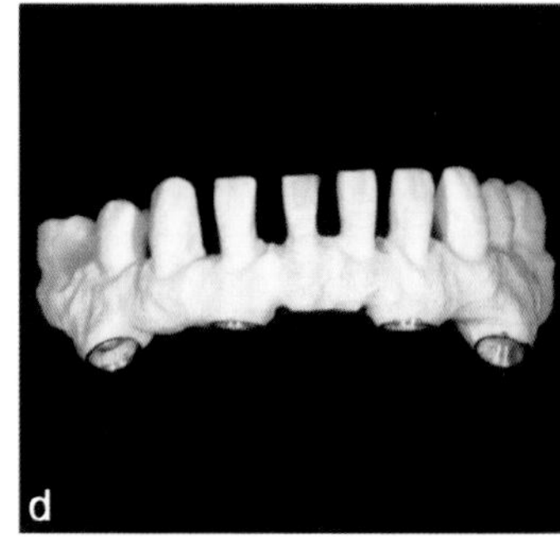

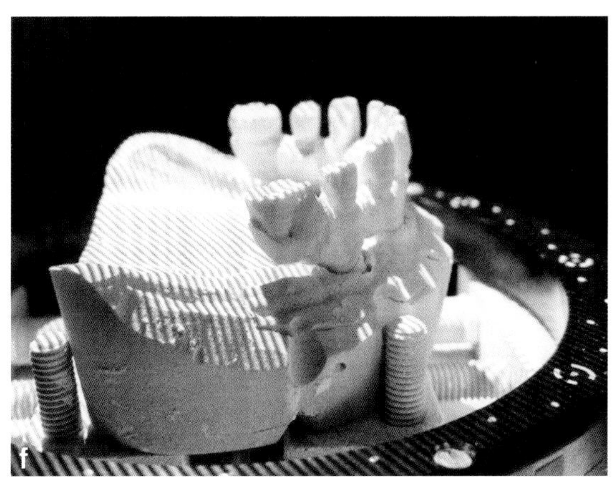

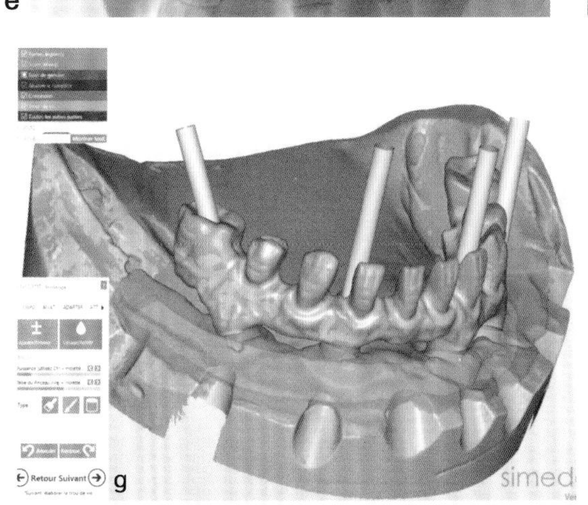

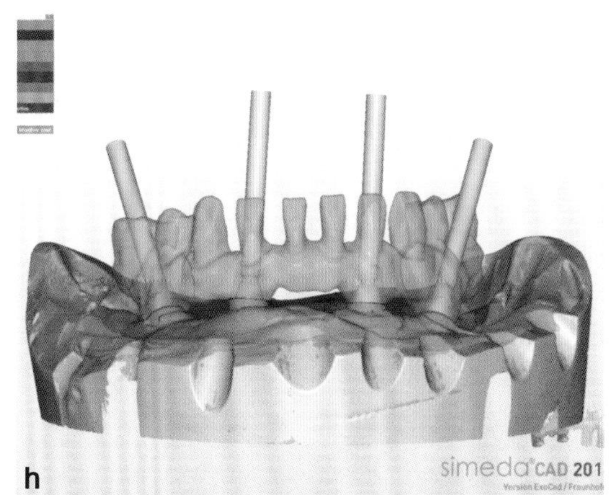

图 12-9　**永久修复体支架的 CAD 制作**

（a，b）临时钛基台拧在模型上并调配合适。

（c，d，e）修复体的树脂模型黏附于临时钛基台上，对修复体模型进行回切以获得支架的树脂模型。

（f）对黏附于模型上的支架模型进行激光扫描。

（g，h）CAD 软件获取扫描信息并预备支架的“STL”文件。

为了教学的原因，预备了 2 个支架，一个是钴铬合金，另一个是氧化锆。治疗团队将会选择美学效果最好的修复体。

钴铬合金支架永久修复体的制作

合金支架从研磨中心送回（图 12-10a）。在模型和患者口内确认（图 12-10b～e）；然后在支架上烤瓷（图 12-10f，g）。在口内试戴修复体（图 12-10h，i），与陶瓷支架修复体作比较。

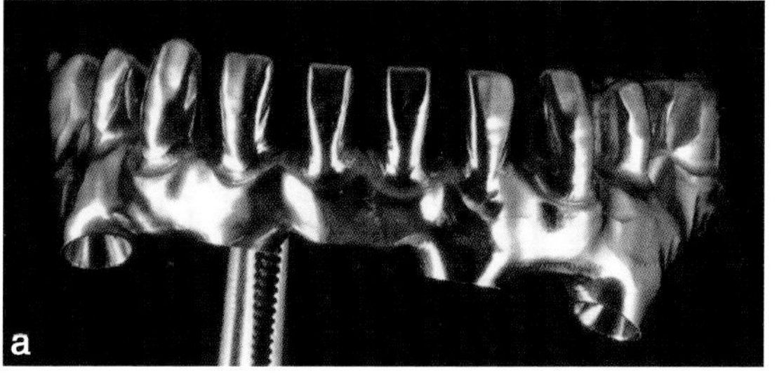

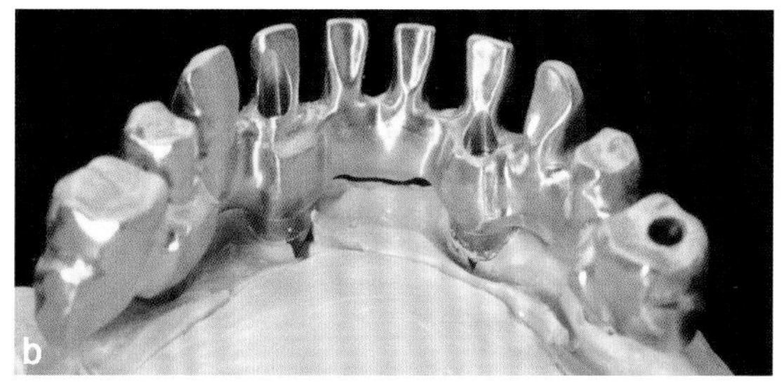

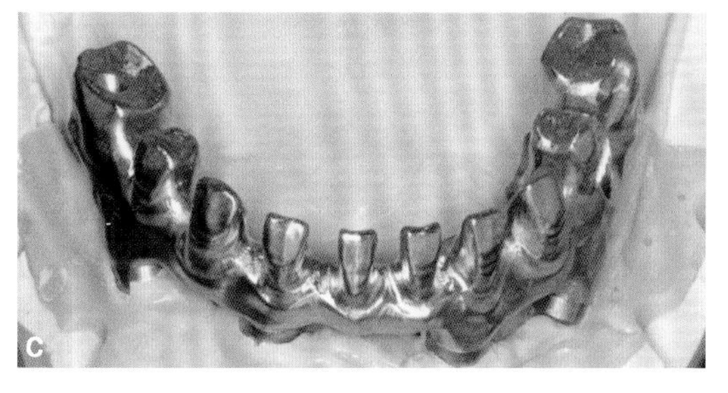

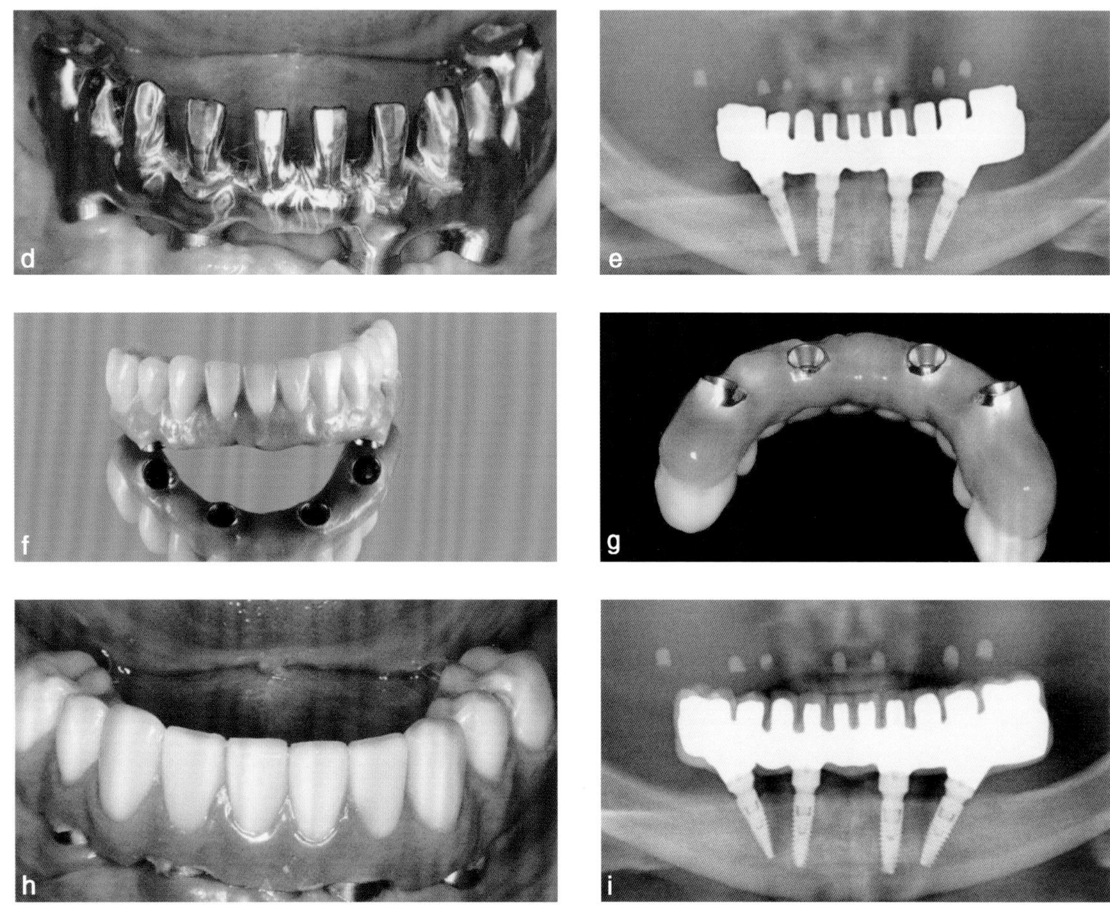

图 12-10　钴铬合金支架永久修复体的制作和戴入
（a）收到研磨的钴铬合金支架。（b，c，d，e）在模型上，支架的临床和放射线确认。（f，g）支架烤瓷和永久修复体的制作，相对应于倾斜种植体的后牙区特写镜头。（h，i）螺丝固位的永久修复体和放射线检测。

氧化锆支架永久修复体的制作

氧化锆支架也从研磨中心送回（图 12-11a）。在烤瓷加工处理之前（图 12-11f，g），再次应用之前所描述的确认金属支架的方法来确认氧化锆支架的精确性（图 12-11b～e）。把修复体戴入患者口内（图 12-11h～j），与钴铬合金支架修复体做比较。全瓷修复体的外观更好（图 12-11k），患者将会保留此修复体作为永久修复体。

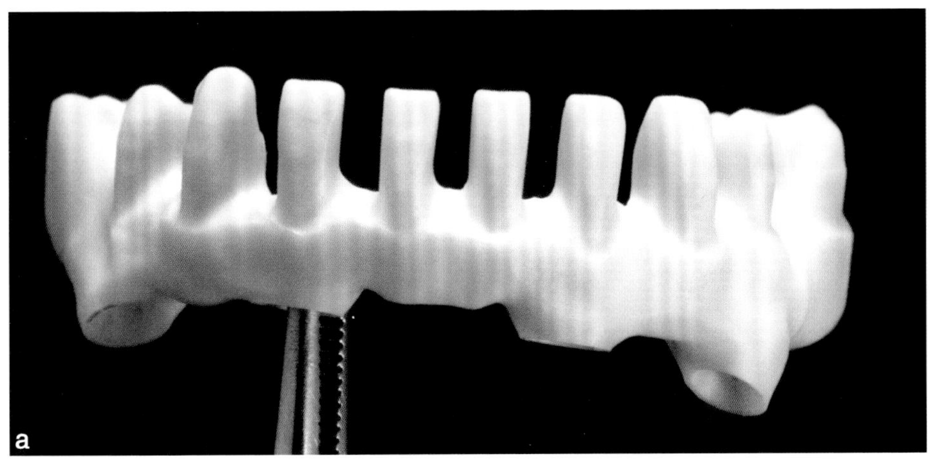
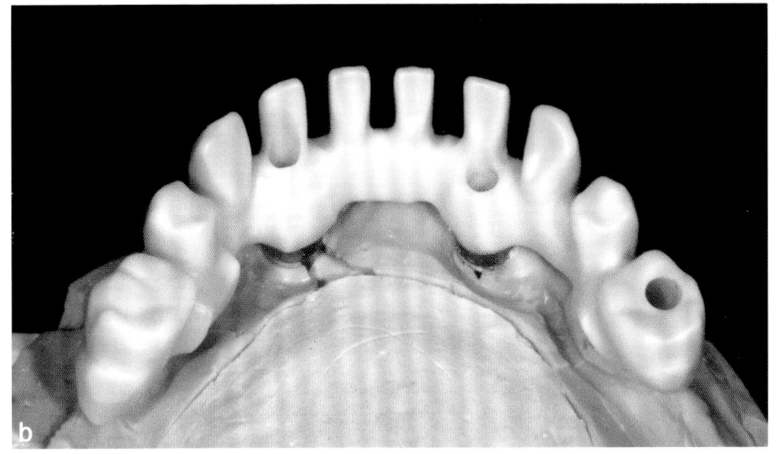
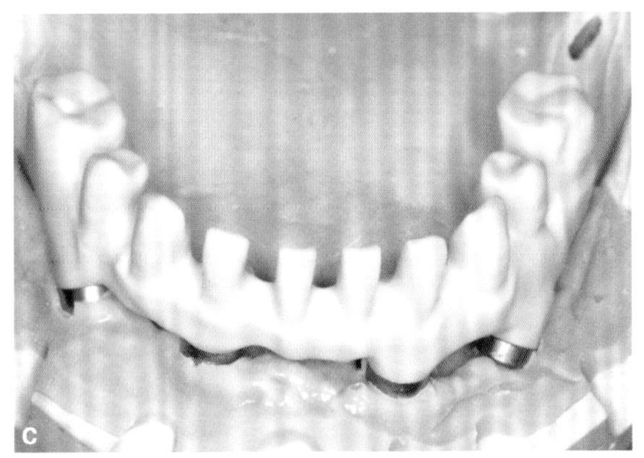
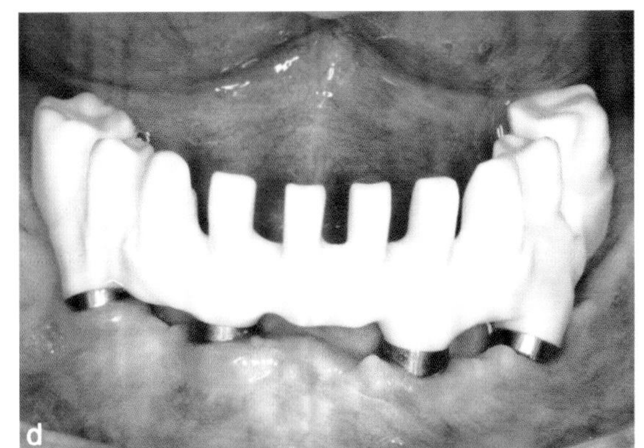
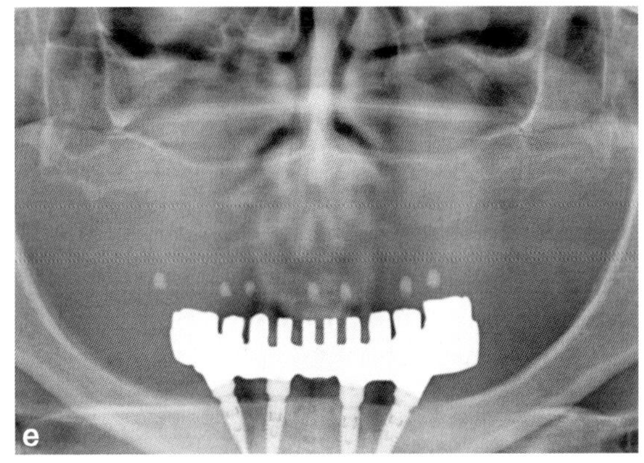

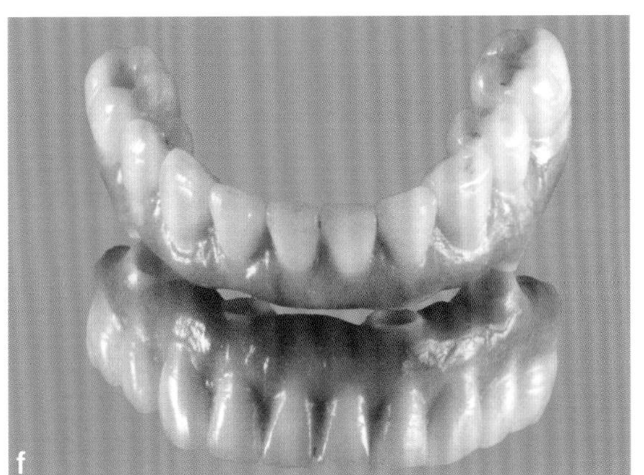
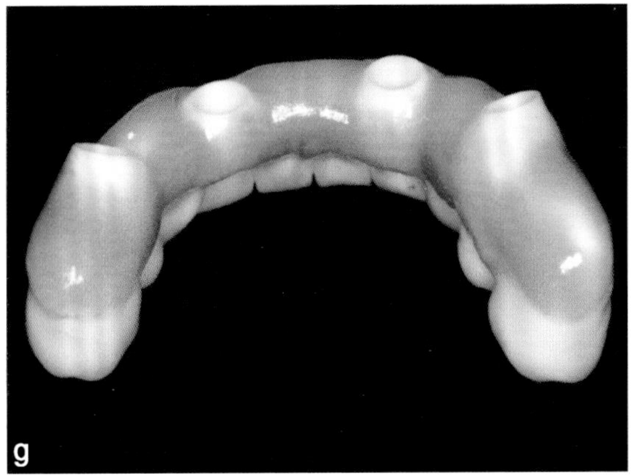

图 12-11　氧化锆支架永久修复体的制作和戴入
（a）收到研磨的氧化锆支架。
（b，c，d，e）在模型上，支架的临床和放射线确认。
（f，g）支架烤瓷和永久修复体的制作，相对应于倾斜种植体的后牙区特写镜头。

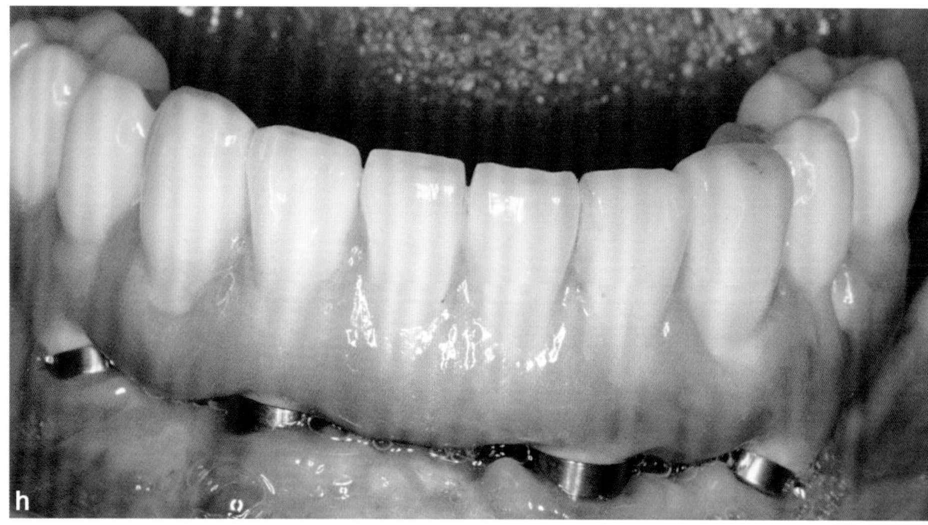

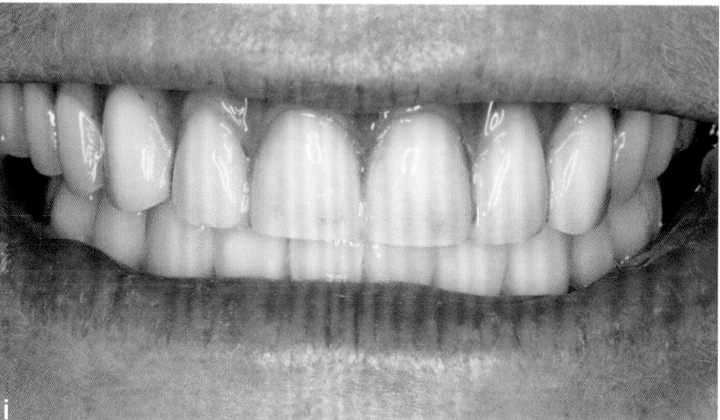

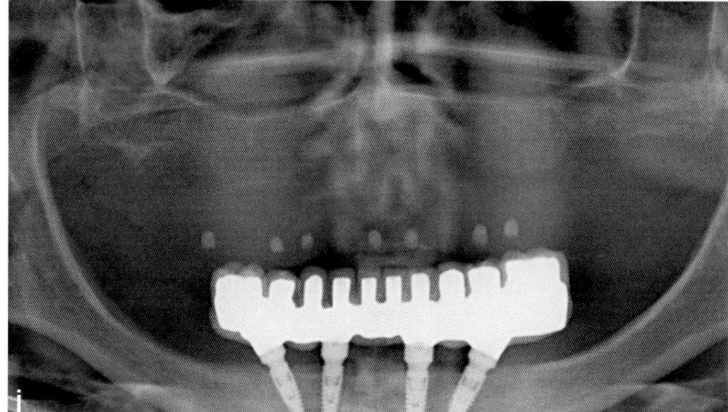

图 12-11 （续）

（h，i，j）螺丝固位的永久修复体，患者的笑容和放射线检测。

（k）氧化锆支架（左）及钴铬合金支架（右）修复体的修复效果对比。

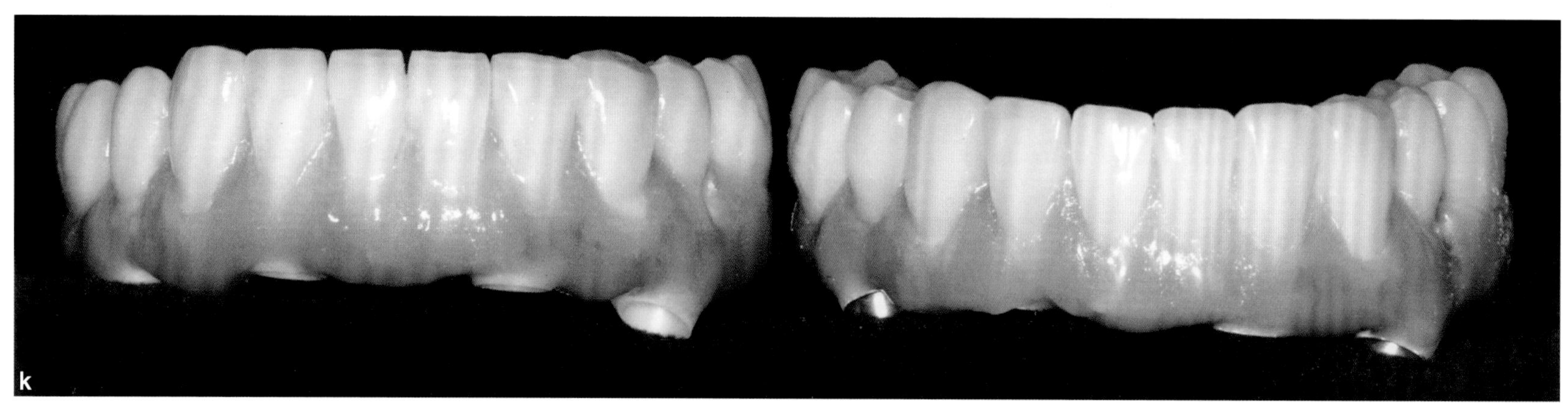

结论

此章节阐述了 36 小时内即刻负荷方案与下颌 All-on-4 方案。我们并不提倡依赖于前牙区 4 颗种植体的修复方案作为治疗首选。若丧失 1 颗或甚至 2 颗种植体时，相比于仅植入 4 颗种植体，植入 5～6 颗种植体有可能提供修复体的可持续性。但是，此种方法在极端案例中当然需要被考虑到，例如本病例中伴有严重骨吸收的中年女性患者。

从外科的观点来看，颏孔的位置及细致探查有助于远中种植体植入最理想位置。基骨的硬度很高。钻孔的顺序需要谨慎小心，种植体植入时同样如此。远中种植体向远中倾斜以避开颏孔后区。角度<40° 时不需要使用角度基台；使用直基台可以容许种植体位置向后牙区方向延长修复体。这是因为拧入修复体时每个 MUA 可以容许 20° 角度，那么在两颗种植体之间总共能容许 40° 角度。

处理此病例的技巧是使用开窗印模帽和一个精致而简单的指引板来记录颌间关系。值得注意的是，相对于传统的贵金属支架，钴铬合金支架的 CAD/CAM 制作程序向患者提供了一种更加负担得起的治疗措施。

第十三章 伴露龈笑的上颌无牙𬌗（病例 10）

患者和临床工作者都希望种植治疗能够提供功能和美学修复重建。这种需求涉及了前牙区和无牙𬌗患者。全口无牙𬌗即刻负荷是已被证实有可预期性且部分基于循证医学的治疗方案（Gallucchi et al. 2009）。当患者表现为严重的垂直骨吸收时，无论高位笑线还是中位笑线，都只会显露修复体的粉红色牙龈。修复体 / 软组织连接处（prosthesis/soft tissue junction，PSTJ）位于上唇内且不可见。另一方面，当垂直骨吸收不显著且是高位笑线时，病例通常是年轻患者且处于正在成为无牙𬌗的过程中，PSTJ 将不会被隐藏在上唇内（图 13-1）。为了避免这种不可接受的不雅观情况，相对于牙齿颈部，种植体必须更向根方植入，以便使 PSTJ 定位于上唇内侧。

有几种方法可以达到此目的，最简单的是向牙槽嵴顶根方植入种植体；但是，此方法对于达到预期结果可能是无效的。另一种方案是更复杂但是更有效；它包括根向移动牙槽嵴（Bedrossian et al. 2008，Bidra & Agar 2010，Bidra 2011，Bidra et al. 2012）。

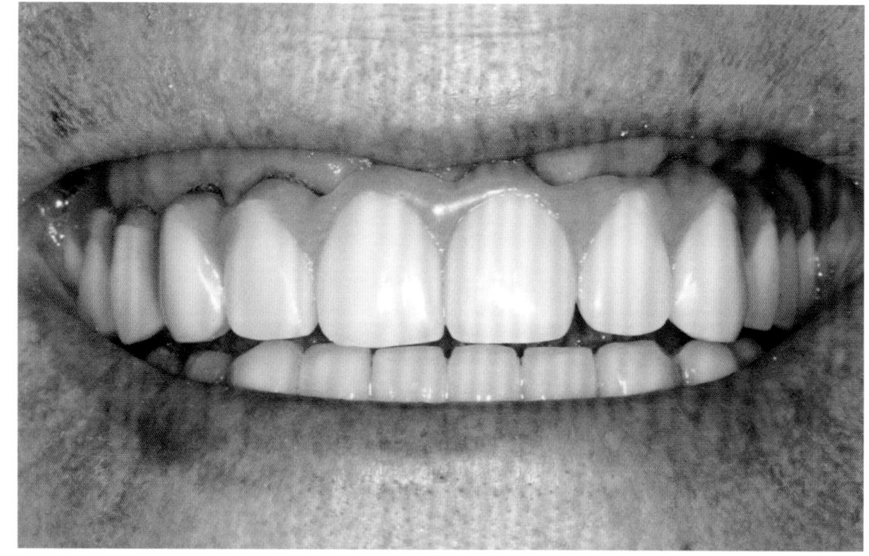

图 13-1 缺乏美感的功能性上颌无牙𬌗修复重建，可以看到修复体牙龈和天然牙龈之间的过渡线

此方案的主要难点在于精确确定牙槽嵴的新根方水平，以预期保证所期望的结果。其他难点是限定牙槽嵴根向移位的程度，以保存足够高

度的骨组织来容纳一颗长度符合要求的种植体。

CBCT 视野提供了详细的高质量骨轮廓信息。但是，它不能显示动态的软组织标志，如笑线的范围。为了解决这个难题，有必要找到一种方法在同一个放射线视野中同时显示骨组织和软组织。

近期我们团队提出了一个简单的、巧妙的和现代的方案，以解决伴露龈笑的无牙船患者的治疗问题（Demurashvili et al. 2015）。如下病例演示了此治疗方法。

临床病例

一位 50 岁女性患者，表现为上颌前牙晚期牙周炎。她要求重建其笑容，因现在的笑容暴露了晚期牙龈萎缩的牙齿（图 13-2a～d）。根尖片检查显示广泛的骨支持丧失（图 13-2e）；在中切牙和前磨牙区尤其严重。患者期望快速且整体治疗其上颌。

使用专门针对无牙船设计的临床评估表（CAT）来分析此状况（图 13-3）。

系统风险（1）

患者是一位 50 岁年轻女性，一般状况良好。她没有不良嗜好或系统病史●。

笑线（2）、生物学类型（3）和美学要求（4）

面部的美学分析（Zyman & Demurashvili 2012）显示患者的微笑不显露牙齿颈部（图 13-2a）。另一方面，当临床医生要求其大笑时，牙齿颈部及部分牙龈则大面积暴露（图 13-2b）。因此必须认定为高位笑线●，同时

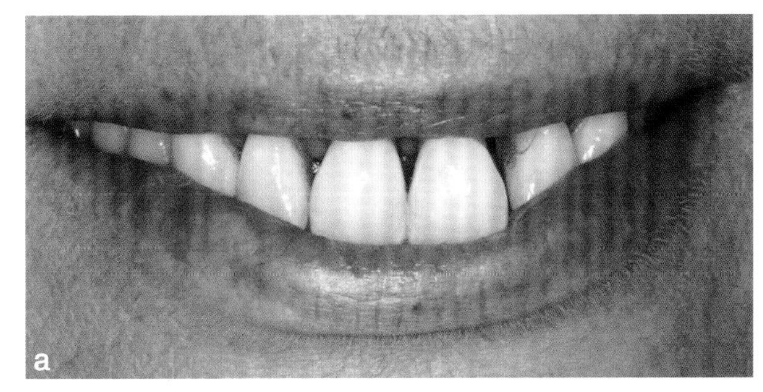
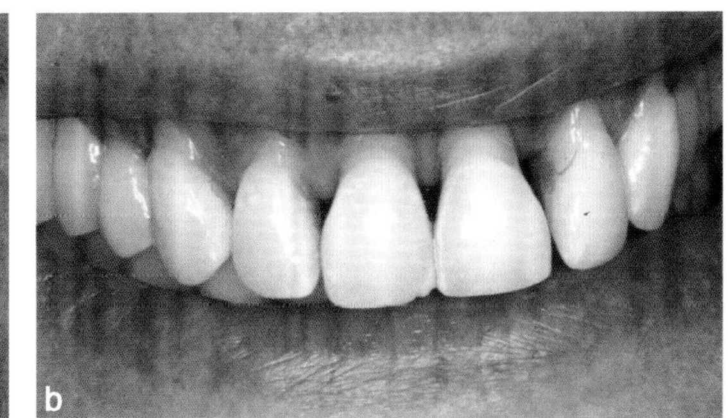
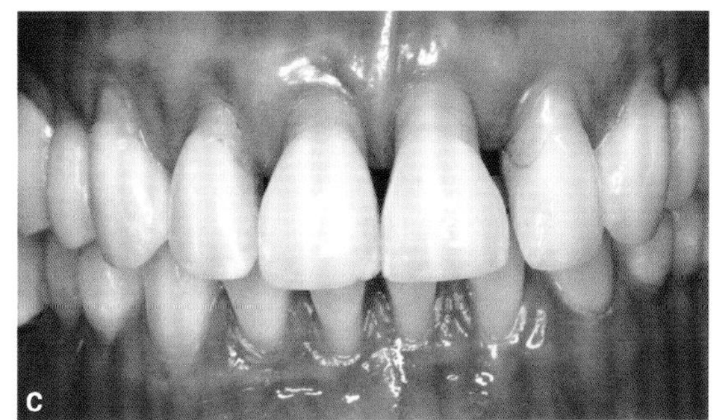
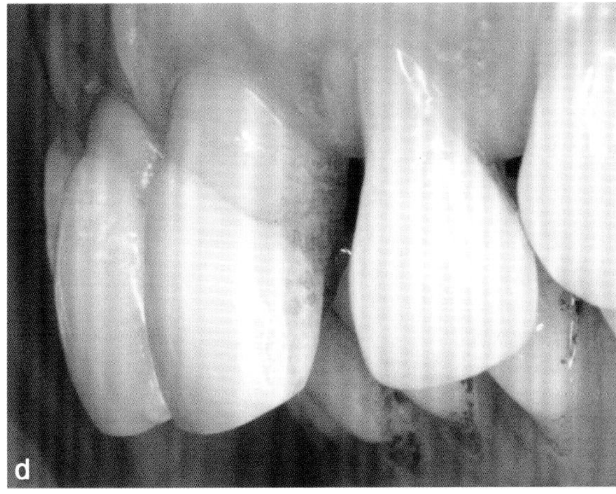
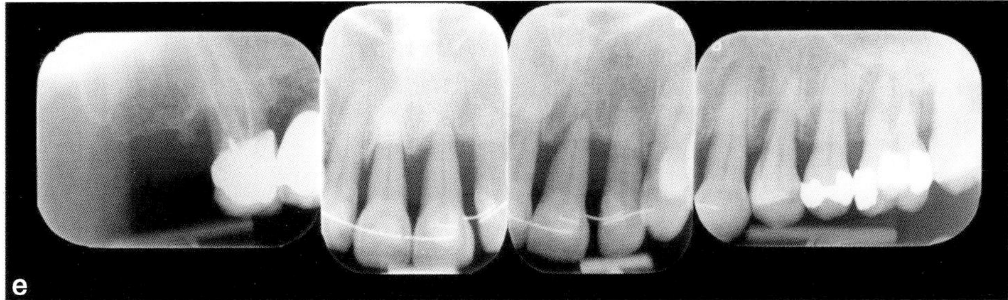

图 13-2 初始临床状况

（a，b）受控制的笑容和勉强的笑容都显露了前牙颈部。

（c，d）牙龈萎缩和切牙接触点的继发性移位。

（e）根尖射线片显示垂直骨丧失的程度和硬组织支持的薄弱。

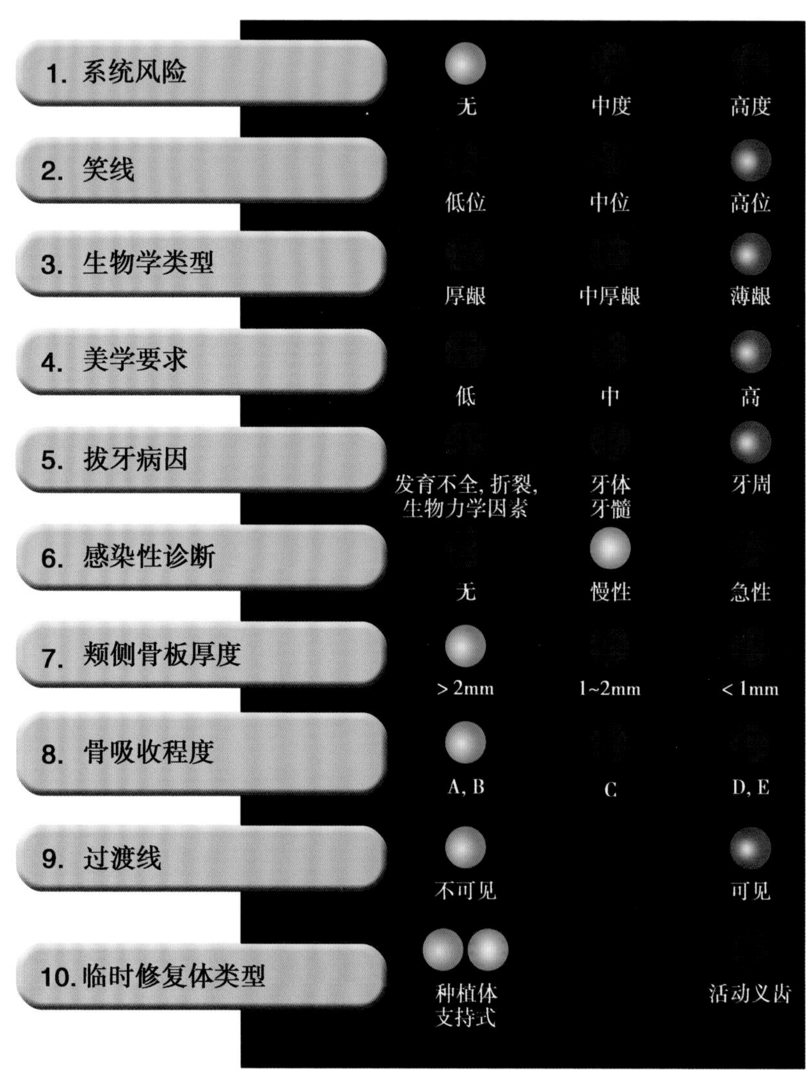

图 13-3　初始状况的 10 要素临床评估表（CAT）

伴随着在薄龈生物学类型位点●的高美学期望●（图 13-2c，d）。在此病例中生物学类型的质量不是大问题，因为修复方案包含重建粉红色假牙龈。换句话说，类似图 13-1 所示的那种误差是不可接受的。需要植入种植体以坚决使修复体 / 软组织连接处保持在上唇内侧。在前牙区必须考虑牙槽嵴顶的根向移位。

拔牙病因（5）和感染性诊断（6）

广泛的牙周病是牙齿拔除的病因●，但是慢性牙周炎情况较稳定●。

皮质骨板厚度（7）

我们将降低牙槽嵴的高度；这将会导致嵴顶的宽度比目前的测量值大●。

骨吸收程度（8）和修复体过渡线的位置（9）

骨吸收是局限的，分类为 A 类●。较少的吸收联合患者的高位勉强笑容，意味着患者微笑时过渡线将会出现在修复体牙龈和天然牙龈之间●。因此需要手术把 PSTJ 转移至上唇内侧。

临时修复体类型（10）

此种植治疗的目的是即刻修复目前仍有牙齿的上颌，形式为即刻戴入种植体支持的桥体●●。

治疗决策

在治疗方案决策树中显示了每个治疗节点处的方法（图 13-4）。

- 种植体植入时机（第 1、5、6、7 和 8 点）

  已确定不存在系统风险因素。种植体将会即刻植入拔牙窝内。

- 硬组织程序（第 5、6、7 和 8 点）

  牙槽骨嵴必须向根方移动，以便保证 PSTJ 的位置在上唇内侧。可以使用钻磨除或者通过骨锯或超声骨刀切割。优点是将会加宽牙槽嵴，很容易使种植体唇颊侧骨板厚度＞2mm。牙槽窝磨损后，使用吸收缓慢的骨代用品充填种植体与颊侧骨板之间的余留间隙。

  侧壁骨增量将会帮助种植位点唇颊侧骨板厚度达到＞2mm。

- 软组织程序（第 1、2、3 和 4 点）

对于此患者，所有局部的软组织评估都处于风险中，风险等级为“红色”；但是，不需要特殊的干预，因为“粉色”组织的美学问题可以通过隐藏 PSTJ 于上唇下方来解决。

- 临时修复体类型（第 10 点）

临时修复体采用即刻负荷的形式，以所有或部分种植体来支持一个固定修复体。

治疗程序

治疗程序如下（图 13-4）：

- 牙槽嵴根向迁移，采用如上所提到的方法。
- 种植体即刻植入。
- 充填种植体周围间隙。
- 同期使用 Bio-Oos 行侧壁骨增量，不伴有软组织移植。
- 放置一次性永久的复合基台。
- 记录颌间关系和种植体位置。

把颌间关系和印模传送至技工室，以便预备制作带有粉色牙龈树脂的全牙弓临时修复体。

- 36 小时内送回修复体，即刻戴入临时修复体。

愈合 6 个月后，开启传统的修复步骤以制作永久修复体。

病例治疗

精确确定牙槽嵴新根方位置的技术

此技术的目的是添加动态的软组织标志，如笑线和骨轮廓，以便确定怎么使其在每个矢状位视野中都排列在一起。程序描述如下：

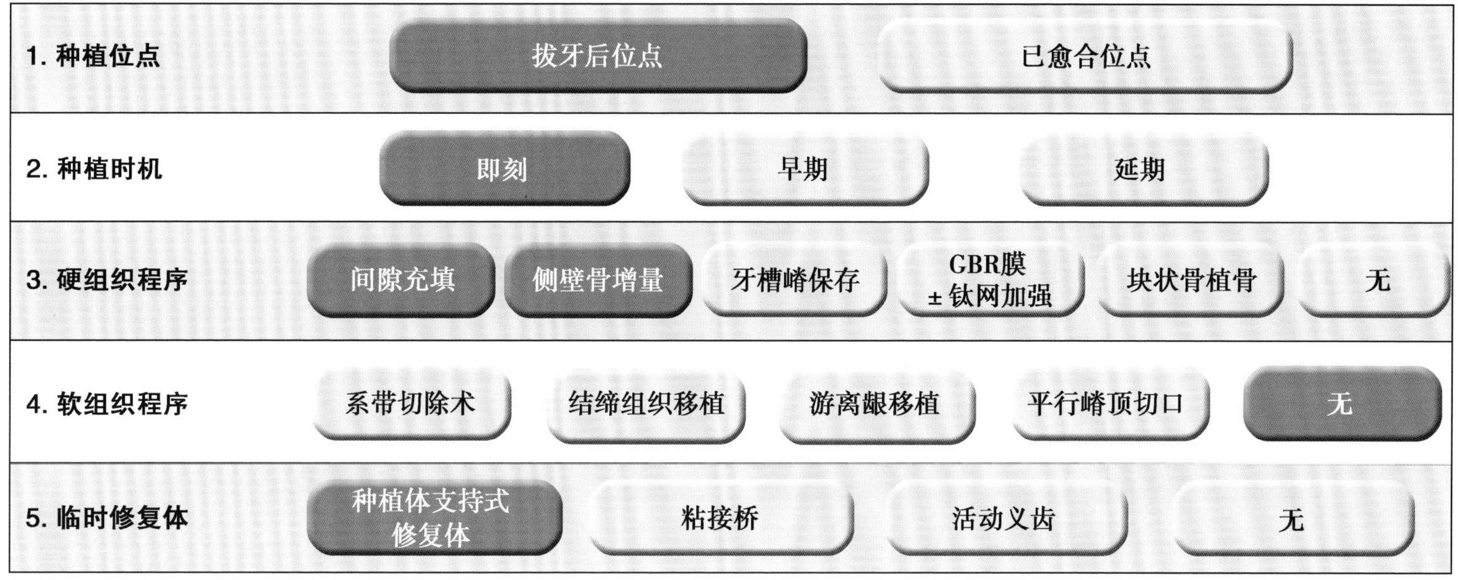

图 13-4　治疗方案的决策树（DecTree）

一个很薄的硅胶壳压印在上颌牙齿上（图 13-5a）；它将作为“微笑导板”。它很薄是因为微笑时它不能干扰上唇的位置。然后要求患者正常微笑，且再做一个勉强微笑。使用笔在硅胶壳上标记出勉强微笑线（图 13-5a～d）。

穿越整个长度挖出此条线，然后用阻射的材料填充（图 13-5e～g）。患者戴着硅胶壳进行 CBCT 放射线检查。阻射的标记物穿过整个上颌；因此在每个矢状位视野中都记录了笑线。目的是在同一视野中标记骨轮廓和笑线，很明显此目标已达成（图 5h）。在 CBCT 检查的每个视野中，治疗团队能够同时看到牙齿的状况，牙周组织的健康状态，在垂直和水平方向上可利用的骨量，解剖标记和最终的笑线（图 13-5h）。

为了使 PSTJ 安全地定位于上唇下方看不见的位置，种植体颈部必须位于笑线根方 5mm 的位置。颈部的位置遵从生物学宽度的保留原则，在其上放置复合基台。5mm 距离是从笑线标记处开始测量（图 13-5i）。从此标记点朝向牙槽嵴顶画线，种植体颈部平齐此水平（图 13-5i）。此水平应该恰好位于牙槽嵴顶端。位于此线上方的牙槽骨嵴必须被磨除。在“微笑导板”硅胶上，在笑线根方 5mm 处画一条平行的安全线（图 13-5j，k）。然后在笑线距牙槽嵴水平<5mm 的区域，沿着安全线切掉硅胶壳（图 13-5l）。因此在近远中和垂直方向上可以精确确认需要再定位的牙槽嵴水平。这将把“微笑导板”转换成顾及软组织情况的手术导板。

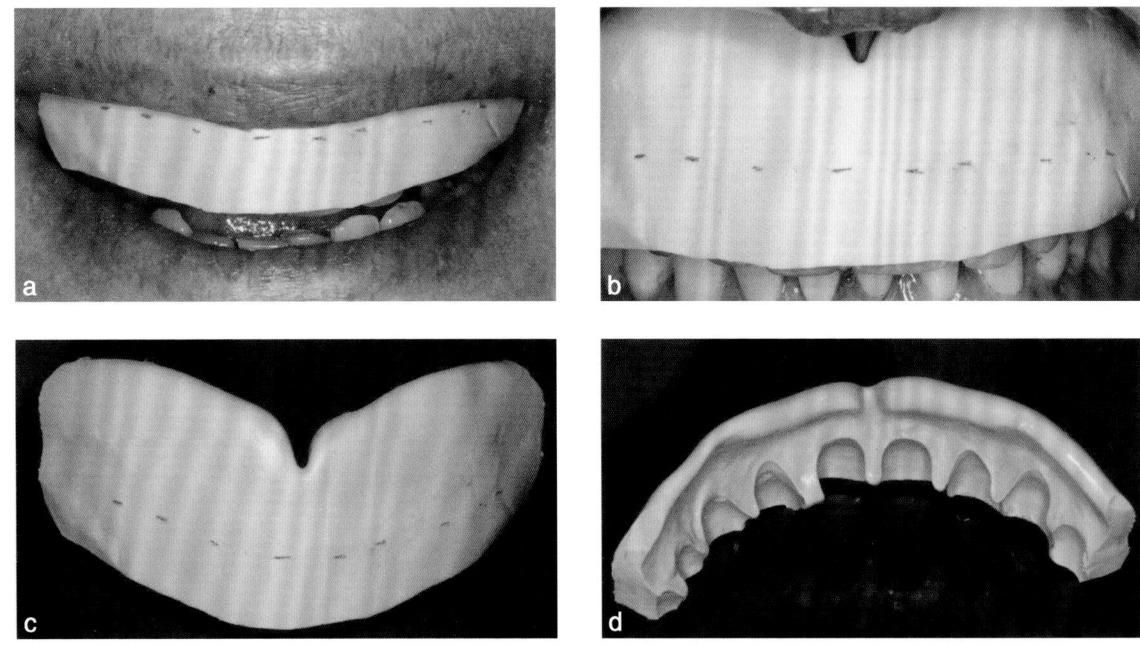

图 13-5　确定牙槽嵴顶的新根方位置和把“微笑导板”转换成手术导板

（a，b，c，d）在一个薄硅胶壳上确认笑线。沿着笑线画线和把硅胶壳转换成“微笑导板”。

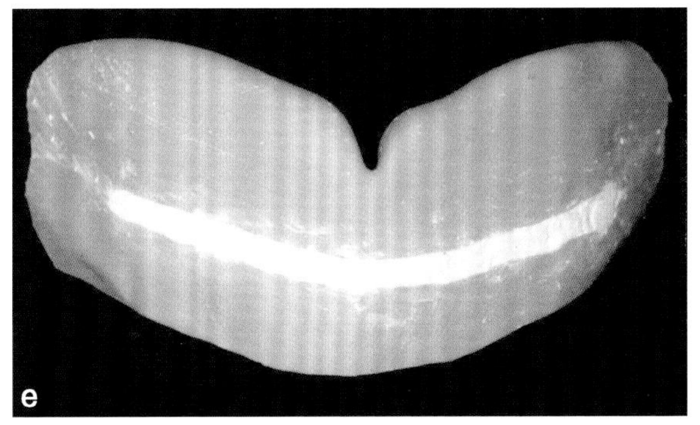

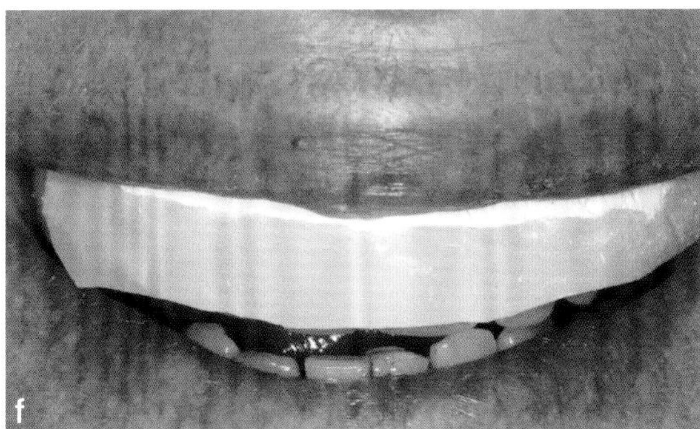

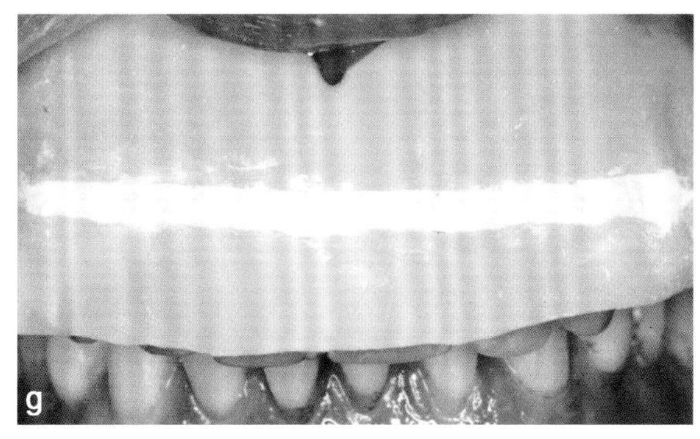

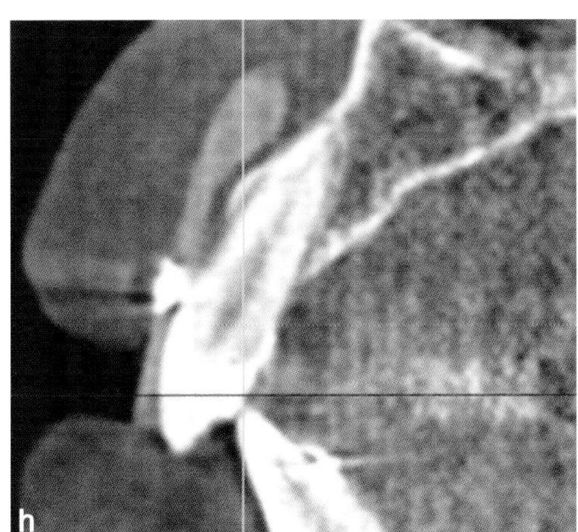

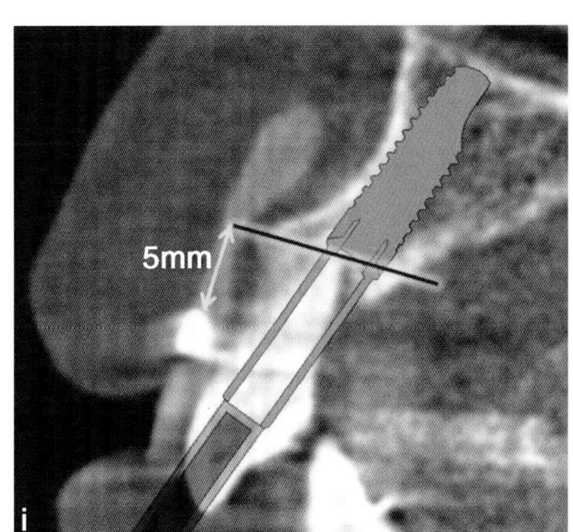

图 13-5 （续）
（e, f, g）使用阻射的材料标记笑线。
（h）在 CBCT 矢状位视野上识别骨轮廓及代表笑线的放射性阻射线。
（i）确认牙槽嵴的新位置，与越过笑线 5mm（黄色箭头）所画的黑线对齐，随后植入的数字化种植体颈部也在此水平。
（j, k, l）通过在垂直和水平方向上磨除所划定的区域，把“微笑导板”转换成“手术导板”。在挖掘的笑线上方 5mm 处画一条黑线。

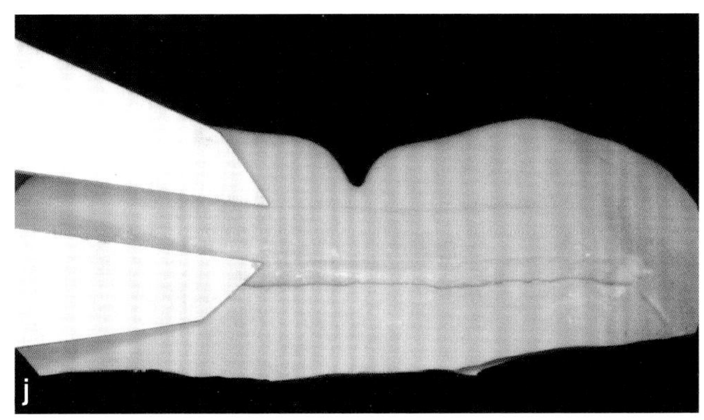

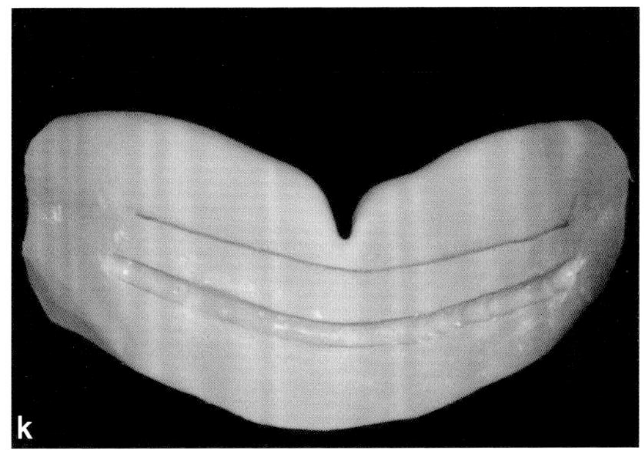

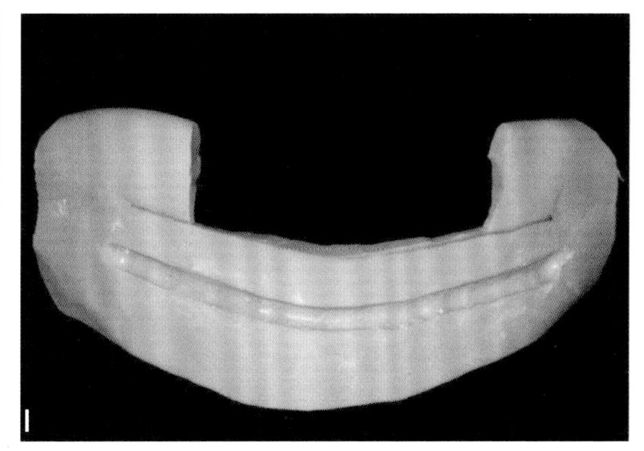

术前修复程序

术前的第一个修复步骤包含制作 4 个物品。

其中 2 个在术后即刻修复步骤中至关重要（图 13-6a～h）。取初始印模以便完成以下目标：

1）在殆架上准备一个初始模型。

2）分割切牙区的牙齿，根据与下颌的咬合关系重新排列上前牙的位置（图 13-6a，b）。

3）准备一个个性化印模托盘（图 13-6c）。

4）基于新的牙齿排列，制作一个咬合手术导板（图 13-6d）。

5）预备一个咬合导板来记录咬合关系，以达到在技工室固定模型的目的（图 13-6e，f）。在对殆牙弓和整个腭表面上的咬合导板。附加钩子来增加咬合板的稳定性（图 13-6g，h）。

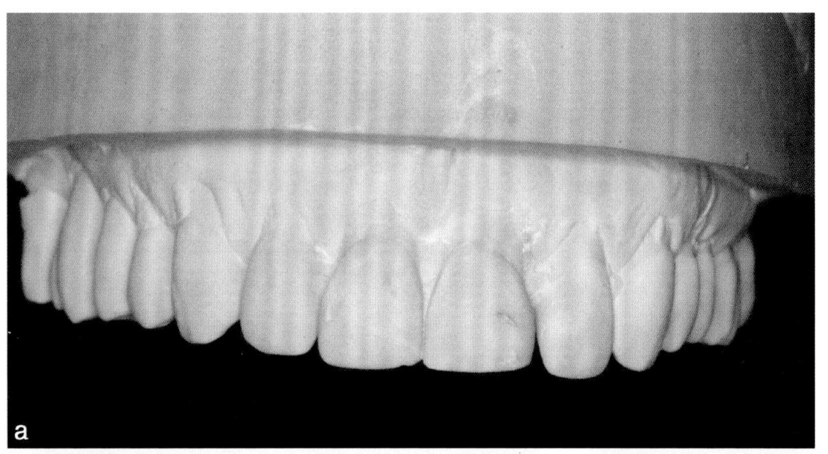

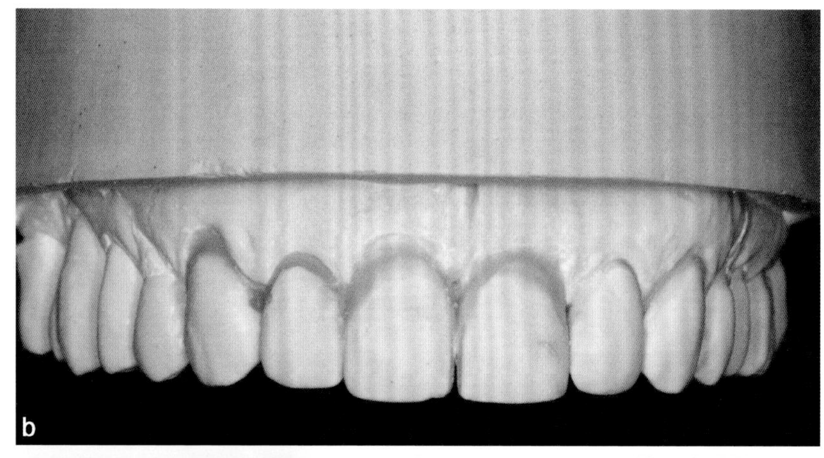

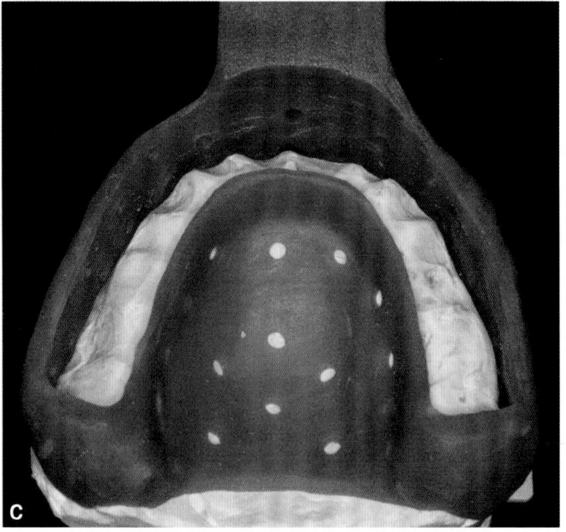

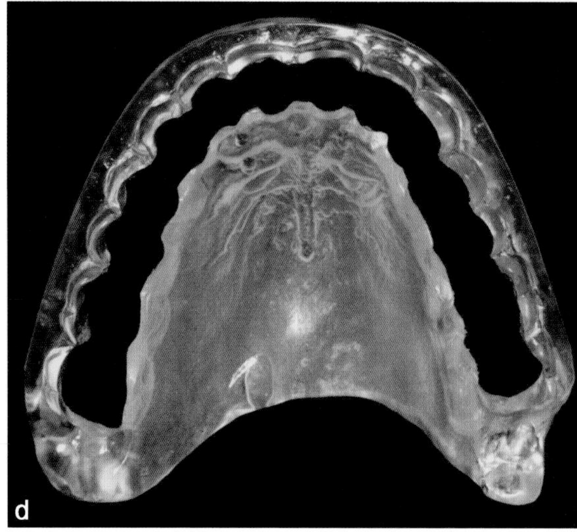

图 13-6　术前修复程序

（a，b）带有初始牙齿的上颌模型，相对于下颌前牙再定位的矫正装置。

（c，d）制作一个个性化印模托盘，基于矫正装置预备一个手术导板。

手术程序

术前，使用必妥碘消毒已转换成手术导板的“微笑导板”。翻瓣但是不要拔除牙齿，以便改良的“微笑导板”可以倚靠在牙齿的唇颊侧（图 13-7a～c）。在这个改良导板的帮助下，通过画一个接一个的点来标记牙槽嵴顶的新位置（图 13-7d～g）。然后将嵴顶修整至此水平（图 13-7h，i）。现在可以用传统的方式在新的牙槽嵴顶植入种植体（图 13-7j～l）。在被磨削的牙槽嵴中，植入了三颗带有三角型颈部的 V3 种植体（MIS）（#11 位点：Ø 3.9 × 11mm；#21 位点：Ø 3.9 × 11mm；#13 位点：Ø 4.3 × 13mm）。种植体的平面与种植携带体的平面标志一样，最终植体平面面向颊侧骨板（图 13-7j，k），以便增加颊侧骨板的宽度。在后牙区植入剩下的 6 颗种植体

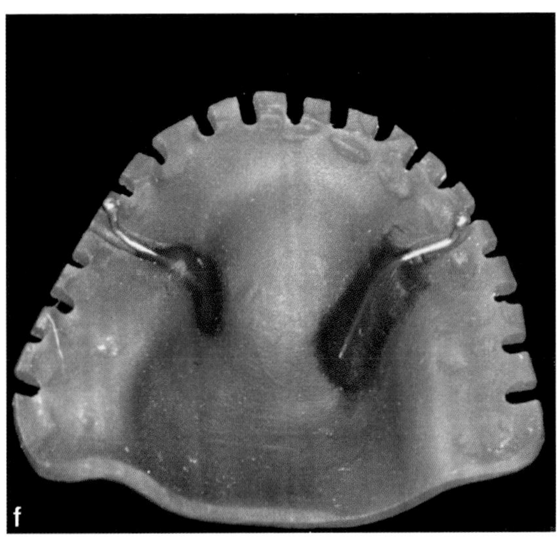

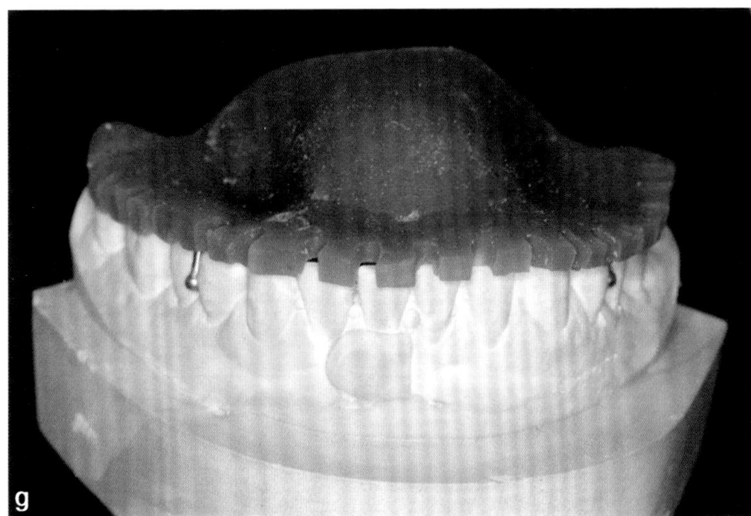

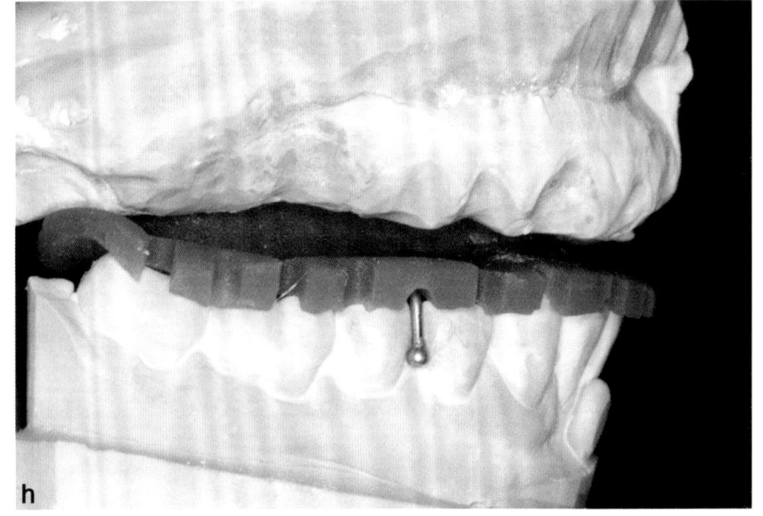

图 13-6 （续）

（e，f，g，h）带有稳定钩的树脂咬合指引板，位于整个腭部和下颌牙齿之间。设计：Vincent de Bailliencourt，Nicolas Milliere Dental lab，Paris。

（C1，MIS）（图 13-7l）。远中种植体的初始稳定性在每侧都<30N•cm。它们在临时修复中不受力。所植入的 9 颗种植体中的七颗会连接一次性永久复合基台，且不再被拧下；在剩下的 2 颗后牙区种植体上安装愈合基台。把保护帽拧在复合基台上，使用 Bio-Oos 充填种植体和颊侧骨板之间的间隙。缝合（图 13-7n）前这些位点也需要行侧壁骨增量（图 13-7m）。

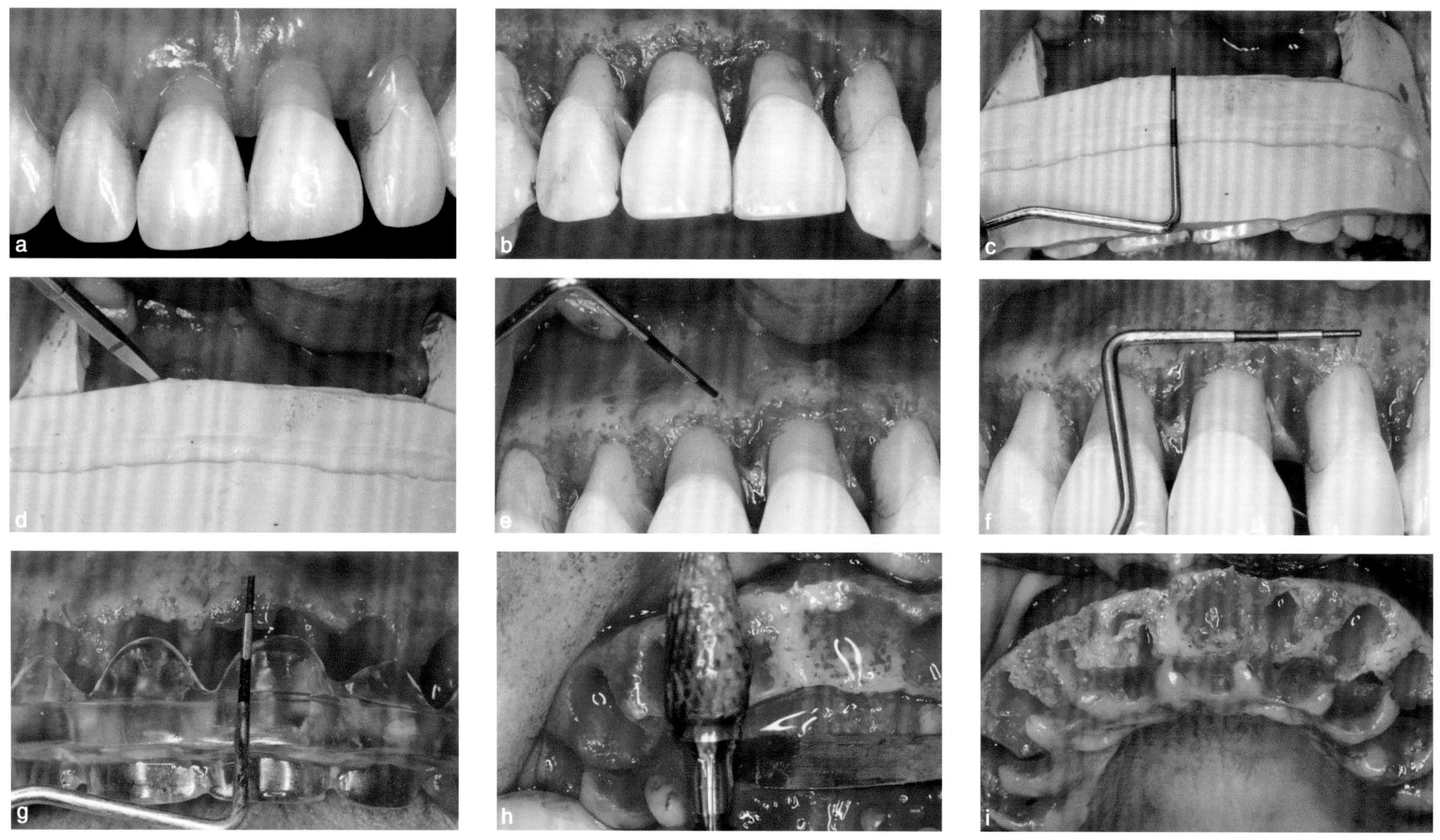

图 13-7 **牙槽嵴根向移位及种植体植入的手术程序**

（a，b）翻瓣暴露需要治疗的前牙区。（c，d）依靠前牙放入笑线导板，最终确认笑线和预期牙槽嵴水平之间的距离，然后连续标记牙槽嵴的新根方水平顶端。（e，f，g）首先确认需要磨削的骨高度，再拔除牙齿后就位手术导板。（h，i）在切牙区使用梨形钻磨削牙槽嵴，被磨削的牙槽嵴的䫋面观。

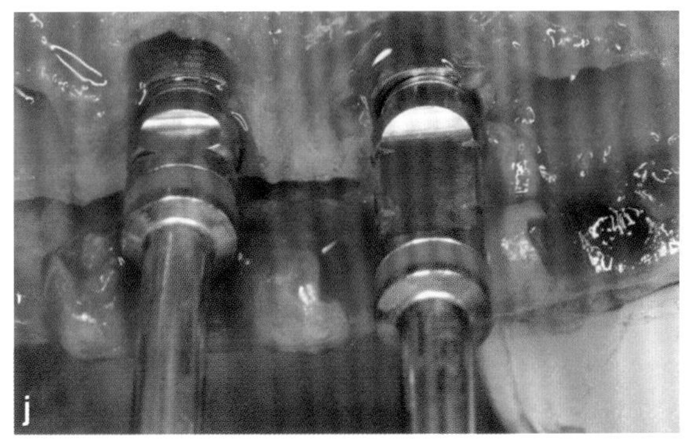

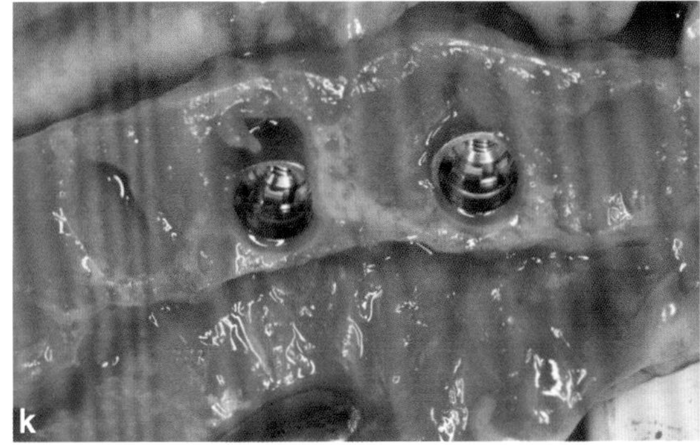

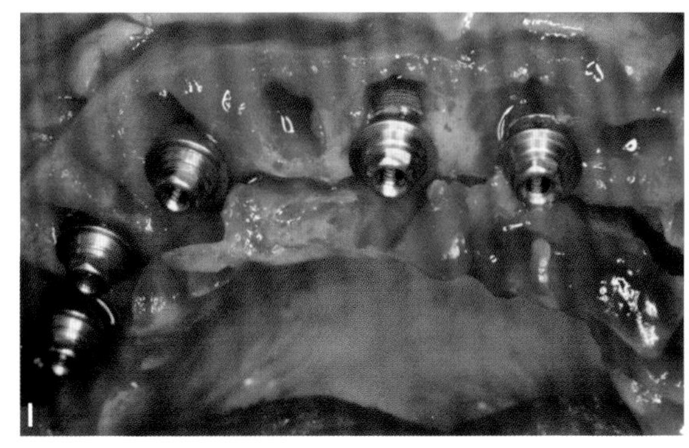

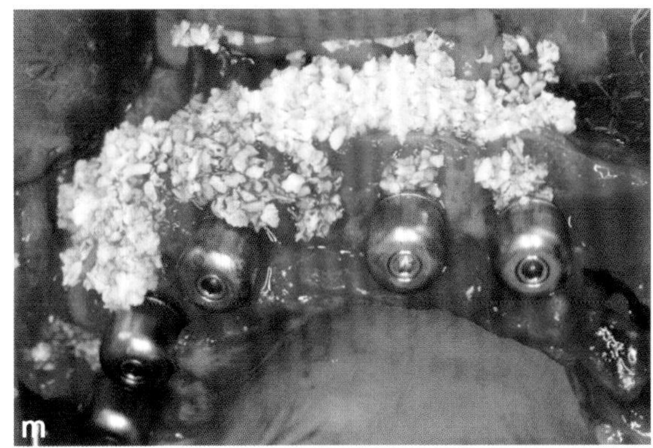

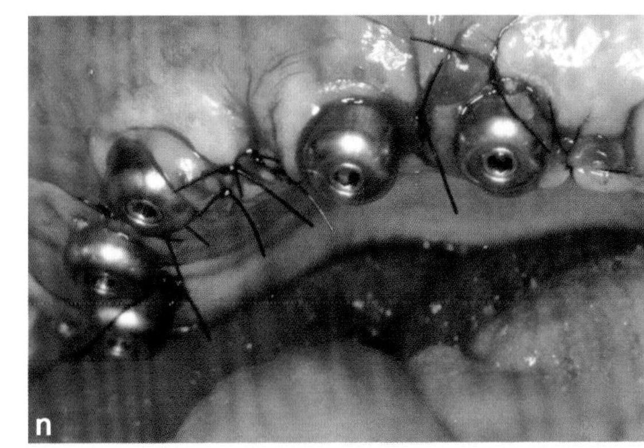

图 13-7 （续）

（j，k）在 11 和 21 位点植入 V3 种植体，种植体的携带体上带有平面标志。

（l，m，n）把带有保护帽的复合基台拧在种植体上，充填种植体与颊侧之间的间隙及行侧壁骨增量，然后缝合基台保护帽周围的组织瓣。

临时修复程序

现在通过使用咬合导板，修复医生负责把咬合垂直距离和颌间关系转移至技工室。它固定于下颌牙齿上，带有侧方稳定钩（图 13-8a）。患者在咬合板上闭口直至与上腭接触。然后在复合基台保护帽与树脂咬合板之间所形成的自由间隙内注入速凝硅橡胶（图 13-8b）。这个带有硅橡胶的咬合板（图 13-8c，d）将用于把上颌模型安装在𬌗架上。像之前的病例那样，使用传统方式取种植体位置印模，即夹板连接 MUA 开窗托盘印模帽（图 13-8e）。连接 MUA 替代体灌制模型（图 13-8f），然后固定保护帽。把咬合导板放在用于定位的保护帽上（图 13-8g）。根据颌间关系的位置上颌模型匹配下颌模型；现在可以固定在𬌗架上了（图 13-8h）。利用现有的信息，牙科技师制作出了一个加强的螺丝固位临时修复体（图 13-8i，j）。

36 小时后，修复体制作完成，患者来到修复科医生处就诊（图 13-9a）。摘下保护帽，戴入修复体并拧在复合基台上。放射线片检查修复体就位（图 13-9b～f）。精确调整咬合，并用树脂封闭开口于 2 颗尖牙唇颊侧的螺丝孔（图 13-9b，d，e）。

经过 6 个月负荷，种植体骨结合及软组织条件成熟后开始永久修复体的制作步骤。修复目标是使用三段式固定全瓷桥和 CAD/CAM 氧化锆支架来恢复上颌。

两颗尖牙的螺丝孔仍然要从颊侧变直，以使其开口朝向牙冠的腭侧面。因此，使用17°角度MUA替换2颗尖牙的直MUA（图13-10a，b）。

取种植体位置印模，包括在临时修复过程中未参与负荷的2颗种植体。夹板连接MUA印模帽后用传统方式来完成（图13-10c～f）。

然后在临床确认模型的精确性（图13-10g～i）。为了CAD/CAM的目的，预备了一个树脂模型（图13-10j）。扫描后数据进入CAD软件，通过回切预烧结的氧化锆块确定支架轮廓（图13-10k）。“STL”文件下载至研磨中心，氧化锆支架从研磨中心返回以便在模型上和患者口内确认（图13-10l，m）。然后进行支架饰瓷（图13-10n～p）。

然后把螺丝固位的永久全瓷桥戴入患者口内（图13-11a～h）。现在患者笑容满意；不出所料，PSTJ隐藏在上唇下方（图13-11a）。3段式种植体支持的固定义齿获得功能和美学效果（图13-11b～g）。放射线检测显示不存在嵴顶骨丧失（图13-11h）。

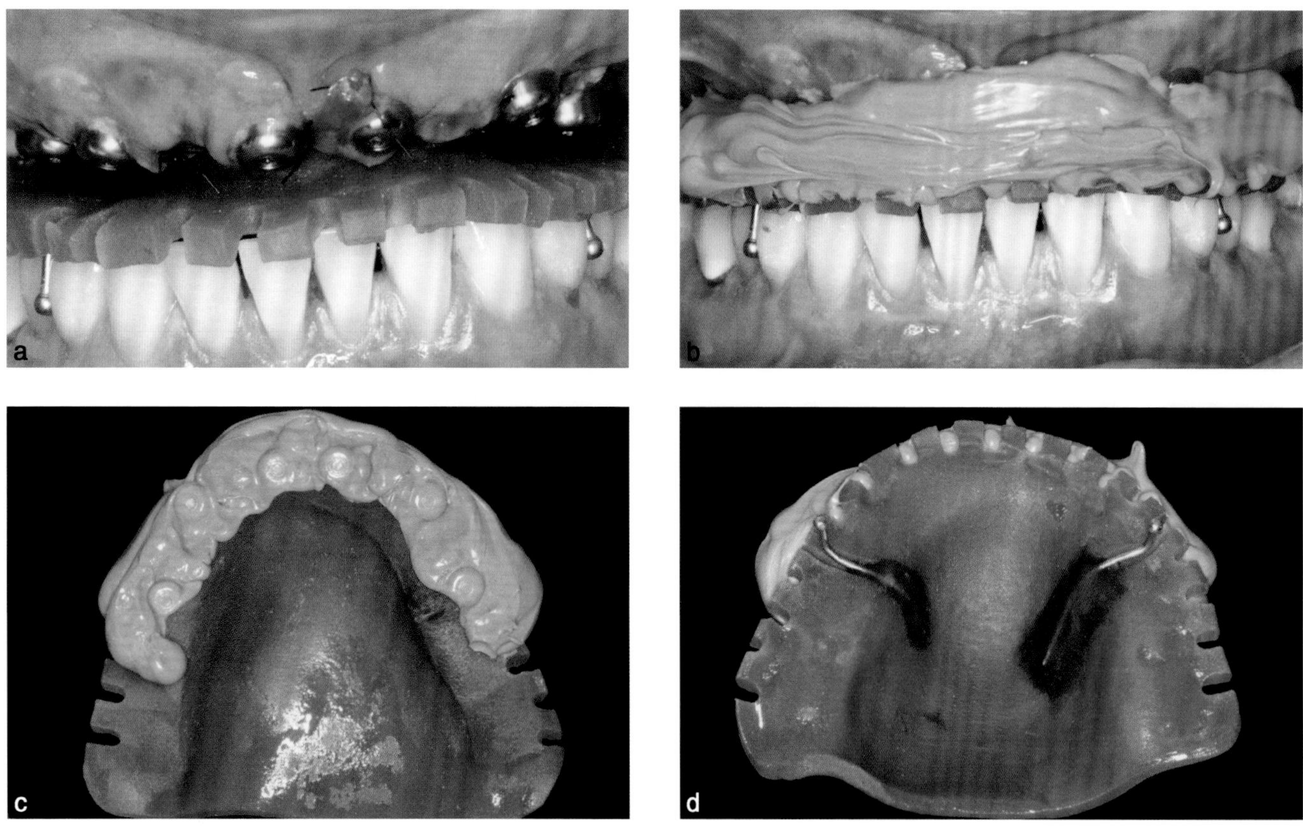

图13-8 **种植体支持的临时修复体预备程序**

（a，b）使用咬合指引板记录颌间关系。咬合板放在下颌牙上，依靠保护帽注入硅胶印模材料以充填牙龈所限定的空间。
（c，d）使用硅胶把咬合指引板压印在保护帽上。

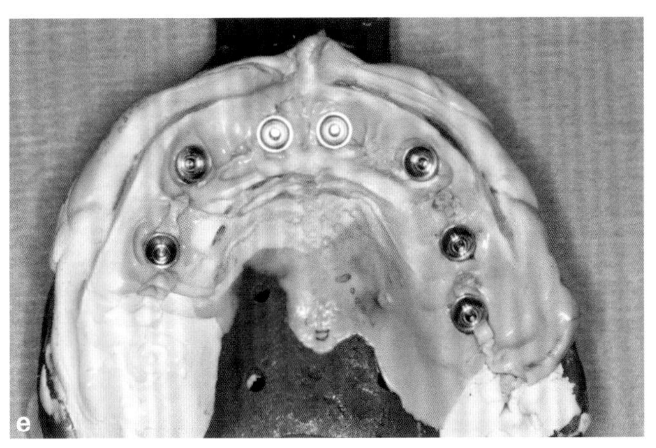

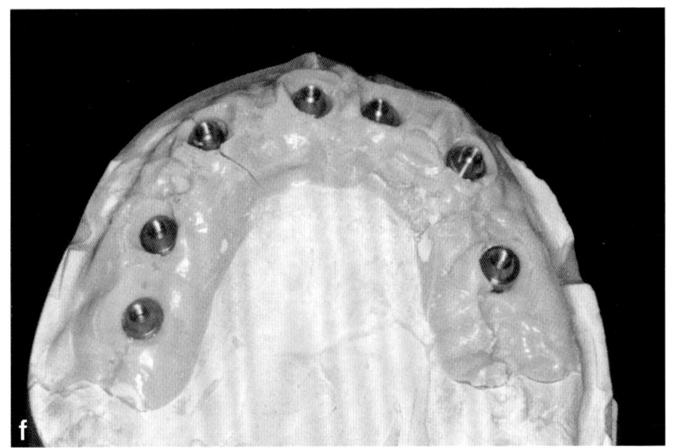

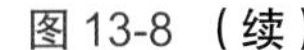

图 13-8 （续）

（e，f）带有 MUA 帽的种植体位置转移，获得带有人工牙龈的模型。

（g，h）把咬合导板放在上、下颌模型之间，准备上殆架。

（i，j）加强的螺丝固位临时修复体。

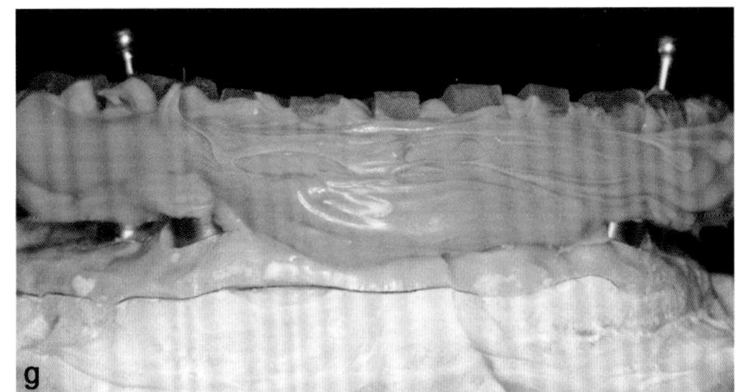

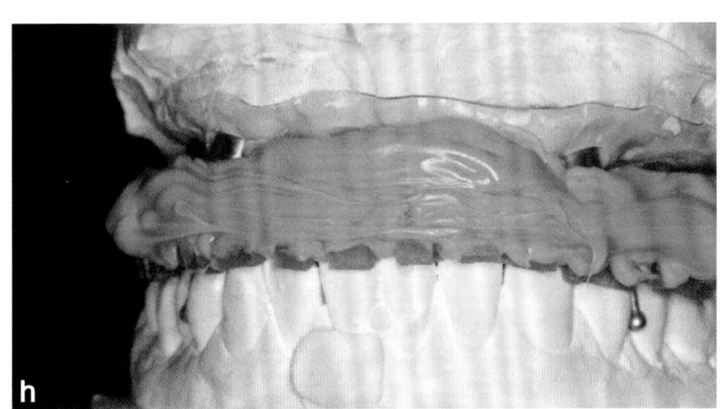

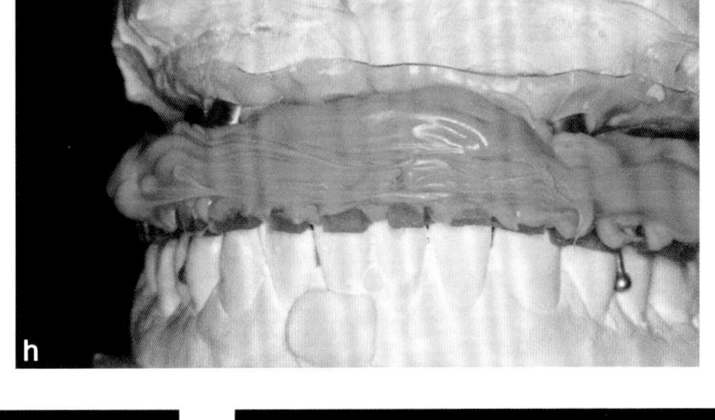

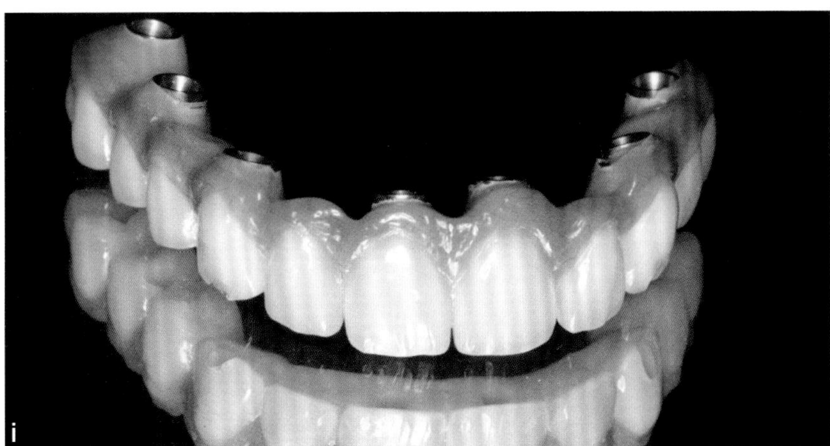

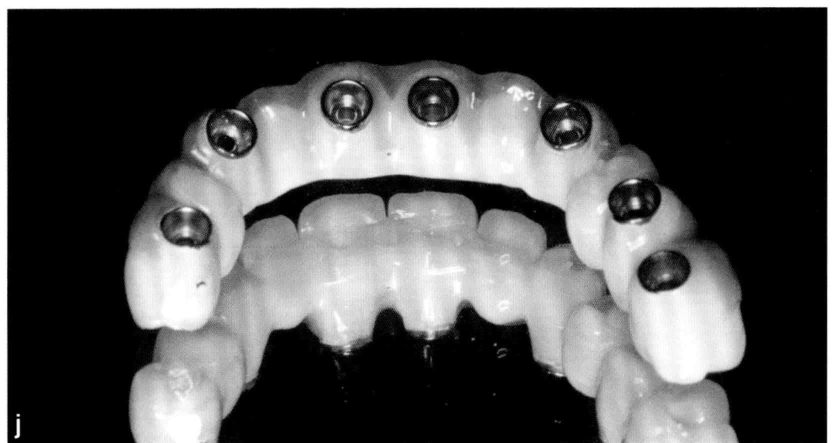

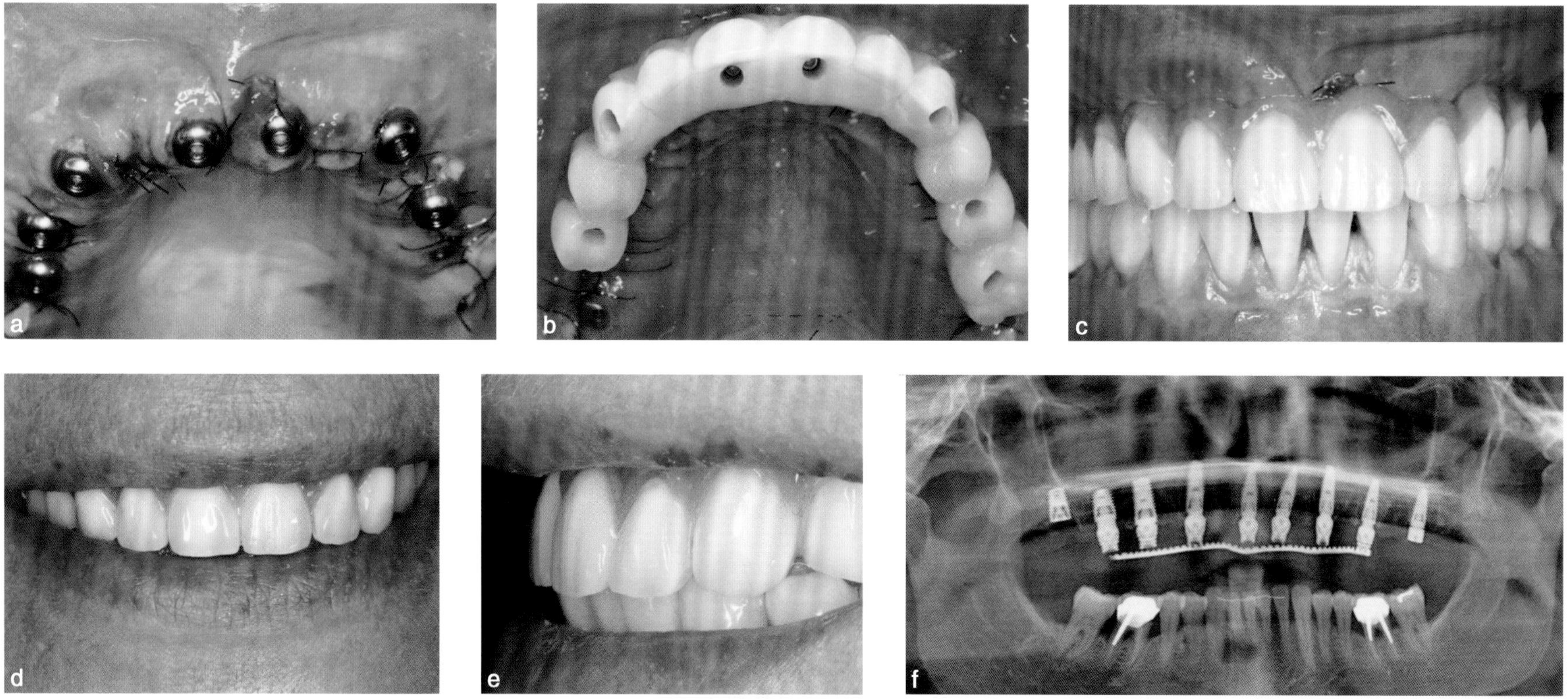

图 13-9　戴入临时修复体并确认 PSTJ 的位置

（a）临时修复体戴入时软组织的临床状况。（b）修复体的殆面观，2 颗尖牙区螺丝孔开口于唇颊侧。（c）修复体咬合正面观，PSTJ 位于合适的根尖位置。（d, e）用树脂封闭螺丝孔后患者的笑容，并确认 PSTJ。（f）全桥体放射线检测，两颗远中种植体未负荷。

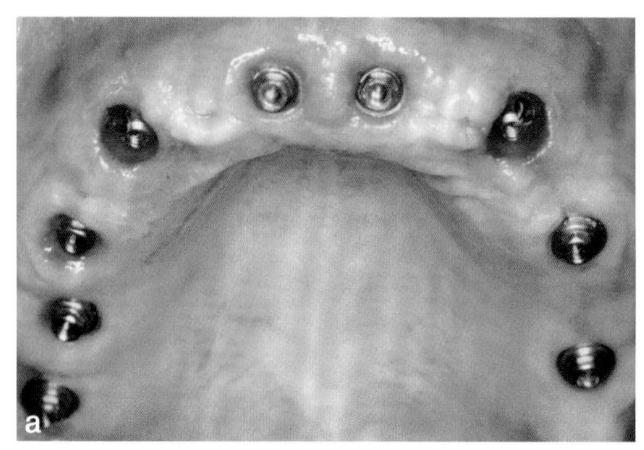

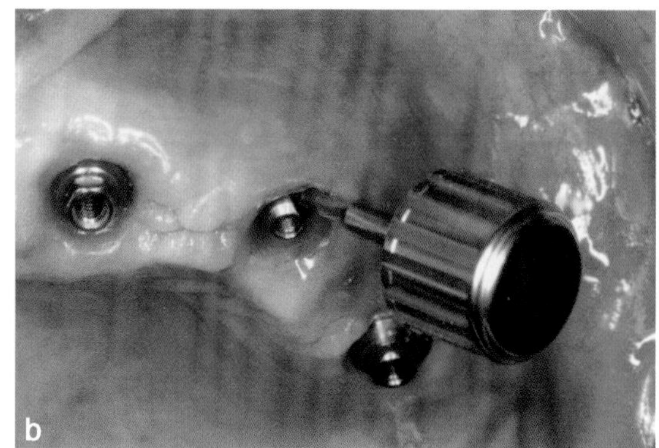

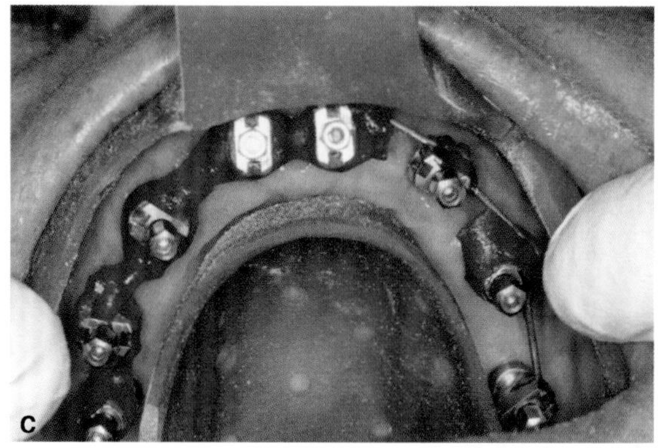

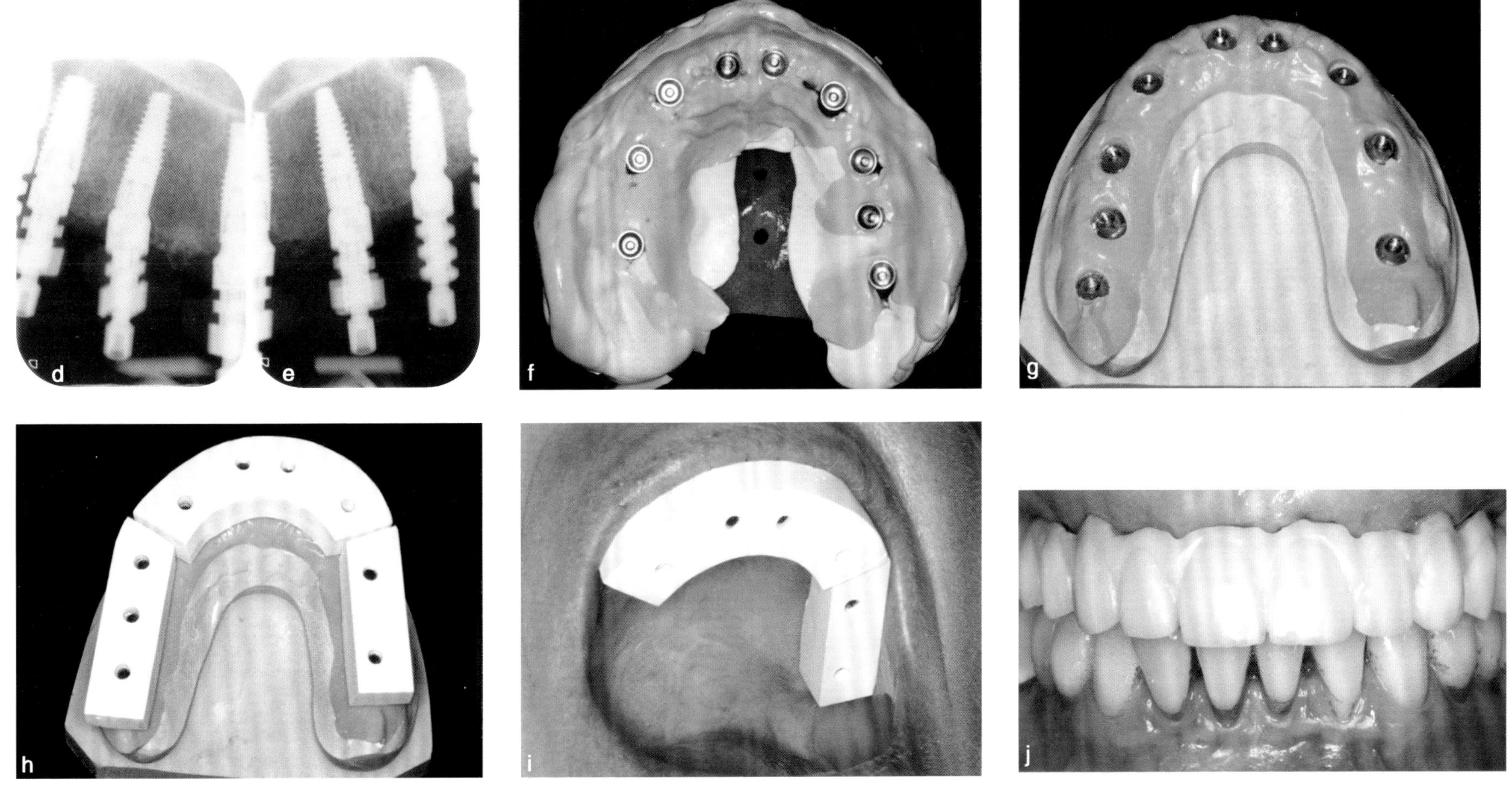
d
e
f
g
h
i
j

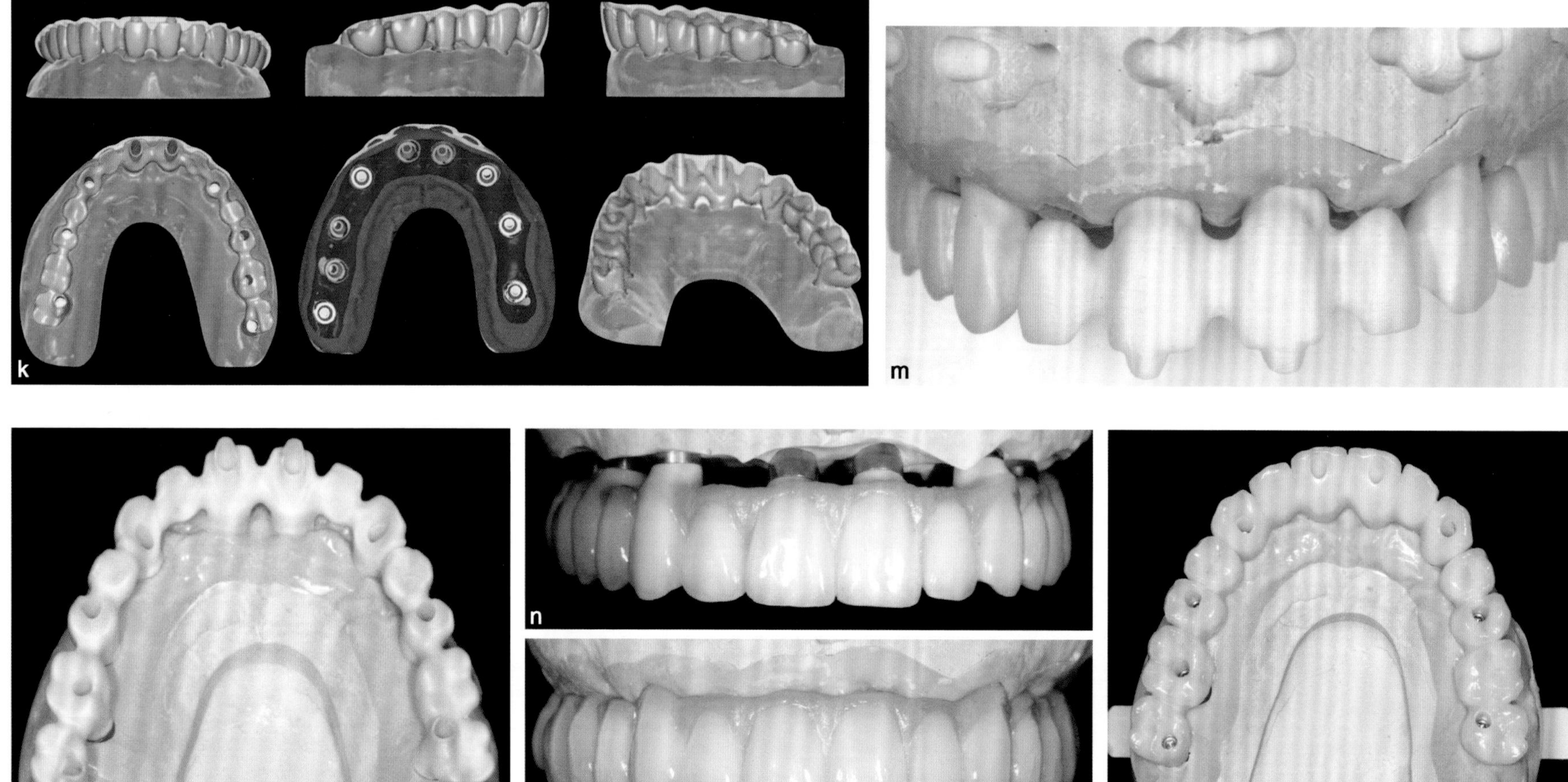

图 13-10　**全瓷永久修复体的制作**

（a, b）在尖牙区，使用螺丝通道在侧方的角度 MUA 来纠正角度偏差。
（c, d, e, f, g）使用夹板固定 MUA 开窗印模帽转移所有种植体的位置，2 颗角度基台的放射线检测及其模型。
（h, i）使用 3 个石膏钥匙在患者口内确认模型，相当于即将在技工室制作的 3 段桥体。
（j, k）扫描修复体的树脂模型并做回切，以便完成“STL”文件并下载至研磨中心。
（l, m）氧化锆支架从机械加工中心返回。
（n, o, p）支架饰瓷获得三段全瓷桥。

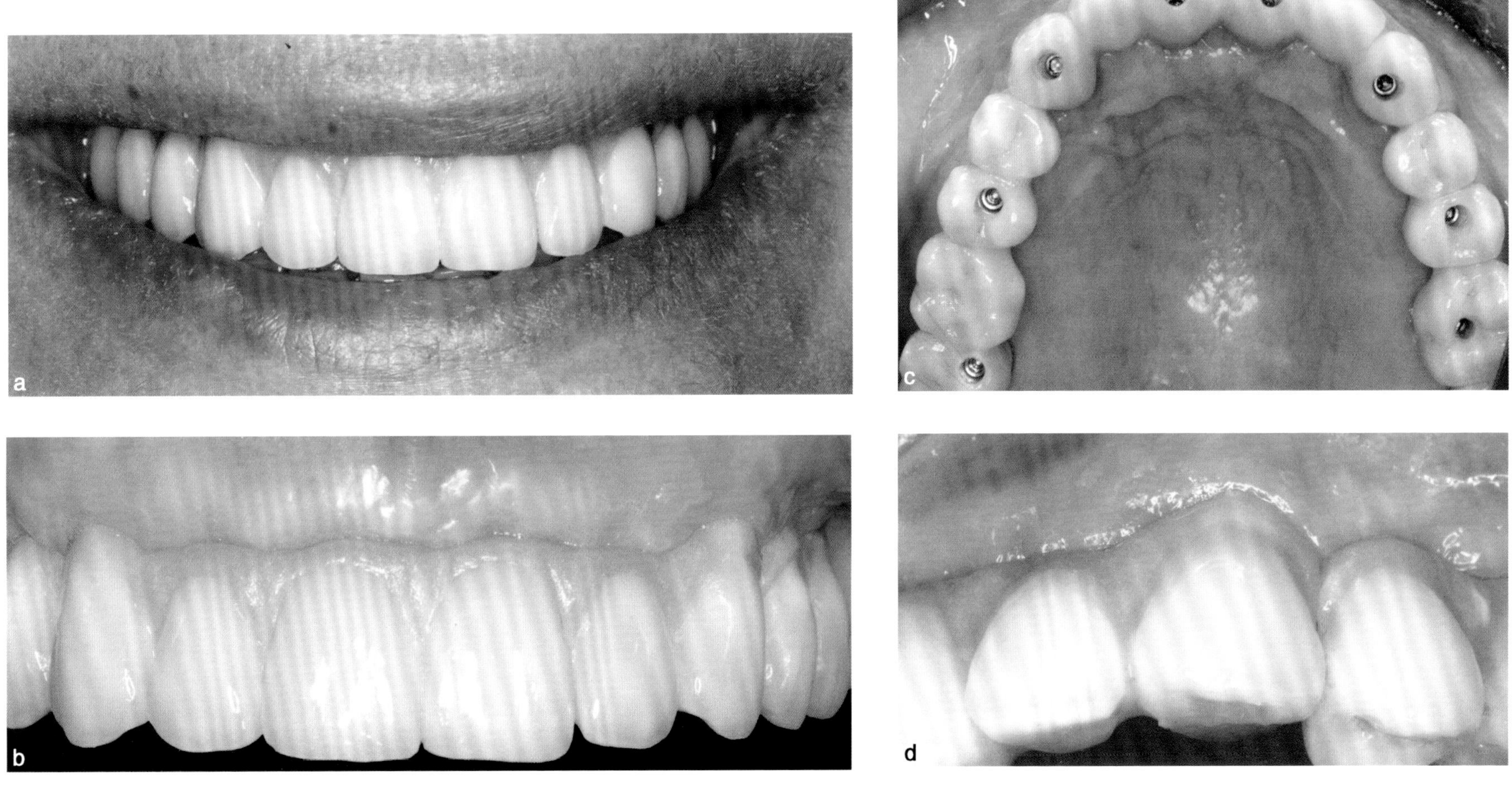
a
b
c
d

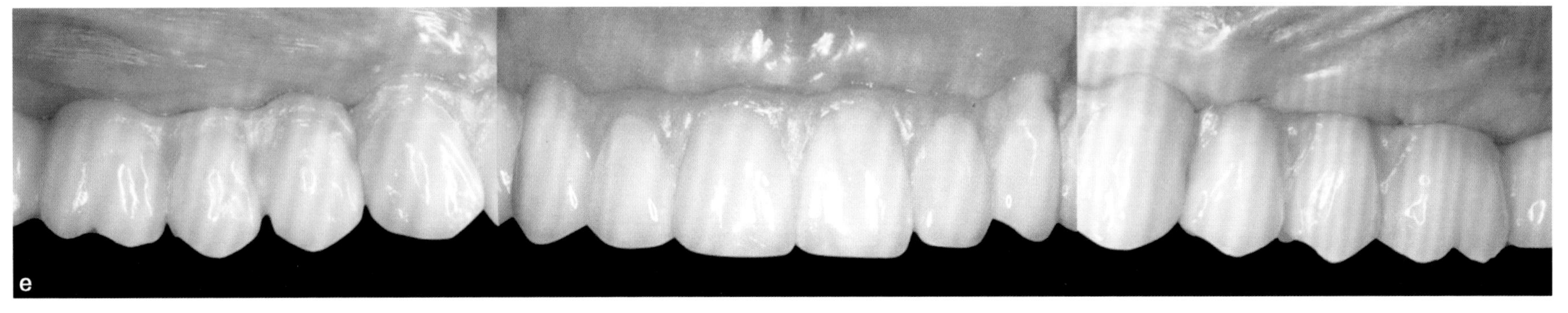

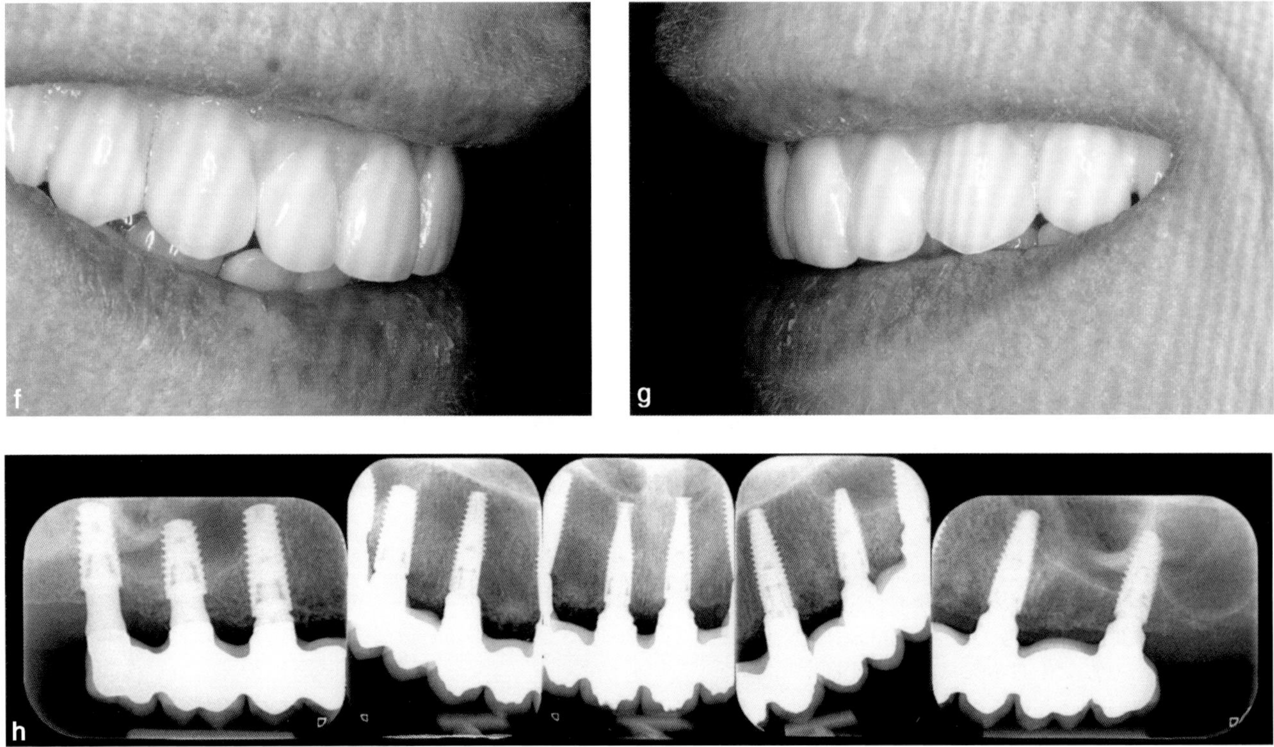

图 13-11　永久修复体的戴入

（a）带有永久桥时患者的笑容。（b，c）局部桥体的正面观及𬌗面观，所有螺丝孔均开口于全瓷冠的腭侧或𬌗面。（d，e）右侧尖牙位点咬合观，满意的上颌修复体概览。（f，g）带有种植体支持的桥体时，笑容的侧面观。（h）桥体的放射线检测。

结论

与部分无牙殆相似，全口无牙殆患者会受益于治疗结果，可以获得满意的功能和美学效果。当垂直骨大量丧失时，PSTJ 很容易隐藏在上唇下方，通常能够获得治疗的美学效果。另一方面，如果病例的垂直骨丧失很小，笑线暴露了牙齿的颈部，则治疗起来会更困难。牙槽嵴顶根方再定位以便转移 PSTJ，这并不是新技术（Bedrossian et al. 2008，Bidra et al. 2012）。但是，一种可靠的方法仍然需要确定预测美学效果（Demurashvili et al. 2015）。

Demurashvili 等（2015）报道的病例是惊人的，是因为大范围的上颌骨牙槽嵴切除，从前磨牙到前磨牙，在某些位点高度可以达到 4mm。在所展示的病例中，限定了骨切除的高度和宽度，这是因为前牙区牙齿周围发生了严重的嵴顶骨丧失。但是，仍然需要嵴顶的根向再定位以获得预期的美学效果。

在临床中，此方法有如下优点：

- 在概念水平：它是简单的，不需要特殊的检查或工具且容易实施。
- 在外科水平：它不需要学习曲线且容许：

1）精确确定嵴顶根向移位的程度及近远中向距离。

2）不用反复试验或估算而可以迅速完成，同时能够维持足够的剩余骨高度来容纳一颗长度≥10mm 的种植体。如图 13-1 所示，可以领略到外科医生倾向于减少嵴顶切除的骨量。当需要磨削的骨高度超过 3～5mm 时，外科医生倾向于以一种耗时的程序，一毫米一毫米地反复进行试验。相反，此方法也包含快速清晰的切除方法，即使用圆盘、钻或超声骨刀。

最后，使用 CAD/CAM 获得了全瓷治疗方案的美学效果（图 13-12a，b），受到了患者的高度赞赏。

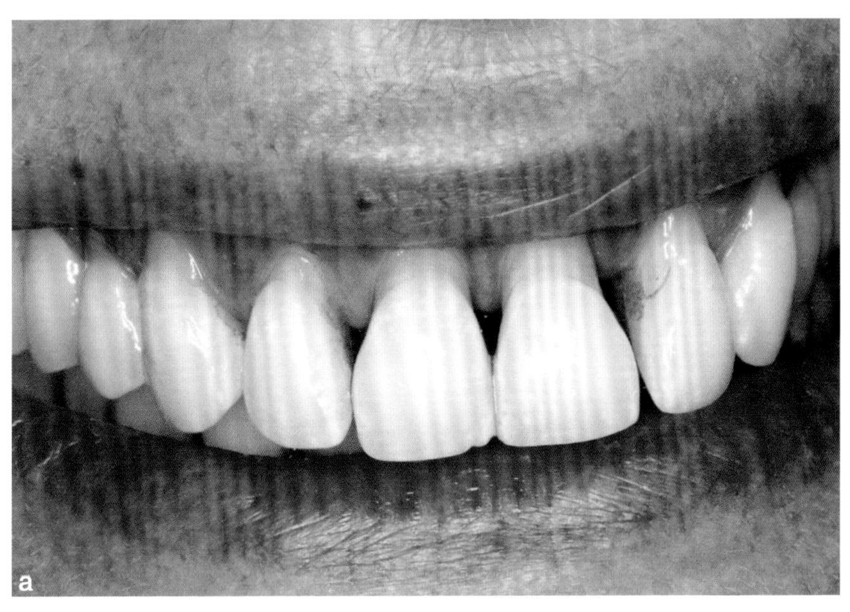
a

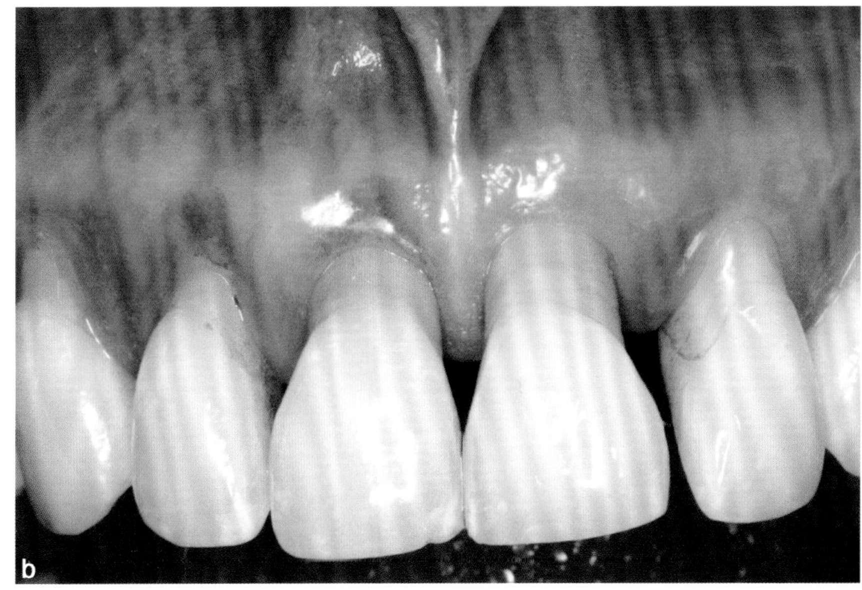
b

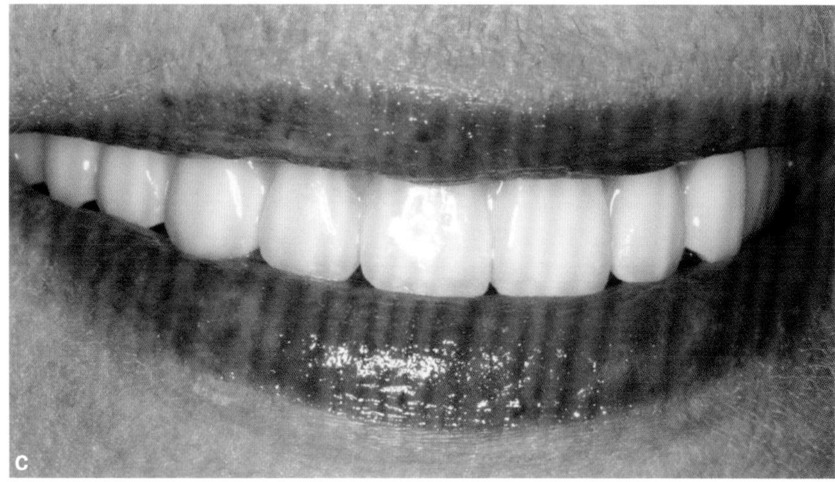

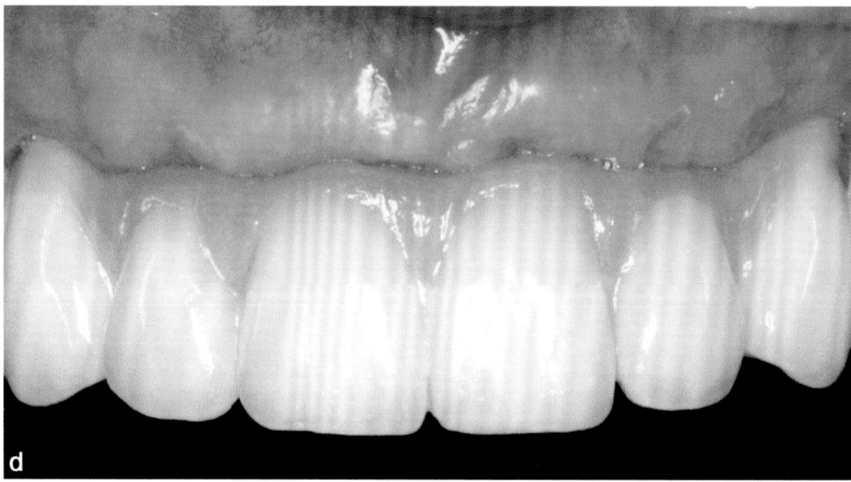

图 13-12　治疗前后的临床状况
（a，b，c，d）最初就诊时和治疗结束时患者笑容和软组织的形态。

参考文献

1. Bedrossian E, Sullivan RM, Fortin Y, Malo P, Indresano T. Fixed-prosthetic implant restoration of the edentulous maxilla: a systematic pretreatment evaluation method. J Oral Maxillofac Surg 2008; 66: 112-122.
2. Bidra AS, Agar JR, Parel SM. Management of patients with excessive gingival display for maxillary complete arch fixed implant-supported prostheses. J Prosth Dent 2012; 108: 324-331.
3. Bidra AS, Agar JR. A classification system of patients for esthetic fixed implant-supported prostheses in the edentulous maxilla. Compend Contin Educ Dent 2010; 31: 366-368.
4. Bidra AS. Three-dimensional esthetic analysis in treatment planning for implant-supported fixed prosthesis in the edentulous maxilla: review of the esthetics literature. J Esthet Restor Dent 2011; 23: 219-236.
5. Demurashvili G, Davarpanah K, Szmukler-Moncler S, Davarpanah M, Raux D, Capelle-Ouadah N, Rajzbaum P. Technique to obtain a predictable aesthetic result through appropriate placement of the prosthesis/soft tissue junction in the edentulous patient with a gingival smile. Clin Implant Dent Relat Res 2015;17: 923-931.
6. Gallucci GO, Morton D, Weber HP. Loading protocols for dental implants in edentulous patients. Int J Oral Maxillofac Implants. 2009;24 Suppl: 132-146.
7. Zyman P, Demurashvili G, Analyse esthétique préimplantaire. in : Davarpanah M, Szmukler-Moncler S, Rajzbaum P, Davarpanah K, Demurashvili G. Manuel d'Implantologie clinique. 3e éd. Concepts, intégration des concepts et esquisse de nouveaux paradigmes, Editions CdP, Paris 2012.

第五部分　计算机辅助的口腔种植（CAI）

第十四章　引言

CAI 可以用于完成各种目标，且很容易适用于目前的应用范围（Davarpanah and Szmukler-Moncler 2010）。它的基础应用是实施数字化种植设计和术区识别。第二个用途是最常见的，即在导板手术领域。通过一套预先合理设计并制作的工具，以一种约束的方式来引导外科医生的手。一般情况下，没有体验过它的患者及从业者相信计算机辅助的手术会提供良好的表现。因此可以排除由外科医生所导致的误差，因为只有经过深思熟虑并验证的程序才会被执行。

但是，我们（Davarpanah and Szmukler-Moncler 2010）及其他人的经验显示误差仍然可能存在且必须不断检查核对。能够决定什么时候此程序从项目上分离是很重要的，因为每一步都会产生潜在的误差（Mora et al. 2014，Vercruyssen et al. 2015）。第三个用途是最惊人的，因为它可以大幅度地加速修复体的制作。取代种植体植入术后，可以在术前制作修复体，外科医生在切第一刀时就带有修复体（Cannas et al. 2014，Pascual & Vaysse 2016）。

此章节的目的是简要描述导板手术实践的发展，通过 2 个病例说明目前使用的源自导板手术第三次变革的工具，其中一个可以在网上看到 http://www.information-dentaire.fr/implantologic。

约束性手术导板的变革

手术导板的发展跟随着模型和计算机能力的发展，从立体平版印刷到 3D 打印，也受益于规划和设计软件的日渐成熟（如 Simplant，Materialize，Leuven，B，NobelClinician，NobelBiocare，Kloten，CH；MSOFT，MIS，Israel）。

第一代受益于光刻制造技术的发展，即通过计算机程序引导激光束，把液态树脂一层一层地聚合成手术模板的形状。但是，这需要预备一个阻射性的放射线导板，在 CBCT 检查过程中患者必须将其戴入口内（图 14-1a～c）。在放射线检查过程中，阻射性导板的低适应性使模拟图像及其后面的整个程序失真。树脂手术导板是固体的，在钻孔位点无法直接冲洗（图 14-1c）。

第二代导板致力于开发计算机重叠两种数据的能力和 2G 扫描仪。它可以通过激光扫描模型，模拟真实的修复设计，而不是主观地在屏幕上画出修复体形态并把它重叠在骨面上（图 14-1d）。使用综合的治疗工作流程（Wohrle 2014），修复方案和患者骨框架的叠加改善了导板手术的相关设计(图 14-1e)。在外科医生手中试图把这种力量放回原处,甚至设想把导板手术限制在第一钻(图 14-1f)(Davarpanah et al. 2014)。在此配置中,导板仍然是固体的,且仍然是通过立体平版印刷过程制作(图 14-1f)。

第三代和 3D 打印一起发展。导板的形式从根本上转变了;它不再是固体的,而是有孔的(图 14-1g~i),带有钻孔和冲洗通道,使其更直接、更容易使用。此外,其自身稳定系统也有根本上的改良。把牙冠外表面支持转换成局部多点支持,与每颗牙齿的几乎每个面都紧密接触。稳定性改善了,因此引导钻的精确度也增加了。

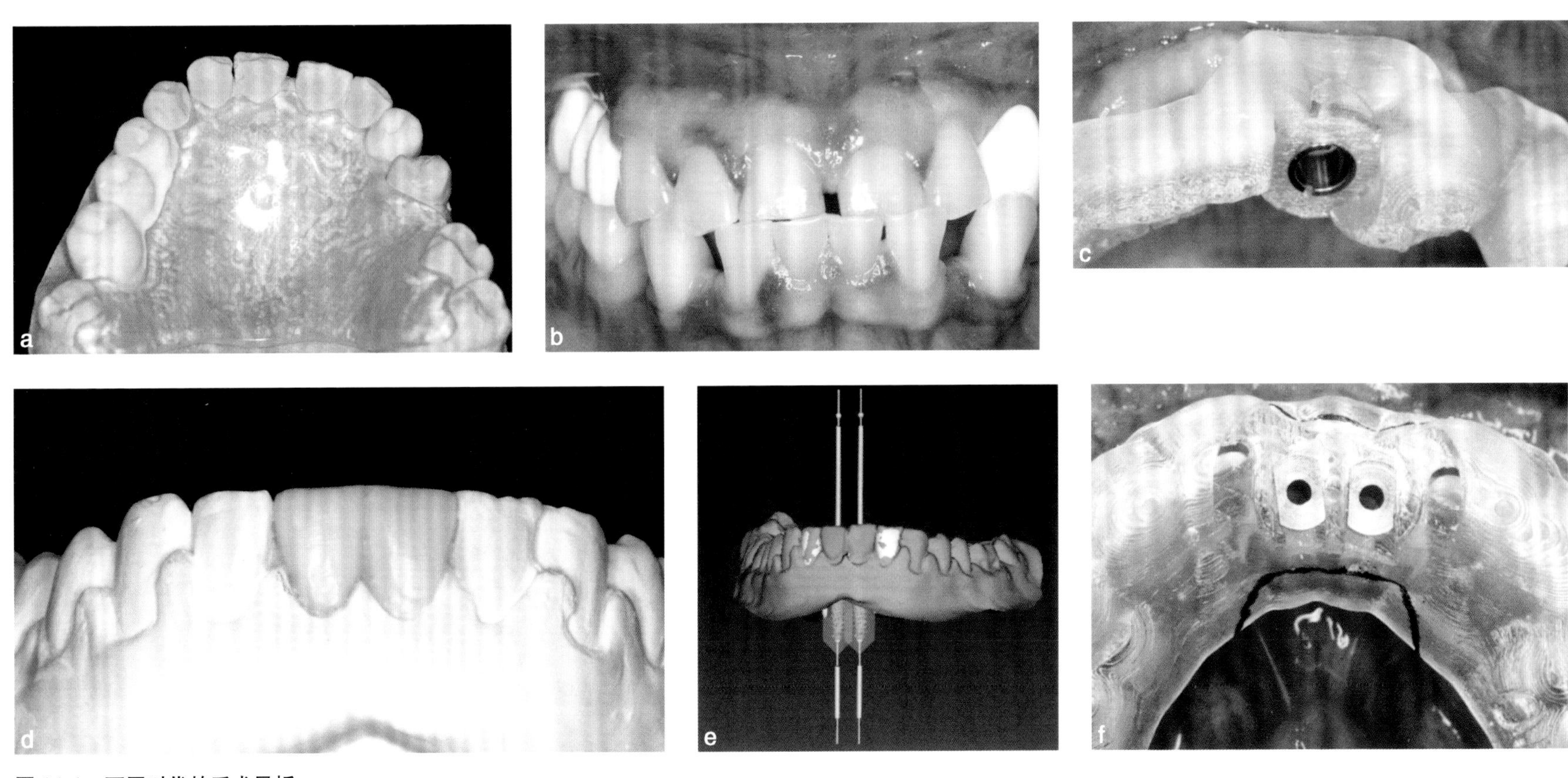

图 14-1 不同时代的手术导板

(a, b, c)立体平版印刷的树脂导板,获得一个带有阻射性材料的放射线导板,在放射线检查过程中需戴入患者口内。固体树脂导板连续引导每一步,即在钻孔过程中和种植体旋入其窝洞直至最终就位。

(d, e, f)综合的数字化工作流程,在二代工具的帮助下扫描修复设计,种植模拟考虑了修复要求,立体平版印刷的固体树脂导板专门用于先锋钻。通过牙支持来获得稳定(Davarpanah et al. 2014)。

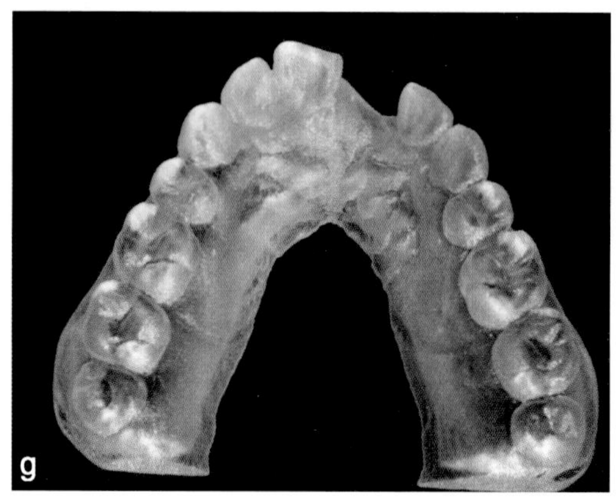

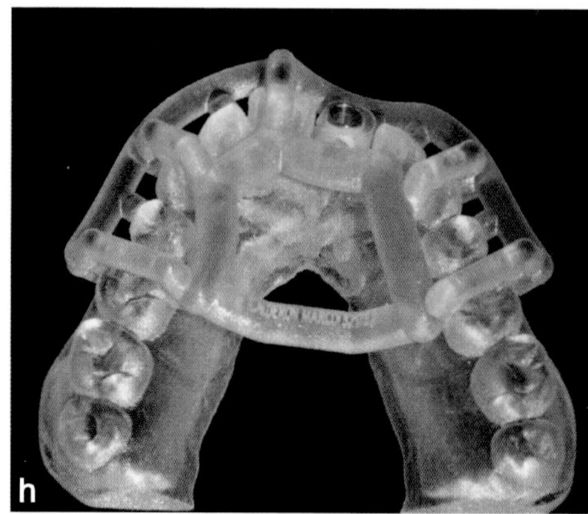

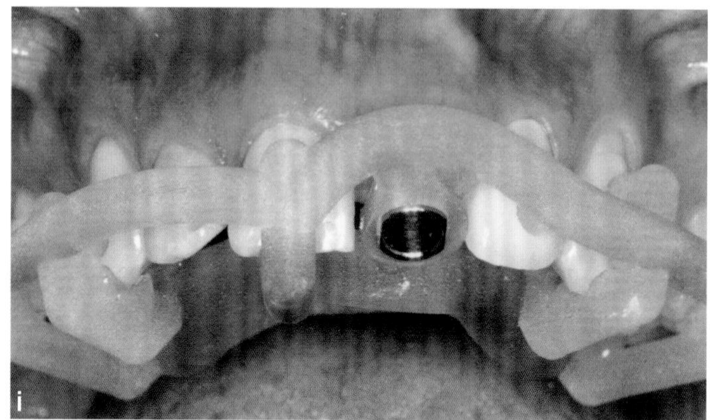

图 14-1 （续）
（g，h，i）从 MGUIDE 中心获得了树脂模型，通过 3D 打印获得了线框式树脂手术导板，导板在口内就位，可以看到由相邻牙齿的所有唇颊面及腭面提供多点支持。

第十五章　导板手术和 CAI(病例 11)

在人类繁重任务的日常实践中，用机器替代人类是一个梦想，在很多领域已经实现。这被我们社会无处不在的工业化每天证明着。现在信息技术革命带来了另一个幻想时代，用机器人替代人类。把易犯错误的人替换为机器人，不犯错误地执行其任务，冷淡和始终如一，对情绪变化或疲劳不敏感。

现在手术已经无法逃避此趋势，在某些情况下，这种贡献是真实的。从起步之后(Philippe & Tardieu 2001，Tardieu & Vrielink 2003，Philippe & Sers 2009)，现在计算机辅助口腔种植学(CAI)和导板手术正经历他们的第三次变革，平行发展于原型设计业和 CAD/CAM。

临床病例

一位 54 岁患者就诊要求治疗，其因治疗良性肿瘤而引起左下前牙区局部缺失(图 15-1a，b)。CBCT 视野显示此处骨量能够植入 2 颗标准种植体来恢复 3 颗牙(图 15-1c)。计算机模拟显示在此骨量条件下植入 2 颗标准直径种植体是可能的，即 Ø 3.9mm 和长度 13mm(图 15-2a～o)。

在此病例中使用数字化设计的目的，不仅是为了确定所植种植体的最合适尺寸及标出手术

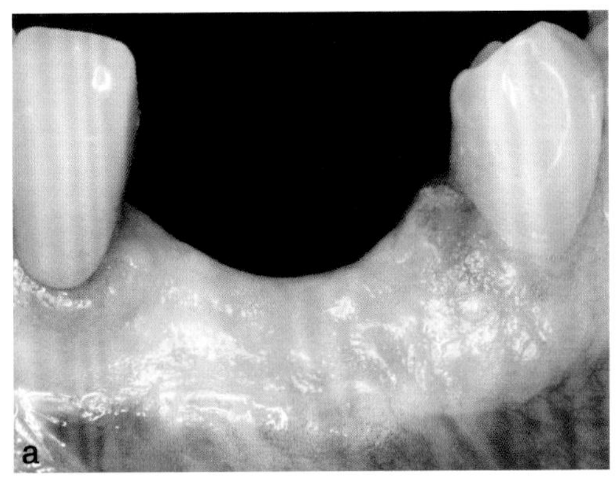

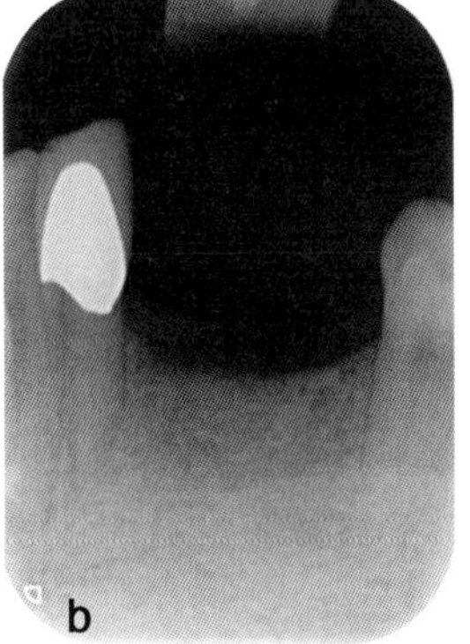

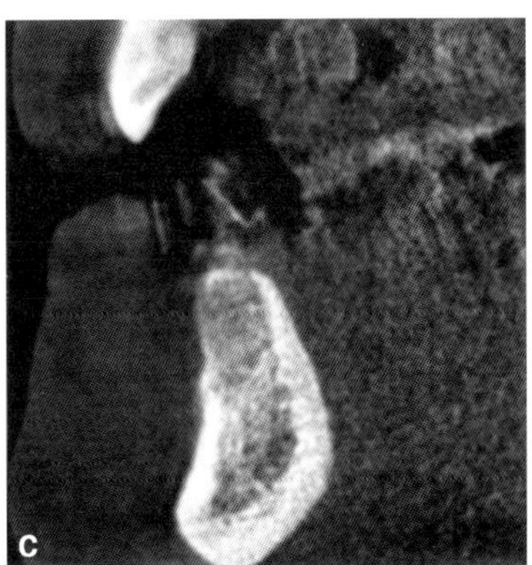

图 15-1　初始临床状态

(a) 缺失的左下前牙区。(b，c) 放射线检查显示治疗位点的近远中及颊舌侧骨量。

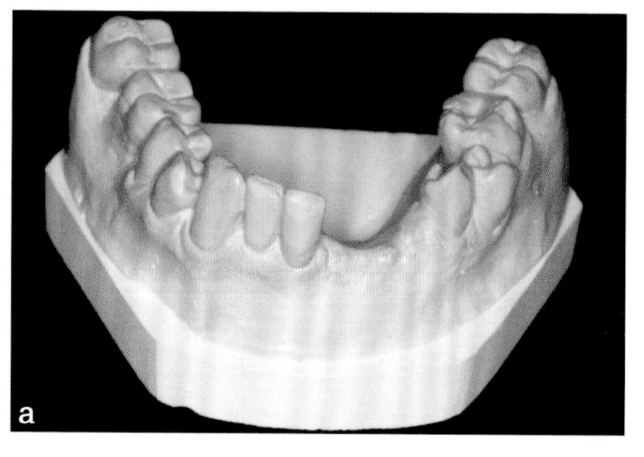

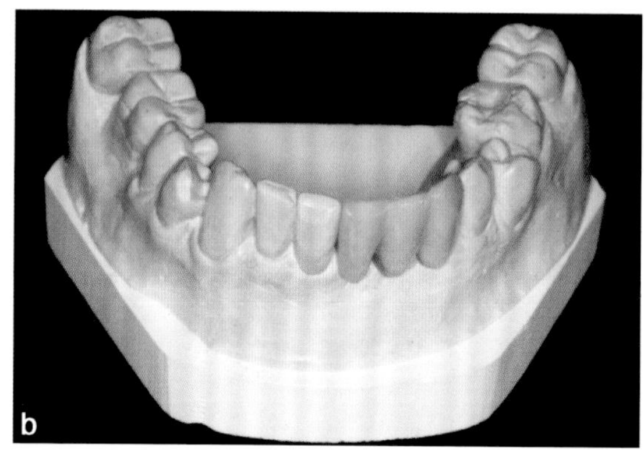

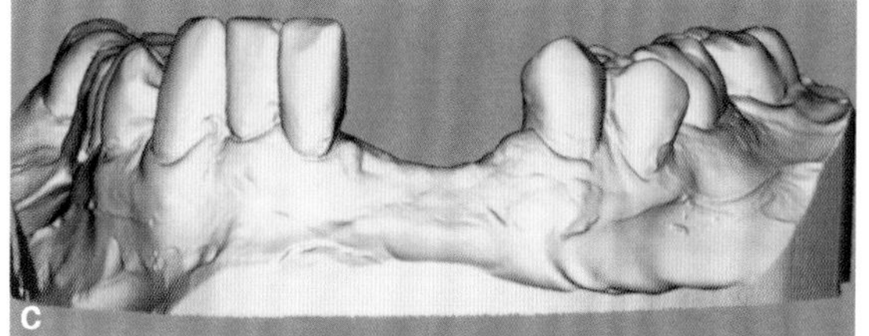

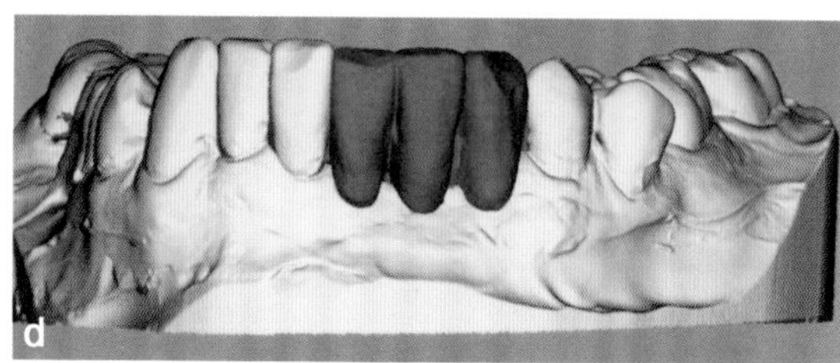

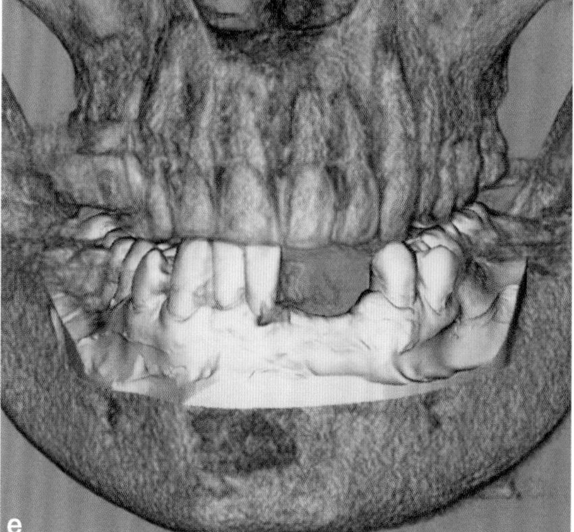

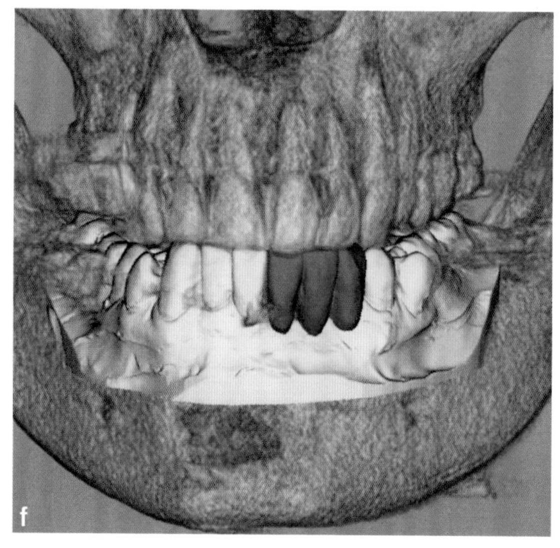

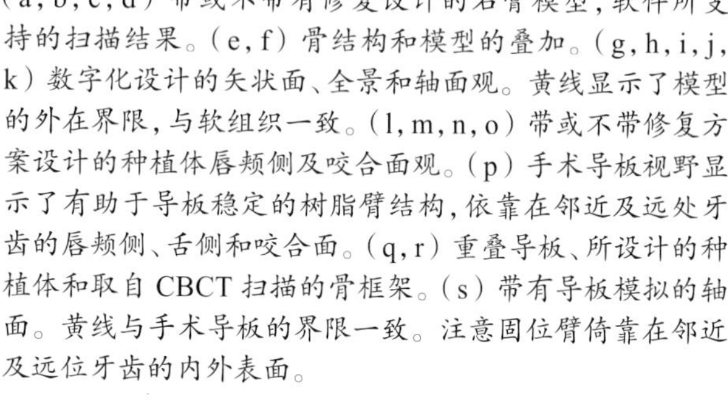

图 15-2　手术导板的设计和制作
（a，b，c，d）带或不带有修复设计的石膏模型，软件所支持的扫描结果。（e，f）骨结构和模型的叠加。（g，h，i，j，k）数字化设计的矢状面、全景和轴面观。黄线显示了模型的外在界限，与软组织一致。（l，m，n，o）带或不带修复方案设计的种植体唇颊侧及咬合面观。（p）手术导板视野显示了有助于导板稳定的树脂臂结构，依靠在邻近及远处牙齿的唇颊侧、舌侧和咬合面。（q，r）重叠导板、所设计的种植体和取自 CBCT 扫描的骨框架。（s）带有导板模拟的轴面。黄线与手术导板的界限一致。注意固位臂倚靠在邻近及远位牙齿的内外表面。

位点，也为了使用一个约束的手术导板实施导板手术。伴随着讨论中的软件（MSOFT，MIS），手术导板不是固体而是有孔的（Barnea et al. 2010）；它不是通过立体平版印刷而是通过 3D 打印制作的。它的原理类似于第二代综合的数字化工作流程。换句话说，扫描石膏模型是有可能的，带或不带修复设计（图 15-2a，b），把每个项目重叠在从 CBCT 扫描获取的患者骨架上（图 15-2c～f），实施传统的数字化设计，模拟考虑可用骨量的需求和实际的修复要求（图 15-2g～o）。

此软件的另一个独特特征是，执业者不需要购买它，也不需要通过密集使用获得专业知识。种植模拟通过一个专业中心远程实施，此中心由牙科医生和牙科技师组成。此中心接收石膏模型和数字化修复方案。将它们扫描并叠加，并从种植体资料库中选择特定的植体进行模拟植入，此类软件通常都有这个功能。考虑到种植体理想的三维位置原则，和种植体之间及牙齿与相邻种植体之间所要维持的距离，设计并从种植体库中选择了种植体的长度

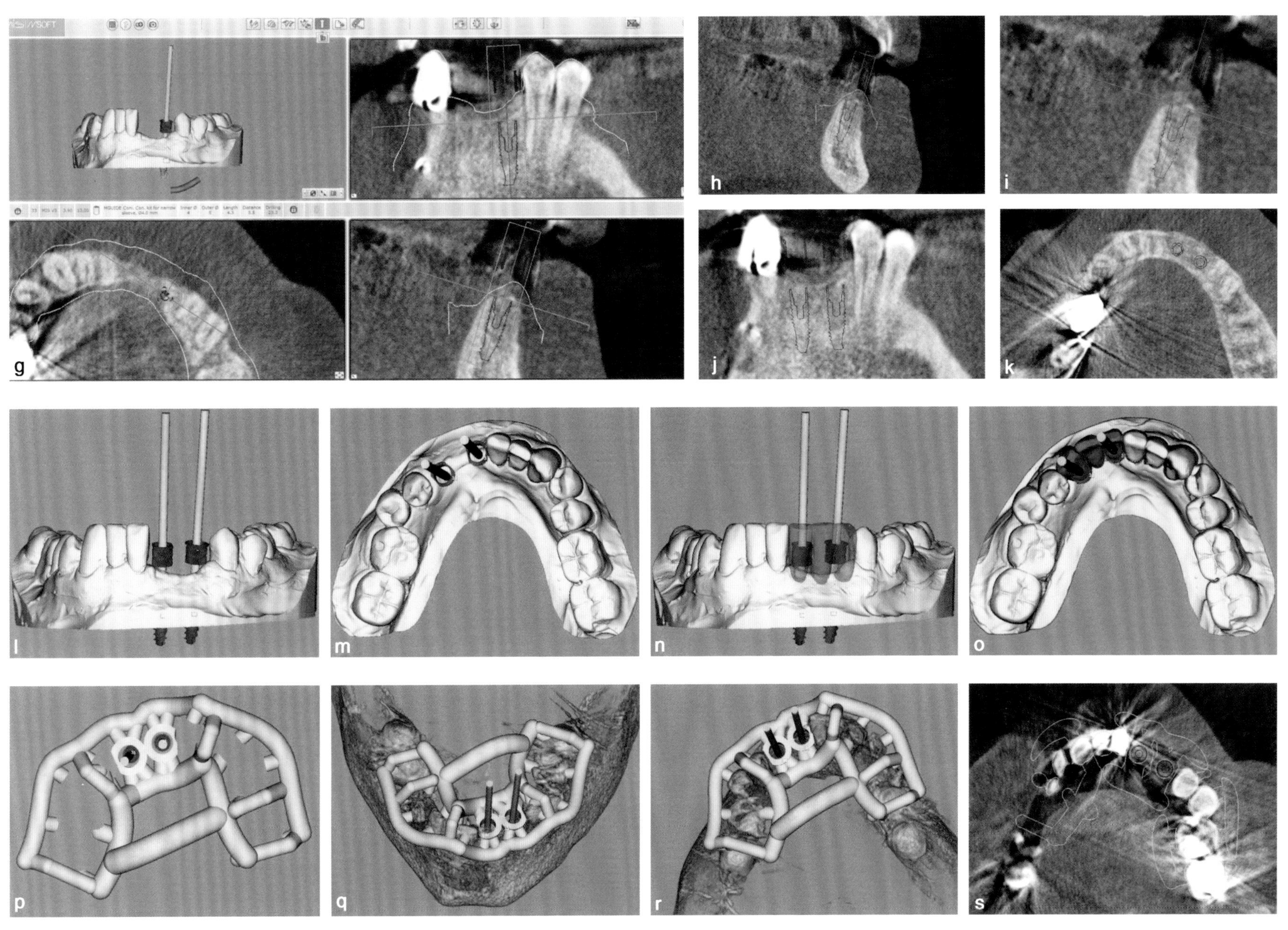
g
h
i
j
k
l
m
n
o
p
q
r
s

和直径。通过分析每个矢状面、全景和轴面来完善种植体的位置和轴向（图 15-2g～k）。带或不带有数字化修复设计都可以完成 3D 可视化，用于验证种植体的位置和螺丝通道开口的位置（图 15-2l～o）。

然后把此方案呈递给医生，其可以在线提出任何想要的改变，并与专业中心协商。

种植体植入方案被批准后，由专业中心制作导板。依靠唇颊面、舌面或咬合面画出用软件每一个稳定臂，以便优化手术导板的稳定性。因此，导板不再依靠牙齿的上外切迹来稳定，而是通过很多臂把导板压在相邻牙齿的所有面上并与治疗位点有一定距离，直至被取回（图 15-2p～r）。那么有可能从所有面和所有轴向都可以看到导板（图 15-2p～s）。

制作完成后，把导板呈递给医生，术前在患者口内试戴检验。

按照我们的系统研究，使用 10 要点临床评估表（CAT）分析患者的状况（图 15-3）。

系统风险（1）

患者一般情况良好，没有毒瘾●。

笑线（2）、生物学类型（3）和美学要求（4）

高位笑线，但是不妨碍下颌修复的美学要求。在此区域美学要求是低的，仅仅在牙冠的可视部分，而功能是重要的●。生物学类型为厚龈●。

拔牙病因（5）和感染性诊断（6）

牙齿拔除发生于良性肿瘤治疗后。这些变量在此是不相干的，因为此位点已经愈合且不存在任何感染。

皮质骨板厚度（7）和唇颊侧骨板的垂直骨丧失（8）

CBCT 视野显示此位点的可用骨量足以植入标准种植体●。预计种植体植入后，唇颊侧骨板厚度 1～2mm 是有可能的●。

初始 PES 和 WES（9）

由于缺牙状况而不需要考虑初始 WES。由于颈部凸起的丧失和牙龈乳头的塌陷，软组织的 PES 是中等的●。

临时修复体类型（10）

使用活动义齿进行临时修复。此方案足以提供美学效果和支持发声。但是，它对软组织来说不是最优的●。

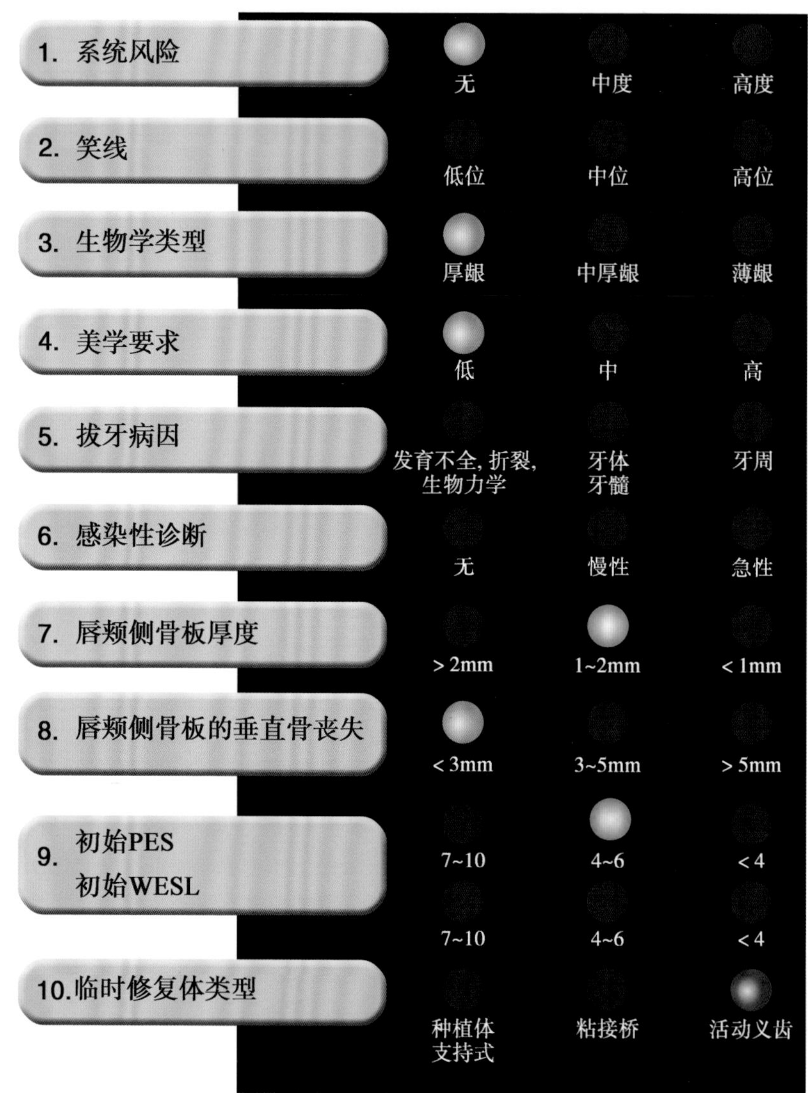

图 15-3　初始状态的 10 要点临床评估表（CAT）

治疗决策

在治疗方案的决策树中显示了每个治疗节点的方法（图 15-3）。

- 种植体植入时机（要素 1、5、6、7 和 8）

愈合位点。无论是全身或局部，没有种植体植入的禁忌证。使用 3D 打印制作的手术导板，按照导板手术的原则植入种植体。

- 硬组织程序（要素 5、6、7 和 8）

在水平方向上，嵴顶的尺寸容许植入标准直径为 3.9mm 的种植体，同时遗留 1～2mm 唇颊侧骨板厚度。需要侧壁骨增量。

- 软组织程序（要素 1、2、3、4 和 9）

生物学类型为厚龈，因此不需要软组织移植来改善局部的生物学类型。

- 临时修复体类型（要素 10）

使用活动义齿进行临时修复。骨结合完成时，将戴入永久的粘接桥。

治疗程序

治疗程序如下（图 15-4）：

- 使用硅橡胶取双牙弓印模以获得精确的模型。扫描模型获得“STL”文件。以蜡型的形式在模型上堆塑修复设计，模型和蜡型组合在一起被扫描并获得第二个“STL”文件。
- 由中心进行种植体设计，由治疗团队确认设计方案。
- 接收 3D 打印的手术导板并在患者口内检验。
- 在愈合位点使用手术导板植入种植体。
- 同期使用 Bio-Oos 行侧壁骨增量，不伴有软组织移植。
- 穿黏膜愈合 3 个月。

组织愈合 3 个月后，采用传统的修复步骤制作永久修复体。

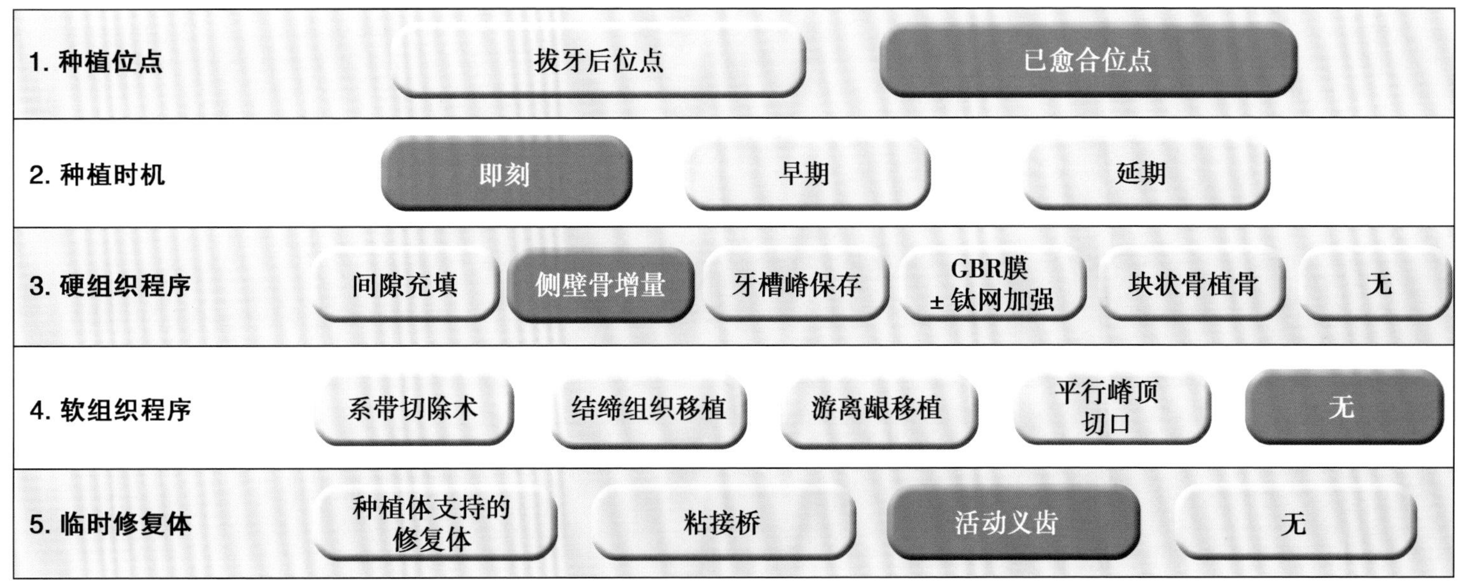

图 15-4 治疗方案的决策树（DecTree）

病例的治疗——术前的准备

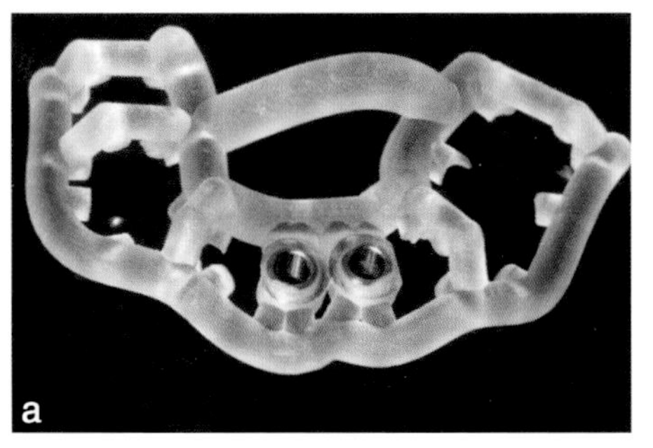

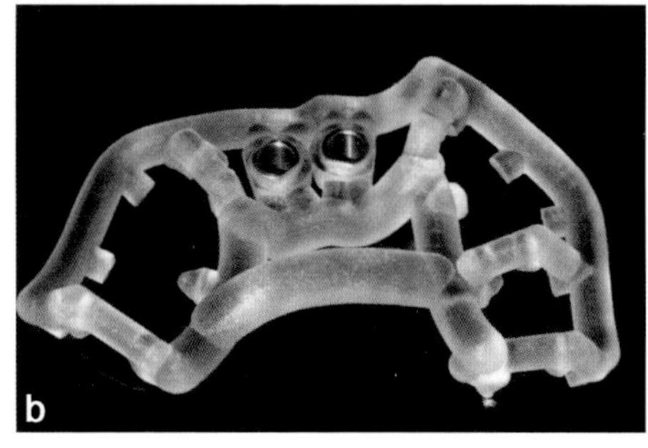

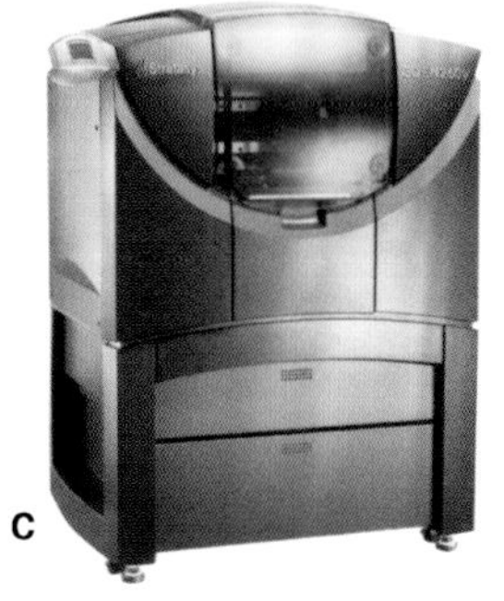

图 15-5　导板手术的准备和导板的接收
（a，b）有孔的树脂约束导板
（c）台式 3D 打印机。
（d，e，f，g）在患者口内检验手术导板并确认其稳定性。咬合面可以看到导板的稳定臂位于唇颊侧、舌侧和𬌗面。

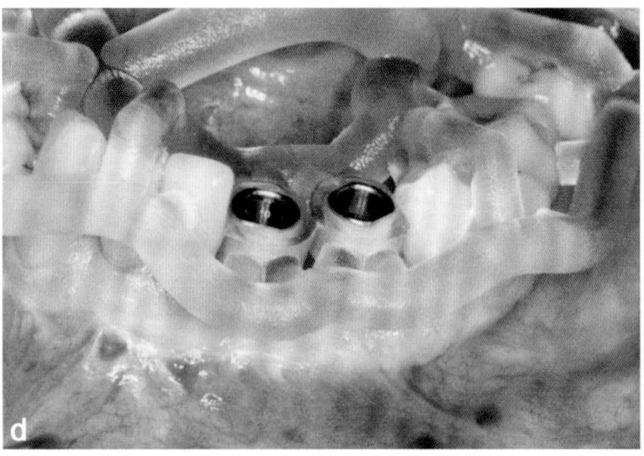

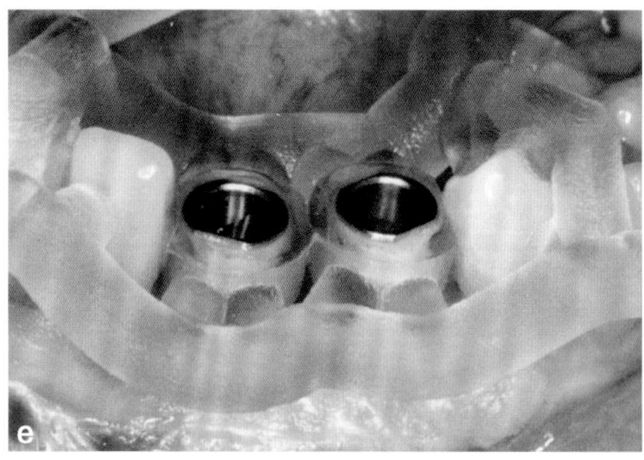

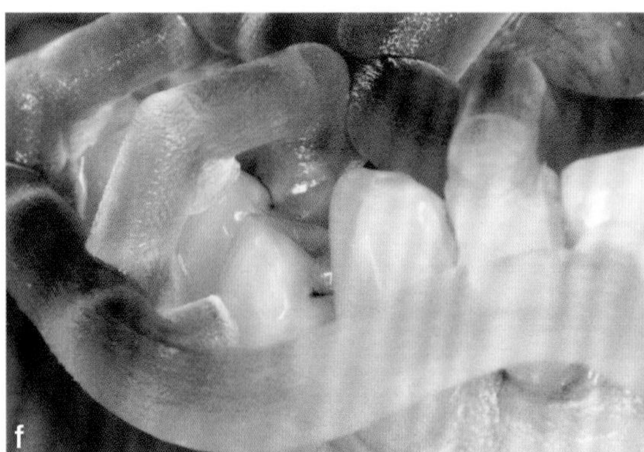

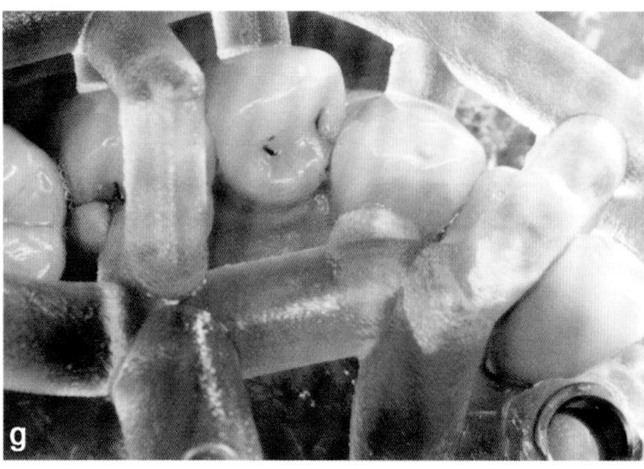

接收导板，口内检验并实施导板手术

批准中心提议的设计方案后，外科医生接收到了通过 3D 打印制作的手术导板（图 15-5a～c）。3D 打印机（图 15-5c）生产了一个硬树脂有孔导板。

在患者口内检验显示了极好的稳定性，导板依靠邻牙和远处的牙获得多点支撑（图 15-5d～g）。在中心所设计的这些臂是为了固位在牙齿的颊舌面和咬合面（图 15-5f，g）。

术前回顾一下导板手术工具盒及其种植携带体（图 15-5h，i），以便精确确定所使用钻的程序和所选择的种植携带体。种植体是 V3，直径为 Ø 3.9 × 13mm（MIS），要植入质量良好的骨中。遵照导板手术工具盒底部的钻针标线是有必要的（图 15-5h），以便种植体植入于合适的骨质内。

因此程序如下：

- 不需要使用工具盒之外的第一钻来磨平牙槽嵴顶（骨磨削）。

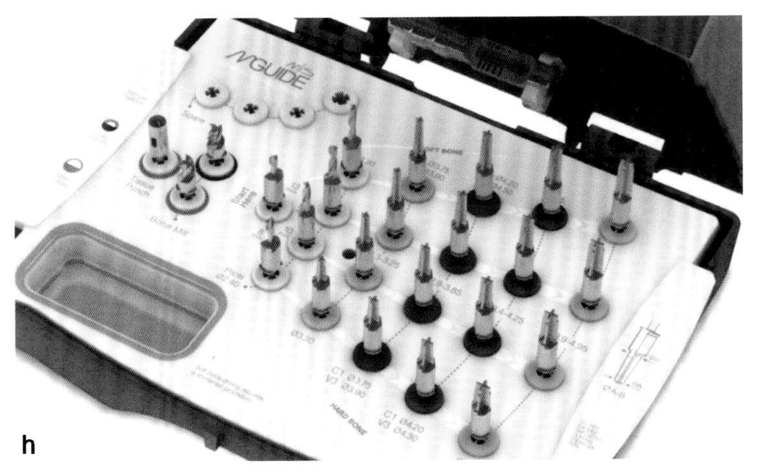
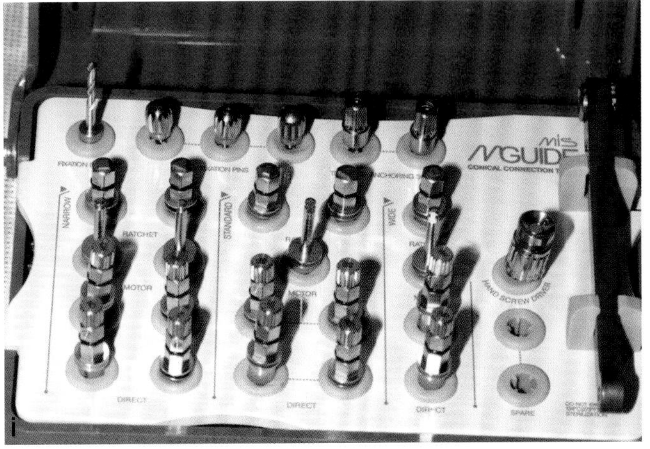

图 15-5 （续）
（h，i）带有钻头的工具盒，种植携带体和固位钉。根据骨质决定钻的使用顺序，骨质硬选择底部一行的钻，骨质软选择上方一行的钻。
（j，k，l）所使用的系列钻头，用于在密度良好的骨中植入直径为 Ø3.90 的 V3 种植体：依次使用先锋钻头、直径为 Ø3.30 的黄色钻头和 Ø3.90 红色钻头。

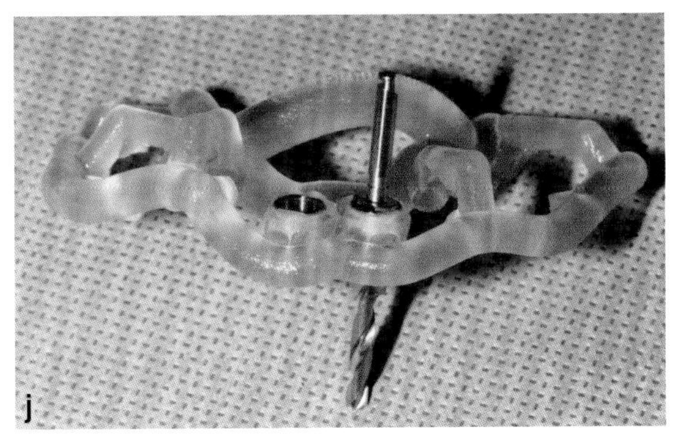
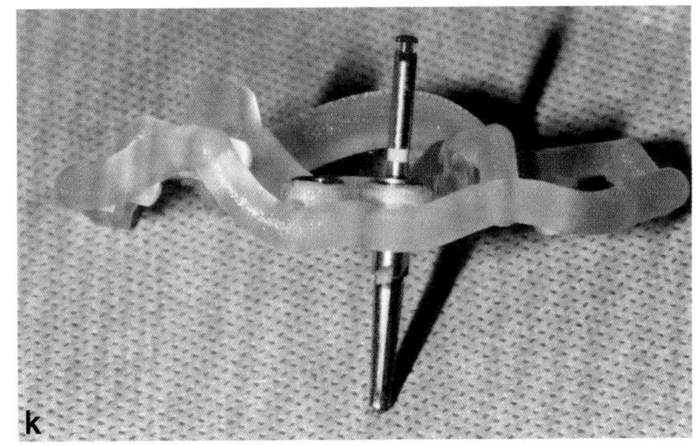
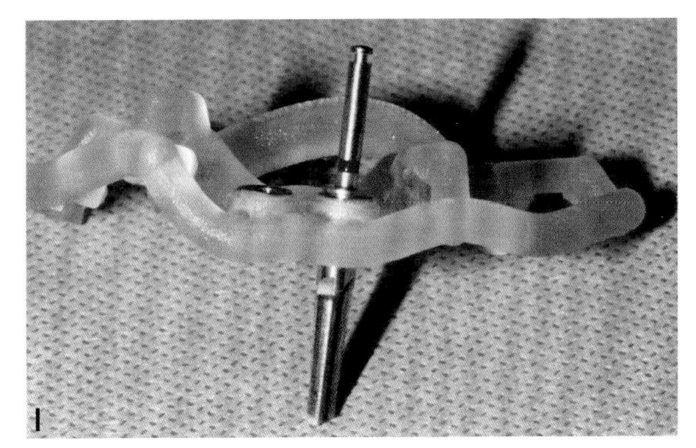

- 先锋钻通路（图 15-5j）。
- 标记为 Ø 3.30 的黄钻通道（图 15-5k）。
- 标记为 V3 Ø 3.9 的红钻通道（图 15-5l）。
- 所选择的种植体植入工具位于棘轮扳手上（图 15-5i）。

翻瓣（图 15-6a），在种植位点上方楔入导板。首先使用先锋钻（图 15-6b），外科医生通过导板观察钻针的碰撞点。在钻孔过程中，这种新型导板直接冲洗骨位点（图 15-6c）。此外，可以很容易从此位点移除导板，以便保证手术顺利进行的可视化。先锋钻之后是给定的直径增加的钻，并控制长度一致（图 15-6d～h）。

使种植携带体的平面正对着颊侧骨板（图 15-6i），并且种植体达到了其最终位置（图 15-6j）。实施计划的侧壁骨增量（图 15-6k）：在愈合基台周围缝合瓣并放射线检查完成手术（图 15-6l）。

另一个导板手术病例由 Eric van Dooren 医生完成，可以在以下链接找到：http://www.information-dentaire.fr/implantologic

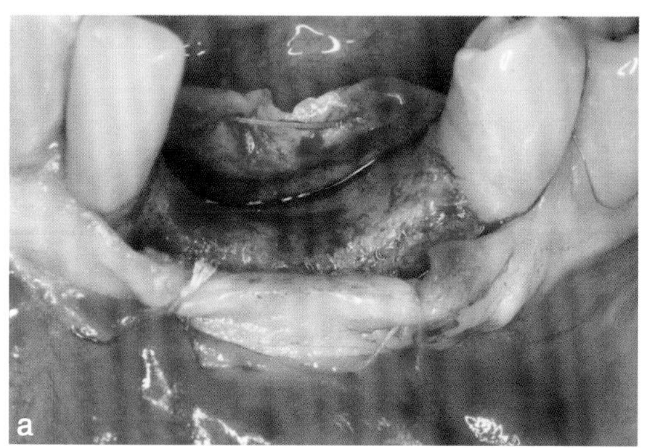
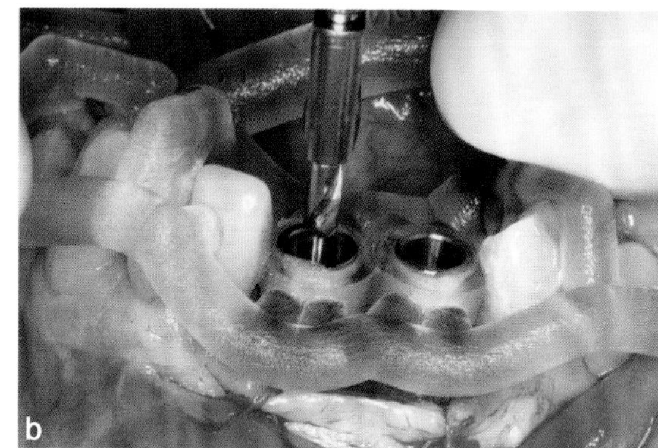
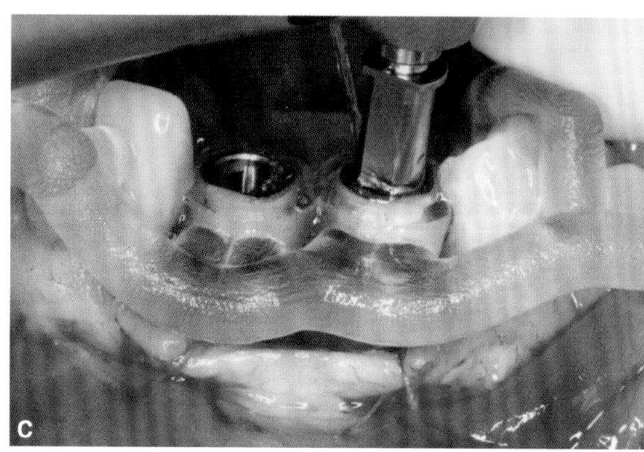
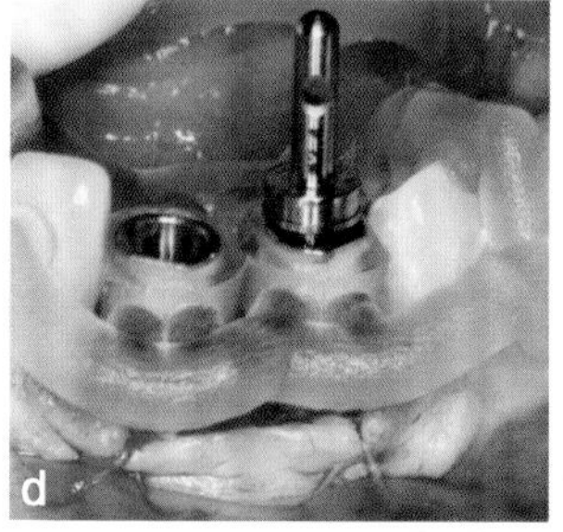
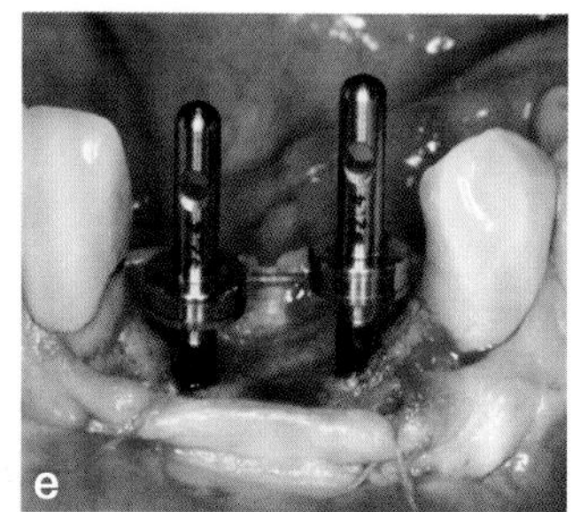
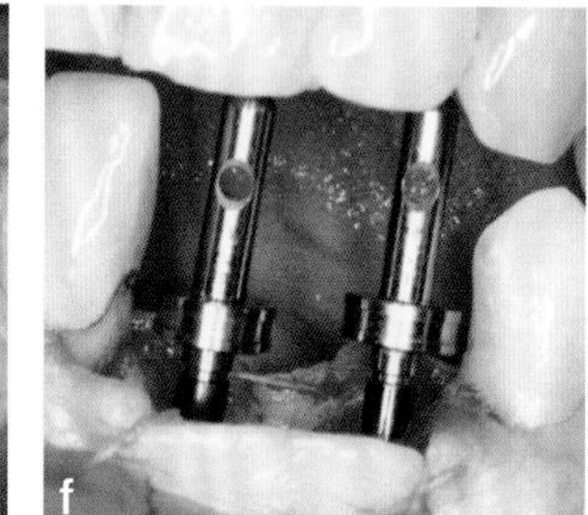
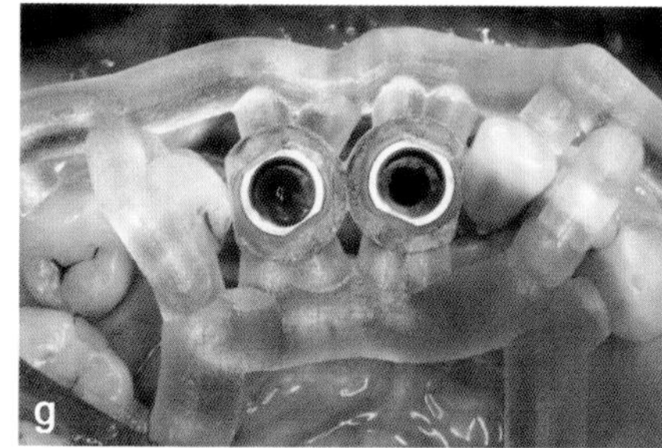
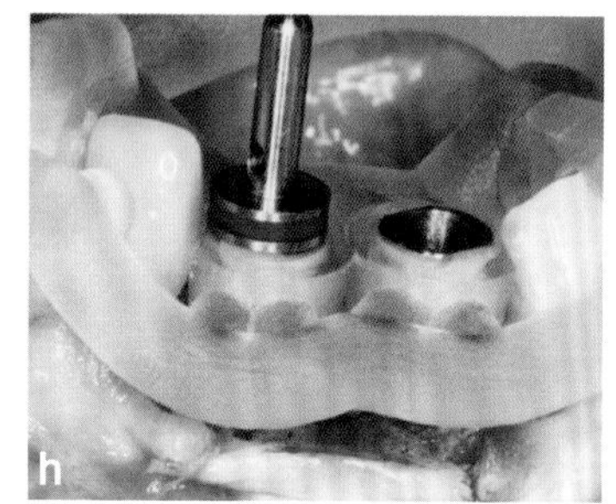
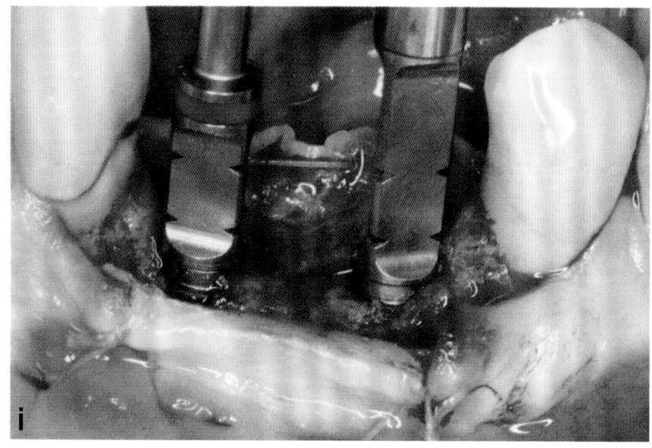
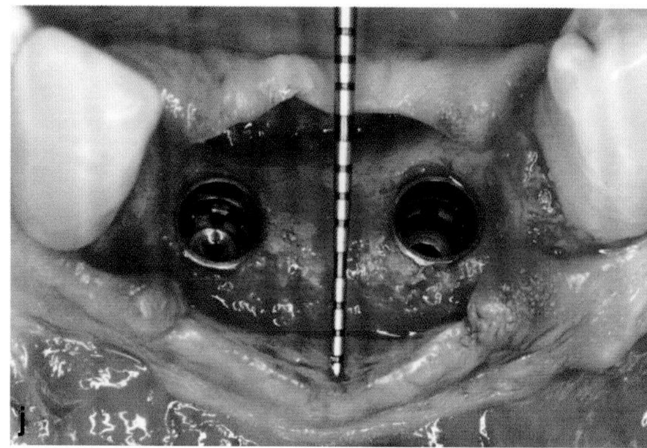

图 15-6 导板手术程序
(a,b,c) 牙槽嵴顶通道和第一钻进入顺序。
(d,e,f,g,h) 钻孔过程中确认深度和方向。
(i,j) 使用种植体携带体验证种植体正确就位

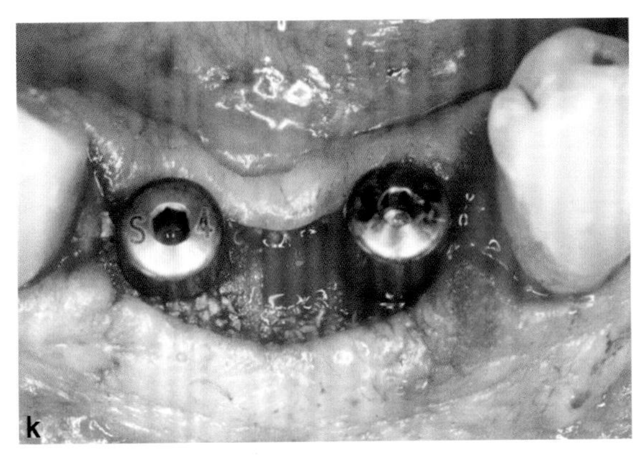

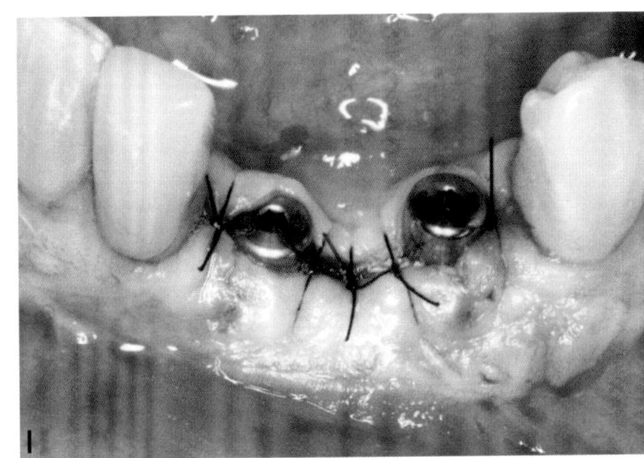

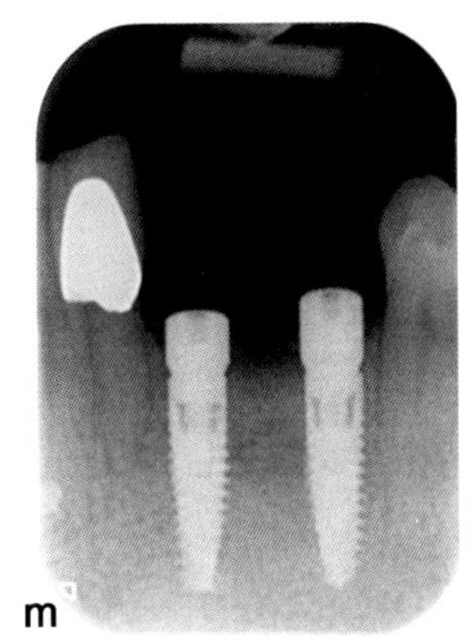

图 15-6 （续）
（k，l，m）使用 Bio-Oos 行侧壁骨增量，缝合和放射线检查。

结论

与实验扫描仪、软件能力和原型业的发展同步，导板手术已经获得了巨大发展。精确重叠骨轮廓、模型和修复设计的可能性有可能改善数字化种植设计，使其更加有意义且接近现实。从固体导板到 3D 打印有空导板的变革已经增加了钻孔过程中的安全感，因为外科医生感受到了导板的良好稳定性，更好地观察正在做什么并知道冲洗能够直接到达钻孔区域。

从这个意义上来说，导板手术的发展整合了所有数字化工作流程，即印模和模型被光学印模所替代（Vercruyssen et al. 2015）。

参考文献

1. Barnea E, Alt I, Kolerman R, Nissan J. Accuracy of a laboratory-based computer implant guiding system. Oral Surg Oral Med Oral Pathol Oral Radiol Endod 2010;109 :e6-e10.
2. Cannas B, Boutin N, Tran ML. Le flux numérique en implantologie. Application à la mise en charge et/ou à l'esthétique immédiate. Implant 2014; 20 : 95-103.
3. Davarpanah K, Rajzbaum P, Szmukler-Moncler S, Davarpanah M. Nouveau protocole de planification 3D. L'Integrated Digital Workflow. Information Dentaire, numéro 32, 24 Septembre 2014.
4. Davarpanah M, Szmukler-Moncler S, Rajzbaum P, Davarpanah K. L'implantologie Assistée par Ordinateur, Editions CdP, Rueil-Malmaison, 2010.
5. Mora MA, Chenin DL, Arce RM. Software tools and surgical guides in dental-implant-guided surgery. Dent Clin North Am 2014;58: 597-626.
6. Pascual D, Vaysse J. Chirurgie implantaire et prothèse guidées et assistées par ordinateur : le flux numérique continu. Revue de Stomatologie, de Chirurgie Maxillo-faciale et de Chirurgie Orale 2016;117 :28-35.
7. Philippe B, Sers L. Implantologie assistée par ordinateur et guides stéréolithographiques à l'aide du système SimPlant-Navigator. Partie 1. Présentation, principes, protocoles. Implant 2009;15 :259-274.
8. Philippe B, Tardieu P. Édentement complet maxillaire avec atrophie osseuse terminale : prise en charge thérapeutique. À propos d'un cas. Partie 1. Phase chirurgicale : principes thérapeutiques et indications. Implant 2001;7 :99-111.
9. Tardieu PB, Vrielink L. Implantologie assistée par ordinateur. Le programme SimPlant/Surgicase et le Safe System. Mise en charge immédiate d'un bridge mandibulaire avec des implants transmuqueux. Implant 2003;9 :15-27.
10. Vercruyssen M, Laleman I, Jacobs R, Quirynen M. Computer-supported implant planning and guided surgery: a narrative review. Clin Oral Implants Res 2015;26 Suppl 11 :69-76.
11. Wöhrle PS. Predictably replacing maxillary incisors with implants using 3-D planning and guided implant surgery. Compend Contin Educ Dent 2014;35: 758-762.